中國近代中醫藥期刊彙編

第一輯

7

醫學報

（醫學公報）

上海辭書出版社

目録

中國醫學會蔡小香親筆告各會友書

門人王楨敬註

啟者本會開會以來王生與丁君互相攻訐不特于兩報中各執一是（有是必有非孰是孰非不難明辨）且登諸天鐸（二月十七之神州二月念一之蔡小香啟事滬事評論）各報中殊不雅觀（其不認也明甚）駁同周君雪樵理勸再三仍然不允試思同爲副會長（王獲選六十九票丁獲選三十六票）何等尊重（未免張大其辭）今若此豈不被人非議乎（精白乃心羣議自息）自今以後（今指三月朔日也）駁囑王生不必攻擊（不攻自潰不擊自退）各辨一報（極要如此辦法）以醫學爭長則可以筆舌爭長則不可（自是正辨敢不遵行）噫（欲罷不能欲合不得牢騷滿肚付此一歎）世亂識忠臣士窮見節義（興也比也）駁非騎虎（自有權衡）亦非縱虎（安肯助虐）品學可從此知矣（水能趨下方成海山不矜高自極天）駁惟主守本會諸評議員之定章而已（成竹在胸智珠在握）若公字之加俟開大會時再公同議決而行（詳見第一百念七期本報所載醫學公會批准立案之按語）用是親筆（看清楚非比了番僞託之件前）（疊答所稱余自有截杜之法洵不我欺也）登報（是則各報所登非蔡之親筆尤明甚）以釋羣疑（騎牆之謂於此釋然）而慰諸會友之心（謂慰其請持全局之心乎抑慰其力爭不可之心乎雖然有此數言而會友之心自慰）毋以我遲答（遲者言直至今日而始答之也不肯匆答并不肯詳答是何等身分是何等氣量忍人所不能忍爲人所不屑爲此之謂眞學問眞識力誰謂不可以知之夫）爲責

醫學報　中國醫學會紀事　庚戌三月初一日

蔡鍾駿親筆謹登　二月二十四日

按丁氏醫報第四期附張刊有蔡君親批公報名字之旁曰出錢者王八蛋云云今右稿爲蔡手定並分寫藥方两紙囑宣登時事報七天以彰公道倘有將原稿增減一字及要求蔡君另撰宣登者都是王八蛋　記者附識

附錄丁福保揑登之蔡小香啟事　詳見二月十七日上海天鐸報

中國醫學會成立以來數年於茲辱荷　諸君子協力匡扶基礎因而益固不意門牆桃李反爲害馬毀冠裂冕挾制羣倫教育無能深慚涼德遠方志士但憑一面之詞率爾詰責駿　固庸懦曷敢辭咎丁君仲祜何君廉臣與駿　本非至交徒以見義勇爲怨勞不避遂不禁肅然起敬爲道義交夫豈阿其所好耶駿　所訂新章諸評議員既已臨場默許而王生竟敢擅發傳單責駿　以優柔寡斷　諸君子洞若觀火詎不知之至會中需用嚮由駿　出今仍担任如前斷不貽　諸君子之羞也本會自今歲始一切贊助員費義務員費概不徵收即會費亦謹完趙璧示與彼所謂公會者顯有區別再者駿　倘有一言表白王生另創之公會公報　諸君子或臧或否孰從孰違駿　斷不敢遙制若駿　則概不與聞鄭聲亂樂鄉愿亂德特此佈告免致歧誤　諸君子其錫我數言以慰鄙懷幸甚幸甚　復函乞寄上海老閘北京路中國醫學會爲荷

社友公評

二月二十五日覆正會長蔡公小香稟

不倚不偏大公之謂也旅進旅退僨事之由也原撰之通告字斟句酌悉出尊裁楨恐貽慫恿之誚故在旁不敢贊一辭承囑付登時事報楨當晚即趁便送去（因由北進城本應經過該報館）今忽諭止殊多不解但時鐘已過四下恐亦不及追回（報館定例凡登報之件過四時不能更動故云）該稿措語甚當無損王亦無損丁又何必游移而改之況昨適公報發稿逆料丁必來運動楨業將原稿付排並加按語云右稿係蔡君親筆撰登倘有增改一字及或要求蔡君另再撰登各報者都是王八蛋故細思之既無毀丁之處還是勿改之爲愈也　我師自有權衡何犯聽丁之要挾畏而中止耶因　尊飭轎夫　諭止知關　錦注爲特匆泐稟陳乞　垂諒焉此請

夫子大人　誨安　　門人王楨匆稟

請看西醫某甲僞情敗露之恐慌　訪事員鄭端甫來稿

醫生某甲平日畧諳西學譯述新醫書甚夥但性多奇僻道中無不揶揄之近又與同會某君齟齬冀欲堅人之信屢揑該會　會長〇〇〇函敢朦登各報意在詆毀某君

盛譽也昨爲該會長偵知惡甲誣妄太甚特親撰通告一則送登本埠某報甲聞而大恐親謁該報主筆蘇君商懇保全體面勿再揭登蘇君以未便越俎辭之甲無奈只得又挽某乙說項一再向會長求免並願認償刊費洋十元以贖前愆現尙未知如何了結云吁誣人之短以炫己之長此吾人所深恥者也甲醫隙末凶終其殆亦咎由自取歟誌之以爲殘害同類者戒

按鄭君入會有年除在本埠行醫外兼充該報訪事數載于茲矣故親述所見尤爲確切不移閱者苟參互審辨之自能相得益彰云　記者附識

香港調查員陳賡颺致南京濮君鳳笙函

鳳笙社長大人有道啓者王丁不睦互肆攻訐雖社會通病也然王之責丁以公義而丁之攻王及私德可知丁其非君子也其學問蓋可見矣且丁之破壞我會章程妄易我會規則實爲同人之所共嫉同道之所不容加以揑名煽惑鬼蜮爲心正我輩所宜團結同盟鳴鼓以攻屏諸海外而不與同醫界也茲幸　諸君有見於先特約王君到南京聯名請　憲飭查俾成信讞與之一決誠美舉也弟聞之無不樂從謹將伊寄來揑名蔡君通告書及是否揑名諸君書統爲呈達到日懇爲察收以憑聯核但望王君與　諸君等從此振刷精神多爲醫論多糾醫謬以之資益互相研究

保存我軒歧之精粹發明我伊仲之神奇以獨樹旂幟於五洲之上而不爲邪說所湮沒則不但我會特色即先聖前賢幸甚實四萬萬同胞之幸福也倘再以有用之精神而置諸攻擊之地豈特前途有礙即外界高明亦不免竊笑也況今丁之所爲凡我同志亦莫不知其爲小人者若再犯揑名蠱惑則　省憲可查如謗議橫來諒高明不特不爲其所惑且不屑與聞焉謹泐　二月十五日

禍者福之倚〔楨〕

吾人處今日强權世界因比賽而起劇烈之競爭因競爭而生進行之希望一場混鬧識者深爲我社危其然豈其然乎抑思我社焉範圍甚大稽覈難詳平日社友之臧否第憑介紹者一言爲質初不識其眞相奚若也且除課試外又別無取締之法其所謂博而不精者良有以也自經大會後風潮迭起獻策我社者或主攻或主守或主合或主分縱横諸議意見紛披執表面觀之全局已隱蒙其禍然藉以激發天眞焉指陳利弊焉社友之孰優孰劣孰公孰私孰智孰愚孰勇孰怯轉可於此而一一覘之謂非我社之幸事也歟謂非不幸中之大幸也歟禍者福之倚蓋適成一反比之例耳敬質諸有道或亦弗河漢斯言

問題求教

●問者楨有所疑而問之也●教者敬求丁君教之也

執事曩曾致函各埠云不認本會發起人發起不認則副會長又何必認之前倨後恭其不可解者一◉戊申仲冬執事曾慫恿蔡君籌辦醫院不允則力勸解散本會囑勿爲此無益之舉動夫醫會誠無益也乃言猶在耳而今日爭之唯恐不得者抑又誰耶自相矛盾其不可解者二◉前者醫學報執事始終斥爲荒謬是執事有贊成之名而無贊成之實也明甚以執事盤盤大才何爲弗克乃今者忽利用此最荒謬最滯銷之醫學報而託言改良攬爲已有是無異月攘一雞也其不可解者三◉課試會員實爲鄙人所主議歷屆評閱之卷又屬鄙人手定者居多執事惡之特甚夫旣斥爲課藝變相矣乃何以今忽效顰公然也有課題出現然究眞相乎抑變相乎其殆見獵心喜乎抑願爲之執鞭乎自欺欺人其不可解者四◉貴報附送之脈學精義及四庫提要兩書詞淵義博讀者罔不歡迎三期之後忽渺焉無覩是詎捉筆者無始終耶抑出資者存意氣耶明明昌壽里丁寓發行何以忽又加刋中國醫學會刋行字樣撲朔迷離其不可解者五◉執事所發表者屢言爲蔡之授意然旣有成約何不於事前會訂宣示原因旣立合同何必又俟廉臣來滬爲見議況謂爲會報執事何甘認三分之二旣是丁報則蔡又何須償還三分之一內容深晦不能使人無所疑媚奧媚竈其不可解者六◉以上六則皆爲目前至淺顯至確切之問題一個悶葫蘆爲誰打破敢請

覆南京評議員濮君鳳笙函（楨）　二月二十七日

屢蒙　愛照足紉　公誼承示以續收公費四十一元四角二分聽候指撥應用僕素安緘默悶恤人言者悉憤激相尋訴前事歷歷如繪此心轉可大白于同人以故鑒僕之誠憫僕之愚者仁漿義粟源源而來縱阮囊終竭似尚無虞匱乏該款儘請留待別用設後有難容再仰求可也督轅存卷約何日給還風便希　示知爲荷

本社啓事

特捐申謝

昨承黍庇留黍錫侯譚星緣黃滿榮李英泉諸君贊助公報經費各五元又朱讓卿君續助洋三元馬逢伯林渭川蔡雲卿君各一元合併申謝以誌　高風

收繳會費姓氏錄

李贊成張曉春　王妙達　宋竹卿　王偉堂　戴春垣（各二元）殷豫亭（一元）

中國醫學會春季題課　（須每藝謄寫一卷卷以六行紅格爲率）

肆詆中醫之腐敗其濫觴不在東西而在甘爲東西奴隸之醫說

兩者不和若春無秋若冬無夏因而和之是爲聖度論

傷寒有六經傳變温熱在一經不移然傷寒論云脈靜不傳不見陽明少陽證者爲不傳葉氏温熱論云逆傳心包素問熱論有六經按日遞傳是温熱亦有傳經者傷寒亦有不傳者試申其旨

吳鞠通温病條辨界劃三焦王孟英温熱經緯症分內營外衞兩說俱有至理試詳言之

右題以二藝爲完卷願全作者聽本屆課藝公舉正會長蔡小香評議員濮鳳笙張筱村嚴富春四君分任評閱限三月杪截卷四月十五揭曉前列三名除呈督轅備案外並酌贈書畫聯扇各件聊助雅興惟會外不獎無郵及違式不收

會友題名

張乃星字曉春浙江紹興府嵊縣廩貢生往本縣西南鄉西景山莊

王引達字抄達浙江紹興府嵊縣人現辦梅先醫學校年三十二歲住西鄉白泥墩

宋竹曦江蘇江甯府上元縣人年四十歲住南京城內

王鴻亮字偉堂江蘇江寧府上元縣人年四十五歲住南京上河鎭

戴正祺字春垣江蘇江甯府上元縣人年四十三歲住南京三鋪兩橋

論說

滬事評論一 錄二月十七上海神州日報

自近日世界醫學發明好學之士不惜步人後塵留學東西洋研究其精微以期於中國醫學有所補助亦勢所宜然也今觀醫學會課題有謂甘爲東西奴隸之醫之說豈命題者之術果駕乎東西洋之上乎抑別有所爲而云然乎敢請

滬事評論二 錄二月廿一日上海神州日報

本報前紀中國醫學會課題綴以評論謂其執滯而鮮通也今據該會來函謂此乃城內醫學公會之課題非中國醫學會之課題蓋由於傳述者之誤本報例當爲之更正是亦可見醫學會之愛重名譽矣

然吾竊不解最愛名譽之醫學會何以又有蔡小香與丁福保互訐之事日嘵嘵於報紙而不已也夫自彰其醜以示人亦吾人所以爲深恥者吾願愛名譽之醫學會員思之其辯論之書具在本報限於篇幅故從畧焉

肆詆中醫之腐敗其濫觴不在東西而在甘爲東西奴隸之醫說

讀二月十七日神州報滬事評論一則不禁有觸於懷謹代命題者引伸其說而答之曰中醫局處理想東西悉憑寔驗有形之病必寔驗始究其原因無形之病非理想莫

貌其變幻各有所長亦各有所短也至留學東西洋不惜步人後塵期以其精微補助中學不僅我醫之一端爲此者其熱度高志趨遠已飢已溺爲懷是猶臥薪以嘗膽陽示服從陰謀抵制斷不屑助其燄而揚其波也要惟一般浮囂之醫士稍拾唾餘輒鳴心得既未留學東西洋又不搜求我原有醫書瀏覽而探討之一味信口雌黃任情顛倒欲炫己之長勢不得不詆人之短詆今醫不已而併詆昔醫謂之爲一邱之貉質諸東西之醫籍轉於中醫一方面未有善詆如若所言者吁自輕人格自辱祖宗非具有媚外性根庸甘爲此斯無怪乎人以奴隸目之焉仲尼曰吾聞用夏變夷未聞變於夷者也今之侈談東西醫理者其著書立論動與我中醫國粹多所牴牾或多所激刺要無非若輩階之厲耳本題肆字針對下甘字奴隸亦承上詆字而言其因在此果在彼安可遽以之泛論東西洋留學者哉該評云云殆第觀題面而未注意乎題神焉盡思之盡重思之禎不敏敢貢所知敬代命題者答之如右如謂執滯鮮通焉還希該報有以教正之爲荷

中國醫學會副會長王禎問樵甫擬稿

按右說係一時有感而言莽陋不文無當大雅諸君子珠玉在前苟以之爲拋磚計則可而以試藝例之則不可　記者附識

醫學改良之疑問

蘇州府醫學正科軍醫正軍校林大夔

余行醫四十年二十五年前鑽入十二經之圈套若舍此無以爲學說自甲午灰心科舉遂涉獵西醫書近年日本醫書漸行於中國益覺興會淋漓決計將十二經廢去用日本六器官之名詞惟有一症尙難解決痄腮症發熱耳後腫痛越數日痄腮將退睪丸忽脹一大一小竟成偏墜余已診過數人病同一轍以十二經學說論之耳旁係少陽膽經之分與厥陰肝經相表裡少陽受風熱而生痄腮厥後還熱肝經故痄腮減而睪丸大謂之熱疝竊念腮部與睪囊如風馬牛不相及西醫論疝症有臍疝腋疝腿疝而均係小腸墜下離却本位所致如痄腮變爲疝氣果持何說以處此抑十二經之說果有明徵歟請　高明一雪此疑以爲改良者之研究

曾見丁氏衛生學問答中云腮核發炎脹大每有累及外腎亦未明其所以然之故余蓄疑三載今登醫報當必有發明此理令吾渙然如冰消雪融者余日望之

毒藥治病說　林大夔

素問五常政大論曰大毒治病十去其六常毒治病十去其七小毒治病十去其八無毒治病十去其九藏氣法時論曰毒藥攻邪寶命全形論曰知毒藥爲眞按神農本草有上中下三品以下品爲大毒中品爲常毒上品爲小毒相傳神農嘗百草一日而遇七十毒本草經曰上藥養命中藥養性下藥治病可見古人善用毒藥不毒不可以祛

病後人喜用平和無毒之藥而醫理失傳遂置毒藥於不用動以今人體質不及古人爲說有功用者視爲覇藥殊不知傷寒論一書無一非覇道方也殆今人無用藥之本領耳攷泰西用藥如輕粉可爲瀉劑信石可入補藥鴉片可以止痛甯睡木鼈可以行腦治癱他如强水加淡巴豆製油用之俱極靈穩今人視西藥爲覇亦猶視古方爲覇其情實同試觀江湖搖鈴之醫多用覇藥治病應効甚速自來善治病者多用猛將如大黄附子之類古方中用信石巴豆等類者不知凡幾但能治病十去六七八便得用毒藥之秘訣尋常輕病雖不服藥亦愈若大病重病不用覇藥斷不可以奏功詩曰若藥不瞑眩厥疾弗瘳瞑眩之藥毒藥也譬如蕭曹絳灌乃勇猛武夫用以爲相亦能輔治太平全在用之有法補不中病雖參芪亦是砒霜攻而合宜雖硝黄亦如歸地當此開通時代藥物化學必有振興之一日今雖西醫盛行猶取貲於西藥漏巵於外洋而中醫妄肆攻擊徒事阻撓亦非世界之公理獨不思醫之戰勝於世界必捜羅古方中之極有功力者研究其用藥之法製藥之方參考東西本草方劑及藥性功用發明其新理向所廢而不用者今漸漸發現於醫界庶中醫參西醫西醫用中藥而吾國之醫學文明矣余是以取毒藥治病之說以喚醒時醫今中西醫適成一反對之比例凡無甚功用之藥西醫棄之而中醫尚之凡大有功用之藥中醫畏之而西醫用之其故在

中國化學未明不能實事求是徒以人情之好惡爲醫術之趨避非特不願從新亦且不能求古內經所謂毒藥攻邪之旨長晦於千秋而醫界藥界權利日益消滅可慨已

中西醫之論氣

林大夔

中醫之論氣也曰肺主氣又曰肺主一身之氣論血必曰血氣又曰氣血又有陽氣陰氣營氣衛氣精氣神氣宗氣元氣胃氣論病則曰肝氣小腸氣及六淫七情之氣氣之名目浩繁究不知人身內精神血脉臟腑陰陽果何以各有所謂氣也西醫合信氏云凡人臟腑惟肺有氣呼吸出入餘俱無氣若有氣卽以病論此誠有味乎言之如人之上出噯氣下轉矢氣或腹鳴而痛或腹空如鼓此腸胃中有風氣也須令風氣出乃愈若所謂肺經有氣者以肺納養氣藏於肺之氣泡而透入血管以運行周身卽化爲炭養仍由血管迴行至肺從肺氣泡放出蓋以一呼一吸爲門戶發血迴血爲樞機而肺中氣泡爲過渡考肺葉左二右三每葉有微氣管分出無數小支其小支尖俱有粉紅顆粒數至六億名曰氣泡凡空氣入肺總容在氣泡之中故其容量極大氣泡夾縫之內皆微血管密佈如網惟隔兩層極薄之膜此膜之薄祇能通氣化工之造此氣泡眞有不可思議者空氣在肺中尙名爲氣及已入血管則氣卽麗血無氣可名觀血之紅色紫色可知其養氣之作用也此氣能增熱度卽人身內一腔蓬勃之生氣熱度充足

卽生活力亦足如所謂元氣陽氣衛氣神氣皆此熱度之生發中醫但曰肺主氣而實未知有氣泡之作用但曰衛氣慓悍而實未知有養氣之作用凡人動而生熱者正以肺之多吸養氣也凡人病而發熱者正以血之容積炭氣也至西醫所謂餘俱無氣若有氣卽以病論此主不由肺入之空氣言空氣誤入於胃則爲呃逆誤入於腸則爲腹痛腸鳴或轉矢氣空氣歷於皮膚如無抵力卽爲感冒風寒等症若風氣走入腹內夾膜卽成氣膨亦有惱怒過甚致食不消化作噯氣及氣脹者謂之肝氣胃氣而實則肝胃並無所謂氣也食物不合失於消化輸運往往能自化爲氣凡此皆有氣卽病之理不明其理者謂氣無形非西醫解剖可見如以針入肉中衛氣四集一若有力以持之若衛氣虛敗則針入如破絮以此爲西醫不知有衛氣也殊不知人身熱度有膨脹之性針入肉中肉內微絲血管以外物阻碍其蠕動遂起收縮性抵抗之故似有力以持之者然美其名曰衛氣亦不過人身蒸發之熱度而已西醫於氣學極精凡所謂養氣炭氣輕氣淡氣皆目所不見而能以法實驗之化分之者雖名曰氣各有質點與重量如水爲輕養二氣合成得熱則蒸散爲氣遇冷則復化爲水凡空中之電野外之燐均能取而用之眞所謂虛者實之也若中醫則曰營曰衛曰陰曰陽必實者虛之而後有精理之可言如心肝脾肺腎不言其體質功用而曰氣血陰陽且必以五行生尅配之

語甚動聽其實血與陰卽其體質也氣與陽卽其功用也夫所謂五行者非獨不能實驗且必曲爲之說謂西醫不知有衛氣而西醫亦謂中醫五臟六腑獨缺至貴至重之腦經總而言之中醫之論氣也若以氣爲醫學中普通之名詞其說複雜其理空泛西醫之論氣也非考驗精確斷不肯立一氣字名目讀書貴乎得間吾不禁於合信氏論氣數語發明之稿未畢適一百二十八期之醫報到內有何君新舊醫學之氣血談一首通貫中西語皆中肯讀之欽佩無已惟言皮膚亦有呼吸雖學理上肺與皮膚有代償作用之說如傷風症皮膚閉塞則有肺臟代其作用然究主排泄一方面論呼出炭氣卽排泄之謂也若言皮膚吸吸之理不過如衣之汗垢皮膚仍能吸收致血不潔而已若空氣之吸受則無幾也若果皮膚可以代肺之呼吸何以閉其口鼻終必悶斃而不能生乎以是知皮膚之呼吸斷不能與肺臟同論吾願以合信氏之說爲長敬還質之談氣血者

論虛勞

戴穀孫

虛勞者勞其陽而虛其陰也何謂陽酸化是也何謂陰蛋白質脂肪及水灰分皆是也酸化以消耗爲作用蛋白質脂肪及水灰分所以供酸化之消耗而因以成其作用者也無消耗則作用不著火消膏以成其光人見有光之用而不知其膏之暗消也酸化

作用亦然人身酸化有二種有筋肉成分之酸化運動是也有神經成分之酸化知覺是也而神經之酸化其作用爲最靈其消耗爲最烈一切喜怒哀樂愛惡羞懼諸情皆能刺擊神經而運用其酸化不能清心寡慾秘神嗇精則擾擾憧憧神經不得休息而有過量之作用所謂勞其陽也有過量之作用即有過量之消耗蛋白質脂肪水灰分皆有乾涸之虞而有不能爲繼之勢所謂虛其陰也勞字從火者以酸化作用必成於火方書所云五志之火龍雷之火相火陰火者皆指神經酸化之太過言神經無酸化則百體廢而人必死故酸化爲生命所關所謂少火生氣也酸化過勞又能耗陰而致虛所謂陽強不能密陰氣乃絕也虛勞之證無不骨蒸煩熱咳嗽失血脉細而數皆陽氣煩勞陰液虛竭之象故損陽益陰乃不易之治而昧者必曰補陽由是勞者愈勞虛者愈虛助陽刼陰陰絕而陽亡膏盡而火熄矣今夫陽藥以氣勝者也以氣勝者其刺擊之力爲最猛桂附無論即保元湯四君子湯之類皆長於溫升短於滋補能助酸化之作用不能償陰液之喪失施諸陽勞陰虛之症何異南轅而北其轍其不增劇者幾希昔愼柔嘗治虛損脉五六至咳嗽發熱與保元四君之類咳嗽略可熱亦微退至二十劑外咳嗽反盛熱復如前身反不能轉側足漸無力而踡以爲腎憊所致藥雖有効病雖暫減終不可治夫虛損而至咳嗽發熱脉五六至症已成眞本非易治之症惟服

藥二十劑外反見身重足蹻則又未嘗非藥力僭上無以統攝其下之過也旣曰脊憊明明虛在陰而不在陽保元四君皆升陽藥也陰虛而升其陽陽愈亢者陰愈虧始則陽得陽助吸陰津以上供或有一時小効久之陰被吸盡不能爲繼而症轉劇矣故雖症本不治而治之之法不能無議． 夫保元四君爲温補之平劑尙不能無議而況其他温補藥乎考仲景論虛勞皆以精血兩虛言精血陰也陰分已虛調以甘藥甘藥者稼穡作甘之義助後天之榮養補先天之喪失而甘緩之性又能柔制飛越之陽而化其剛猛之氣此仲景所以有建中復脉之法也內經曰勞者温之虛者補之勞指陽言虛指陰言温者温養補者滋補也小建中卽勞者温之之義復脉陽卽虛者補之之義陽勞陰虛之症總不外此二方爲化裁夫何東垣誤解內經温字爲温涼之温又以温能除大熱爲內經所云而內經實無此語其爲王安道所譏宜矣

雜俎

杭醫出報之新潁

杭州醫學會客歲仲春曾有醫學七日報出現旋因經費無出截然中止聞者惜之刻據本會調查員李雲年君函告杭會諸君業又議請李君兼任主撰另織一種醫學新報俾輔導羣言以促該會之進行前月望日爲該報首出之期昨承李君寄示披閱一

過足徵撰述俱新無任欽佩爰誌數言藉爲先導尤願該君等融合新舊發明我原有之醫學毋使國粹終湮是則心香一瓣記者所日夕祈禱者焉

總辦考醫之創見

南京中西醫院爲各科醫士會診之區總辦某君刻又稟准江督飭傳城廂各醫士逢星期到院考試以定去取聞該處醫士以總辦例無考醫之權倘擬公籌對付請督憲取銷前諭另議辦法飭遵云

書梅寄題王問樵君步訪洞天原韻

蕙臣王有忠求是草

與來踏雪到山隈。夢入羅浮意自猜。贅附醫會深慰夢想明月美人移玉佩。君易辦公報另立公會均屬美舉詠霓仙子舞瑤臺。各省名醫合羣籌辦西湖植得非凡品。浙省名醫亦多入會東閣吟成絕世才。會員有遊學東瀛者多編譯醫書行世羨爾羣芳推領袖。公舉君爲本會總辦醫報總編輯員疎枝也許附三槐。同社甚喜同宗甚喜

丁福保先生惠鑒（楨）

本報中縫之請看滑頭會長蔡小香一則乃悉出蔡君之口入記者之耳有半句虛詞記者直認無人格然惟有人又捏蔡小香僞啟登諸二十九時事報敢問其人格何如僕爲執事計胡勿再加上一句曰王生又捏親筆通告書誣登新聞報中矣一笑

請看何廉臣與丁福保朋比爲奸之實據〔稹註〕

仲祜同社仁兄大鑒。頃閱問樵醫學公報。詰責仁兄約有六條。又在南京省中運動公稟上憲。稹所持者公理豈屑如爾輩專以運動爲能耶　此必預籌對付之策。爾等朋謀誘奪串誣多端諸友洞若觀火早已與丁何割席倘何策之可籌哉　以免後來吃虧。多行不義必自斃子姑待之　又接拯華來信云顧蔣益先生隱有退志。鹿死矣餘勇安在哉　不願上課。指駱駝謂馬腫背此老得毋類是　此事果眞則與仁兄一方面大有關係。干卿底事　蓋教務歸兄承認已有約章。爾等脅迫正會長串訂約章猶敢恃此以爲藉口耶　倘被問樵得知。實不相瞞業知之矣　則該報又多一誣蠛寔據矣。又多二字妙隱然自供有無數誣蠛在其中矣但奪權奪利大名徧佈全球似無勞再將這實據送呈也　爲仁兄計。奸形煞費苦心　當即與顧君磋商必須全始全終。躁進之輩能相與全始終耶此老寔是夢想　方免外人以口舌。畢露指謫叢來倘思一手掩盡天下口耶　萬一勿能久持辦一學期歇手。天下本無事庸人自擾之何苦何苦何苦　庶幾差強人意。委曲求全此老可憐殊可笑　即蔡亦無從措詞矣。藉蔡公一人之口易藉我全體之口難而欲以藉問樵之口也尤難　叨在知己。議之慕羶蠅之逐臭　用敢直陳。直供不諱的是奇男　便祈示悉即請

道安

社小弟何炳元頓首　三月初九日

醫學公報　中國醫學會紀事　庚戌三月十五日

中國醫學會同人公布

啟者本會評議全部十六人去冬大會卽晚開評議會時計僅洞天與張王濮何任李蔣藍等九人所議各節除洞天廉臣允可外在座諸員都緣言語不通翌日全聚招待室覆議旋在籤名簿上註明均不承認四字諸友皆見之風潮之作原因在此有誤以另立公會爲王君主議者抑亦誣之太甚矣近聞丁何二人串誘正會長蔡君私訂約章合辦講習所並敬贈醫學報三個月要之悉丁一人主謀敝同人概未與議且該所不滿十生亦尙難期久遠至醫學報向由本會諸同志分任編輯自全體改稱公報業出至一百卄一期仍在三牌樓原處發行每月兩期每期售大洋四分照常購訂並無分贈之說茲爲杜弊混起見正告各會員嗣後凡丁報一應啟事無論是否爲蔡君主議既未取決多數敝同人例不遵行以昭公道如諸君或有疑義不妨巡行函詢敝同人不論伊誰皆可代爲裁答以示無欺至公會問題刻仍請蔡君主持全局擬卽實行一切詳登公報購閱自知恐多悞會特再聲明此布

評議部　王藝臣　李鶴訪　李幹卿　黎天佑
張筱村　任養和　唐乃安　劉鑑三
濮鳳笙　藍月恒　林先耕　嚴富春　等仝啟

本社啟事

收繳會費姓氏錄

田暘谷 韓漸逵 林仲楨 甘少農 韓圯良 徐賢盦 陳醉亭 葉其蓁 胡念祖 葛子貽 汪濟生 馮寶之 賈少臣 賈瑞甫 鈕式如（各二元）

滬道蔡 批丁福保第一次朦請醫學報執照由

查醫學報於上年二月間由生員王楨稟准給照所稱現已告退之王問樵是否即係王楨着即具稟聲復 三月十一日批

滬道蔡 批丁福保第二次朦請醫學報執照由

查王問樵原辦之醫學報並未呈明退辦何得朦請註銷改歸該生掛號且現據王問樵稟訴該生擅立分會藉圖混冒情形甚屬明晰夫研究醫學增進智識洵於世界衛生之道大有補助乃亦冒名爭奪爲此無意識之舉動恐非醫學界中人設會辦報之本旨本道深爲該會名譽惜也該生所立之會旣名中西醫學研究會應即更名中西醫學報不得冒用醫學報三字舊名以息爭端仰 上海縣傳諭遵照並將 撫憲飭給之告示暫緩發給是爲至要該生原稟暨前稟原批一併抄發 三月十六日批

附錄中國醫學會副會長王楨之稟批 爲呈訴丁福保朦稱辭退醫報經理事

已於丁福保稟內明晰批示仰　上海縣遵照另批辦理原稟抄發醫報黏函附

敬告閱報諸君

啟者本會自改辦公報以來倏經三月操切固隣於苛縱弛亦失之濫爲特公同决議凡上屆之報款未清者准俟六期後一律援例截寄免多浮費而轉以口實貽人　諸君素明公義亦斷弗吝此區區致人以凉血目之焉謹佈腹心伏希　垂諒

申告各埠調查員

爲申請事今據訪事員報稱本埠昌壽里有新出醫報一種希與我報競存胆敢擅懸本分會牌號更訂新章招人入會且倍極款曲通融之致詎思人情詭幻干進有階爲作個人威福幾使全局瀕於危貽誤事機殊堪痛恨除已據情呈求　上憲飭查外爲亟申請　貴調查員嗣後凡所屬醫生查獲有冒刊本會字樣或已具志願書而無會員資格者應各隨事指陳以憑聯核特申

照錄南京調查員濮君鳳笙之報告

謹申者此間會友念餘位幾被丁氏激動鬼蜮爲心殊堪痛恨弟於昨日特邀全體開一臨時懇親會將上海大概情形詳爲演說會衆始恍然大悟並云此間如有人故違清議私與丁氏通函者即是王八蛋嗣後非獨扣發證書并要開除其姓氏以儆效尤

勿謂言之不預也 當經會衆等僉允遵守尤希 執事迅行 函囑各調查一體仿照辦理俾昭公允勿負前盟是爲至要順以奉聞餘容續告 三月十一日

會友題名

甘 沛字少農安徽安慶府懷甯縣人年三十三歲住安慶小南門內中坡燕翼堂

韓 溥字圯良浙江嘉興府平湖縣人年三十六歲住平湖城內縣西

宋美如字竹曦江蘇江甯府江甯縣人年三十五歲住水西門外上新河龍江關街

黃 瀛字海漁江蘇江甯府江甯縣人年三十三歲住藩署前

孫 鼎字竹銘江蘇江甯府江甯縣人年三十八歲住南門外掃帚巷

徐賡壽字賢盦浙江杭州府錢塘縣附生年三十九歲住餘杭倉前鎮北首步月高橋

陳士楷字醉亭浙江杭州府錢塘縣附生年三十歲現住後陸郁

葛善慶字子貽浙江杭州府餘杭縣附生年二十五歲現住倉前南葛港

葉倚春字其蓁浙江杭州府錢塘縣監生年三十歲現住餘杭木香弄內

胡念祖浙江杭州府餘杭縣人年二十六歲現住葫蘆橋南渠河下邵家臺門內

談 濬字韻泉浙江杭州府餘杭縣監生年四十三歲現住倉前北首談家營

汪 椿字濟生江蘇江甯府上元縣人年四十三歲住省城張府園硯設洋珠巷

馮一善字寶之江蘇江寧府上元縣人年四十一歲住省城顏料坊硯設洋珠巷

賈　良字少臣江蘇鎮江府丹徒縣人年三十二歲現住潤州東鄉楊家埭

論說

醫事感言

僧達理洞天

嗚呼阻吾道之進步敗天下爲醫之心者一般人之口實爲之也我國風俗向以醫生卑不足道或以醫巫並稱或詆曰醫者天下之賤工也由是通人達士羣言之攻之者遂無高深之學問脫或有之亦必假儒名而另樹一幟故經過數千載以來而未見發展者非無因也殊不知自黃帝以降歷聖相承漢唐迄今斯學未墜考之歷史斯學之興廢與國家盛衰關係最重在昔賢已有良醫良相之名豈可以小道目之哉近數年來我國人鑑於各邦醫學之發達醫名之隆盛而不惜重資出洋留學或組織會社提倡新醫最近我政府又有取締醫生之規則未得許可私自營業者處以相當之罰金若是吾不禁爲中國前途賀賀者何賀國人有莫大之思想國民雖不幸而罹疾苦可弗慮無適當之治療又賴有政府之干涉不致庸醫妄作而陷人於夭枉也雖然吾亦不禁爲漢醫前途悲悲者何悲吾同胞素業岐黃人自爲學家自爲教鑿空立論各不相同一旦受政府之干涉詢以切實之醫理非獨有被詞受罰之虞恐後此與西醫並

立亦未免有奢壞之感吁吾同胞曷不逐漸改良日求進步若仍呆守古法其天演淘汰將奈何嗟夫醫之爲道宗實驗而避空談凡聲光電化水氣等皆有察病之奇療疾之功非徒恃一診一藥而已也況醫爲活人之術總以衞生療疾爲目的豈有爭一保存國粹之虛名而將四萬萬同胞之生命置諸腦後耶余於此非喪心病狂好爲警話者誠以有感於中不能自已謹貢數言願醫界同胞思之

論溫病今昔不同

賈鎰瑞甫

一代之興革故鼎新其制度既異乎前代其疾病亦豈得盡同故論温病之原因治法莫詳於前明張景岳喻嘉言二公而二公治温病以辛温猶治傷寒之法也至我　朝乾綱丕振雀頂尙紅冠飾朱纓口燔煙草皆陽盛之象故温病偏多葉香巖吳鞠通諸人出變辛温爲辛涼非治傷寒法也夫張喻與葉吳治法不同同歸於治而已閒嘗論之前明之温病温病之起點也我　朝之温病温病之極點也謂今日不宜用張喻辛温之法則可謂張喻當日不宜用辛温之法則不可何則景岳才大而博力厚而贍嘉言天資超卓學力精銳豈智出香巖鞠通諸人下歟抑彼一時此一時也非然者我以彼爲失易世而後人又以我爲失矣後之視今亦猶今之視昔可不愼哉則試證之李東垣朱丹溪東垣非金之一大家與喜用甘温以治陽虛而其法不合於丹溪丹溪非

元之一大家與喜用苦寒以治陰虛而其法不合於東垣譬如禹國醫也抑洪水而天下平以其時洪水爲患則然耳周公國醫也驅猛獸兼戎狄而百姓寧以其時猛獸戎狄爲患則然耳夫疾病隨時運爲轉移也天變其局以試醫醫習其術以謀天天定勝人人定亦勝天此良醫之功所以同乎良相也今日者世界交通西醫東醫競勝角立幾欲駕中醫而上之非復乾雍嘉道間之可比矣醫學家倘其以改良爲急務而日進乎文明哉

孟河馬培之徵君咽喉論

呂溪公學教員梅舒蓴謹錄

夫咽喉之症最爲緊要喉主出氣通於肺咽主納食通於胃爲飲食聲音出入之門戶一時有病害人迅速如虛勞咳嗽失音咽破妨食此爲肺花瘡非朝夕所致本屬不治獨喉風喉閉二症水漿不入聲音不出最易殺人方書治法喉風吐痰喉閉以針咽喉法泄毒血冀其痺開可進湯藥夫出血即出汗之義法本最妙然未詳其形勢亦不分何者可刺何者禁針今之醫者於喉症每多輕易動刀余於兵燹時寓居泰興見有患喉痺梅核之症妨碍飲食者醫輒用刀割會厭後又烙之血出不止翌日血盡而斃夫會厭即舌根小舌形如新月無病則緊貼舌根病則硬起故咽中如炙臠或如絮團卡於咽喉此氣分之病也咽氣通於地會厭貫於其上以司開闔掩其厭則食下不掩其

喉則錯入矣俗云氣管之蓋是也生成之物而去之焉得不斃凡遇喉症必須察形觀色紅而腫痛者風火痰之實症也可刺之痛而不腫色淡不紅者虛火痰也不可刺腫痛色白者風與痰熱交結也不可刺刺亦無血腫而不痛者濕與痰也亦不可刺懸癰即帶丁不可刺會厭不可刺如不當刺而刺之反增其痛且關生死至喉風之作緣積熱在中風痰上壅先時必胸膈不利忽然作痛旋即壅塞語言難出湯藥莫入頸項浮急用開關散吹鼻取嚏最爲捷徑蓋嚏則肺氣宣而壅可開也再用桐油或土牛膝根探吐稠痰吹以秘藥湯藥可入即漸輕矣若至呼吸痰鳴額汗鼻掀肢冷湯水不下此爲肺絕不可救也喉風發之速者謂之急喉屬實發之緩者謂之慢喉夾虛治法虛實各殊喉閉則痛而不腫亦是積熱或受外寒寒熱交廹卒然閉塞聲音雌啞不能飲嚥或受風邪風熱相持咽喉咽喉壅閉須察色辨脉色白而脉沉細者爲寒色紅而脉浮數者爲熱均宜取嚏探痰兼刺少商穴或用鬱矾丸泡湯噙之吹以秘藥其屬寒者不可誤投涼劑當辛散以開其閉喉癰乃胃中痰火上壅生於咽關或左或右腫而不突一二日間可刺血而消不消七日勢必成膿觀其頭有白色用刀點之膿出自愈喉蛾則生喉之兩旁生一邊曰單蛾兩邊均有曰雙蛾紅而腫突作痛或起白腐斑點不潰不膿初起亦當刺血若日久不消始可用法烙之間二三日烙一次三次自平而斷

根矣否則堅硬難消易於舉發是症乃少陰腎虧肺肝痰熱互結火易平而結痰難化如頸項之痰核一般必假火烙熱氣以解之初起時宜以清散日久當進養陰而兼辛散如六味二陳參合用之自愈喉痺亦屬痰熱有實有虛痛而咽門微腫或淡或紅或有痰或無痰或起粟粒或生白點咽門或緊或寬飲食難嚥最爲纏綿不宜針刺

（未完）

醫案

黎天佑治驗三則

甘竹愼思堂黃菊舫翁之次子於壬午年五月初六晚四鼓時患腹痛旋而手足躁擾循衣摸床摸得銅錢入口卽咬破去錢則自咬其手否則咬唇家人忙甚次日延余診到時三打鐘矣其目闔手仍不靜余使開目則白眼相看全無黑睛不僅目上視也其母見而駭極問治法余曰此卽陽明悍熱之急下症也但書言無此奇劇不過目中不了了睛不和而已此症循衣摸床常有而此之白眼自咬則劇烈之甚也必盡今日下之否則必死遂留余座醫速與大承氣湯煎服大黃用至四錢至四打鐘如故照方再服五打鐘亦如故則照方加大黃一錢餘照加六打鐘尙未下照方大黃用至六錢服後腹漸鳴而仍不下使盡將藥渣煑熱一敷臍一薰穀道共服大承氣四劑七打鐘下

黑糞一面盆如泥漿然手足乃靜人事乃醒而不自咬余心乃安此等治法書外之書方外之方也次日仍白眼相加其母甚恐余曰可放心悍熱已退目珠不下者當清熱以養陰日以芍藥甘草湯及黃連阿膠湯互服直至十四日黑睛如蛾眉之初出其母稍喜十五日出其半十六日全能轉睛矣此二方已十劑外矣當時若認症不眞緩則不救是以救急如救焚拯溺稍縱卽逝也

愼思堂黃叔雲翁之妻體質極弱將成虛勞于辛巳年四月患吐血醫不效譚次坪者有名之醫也特延留醫譚因其弱故以旋覆代赭湯加入生地黑梔蒲黃等日甚一日第三日清早譚曰余醫血症至有把握今若此死症已現不過以藥緩須臾耳遂行叔翁忙甚速余到細審其脈症無可死之法但熱氣一團大非體弱者所恆有是夜親勘其吐時如水喉之射而出者余曰此熱迫絡血之劇烈也如水之沸騰者然非釜底抽薪則無已時也卽主大劑三黃瀉心湯入竹茹以通絡叔初不敢服余曰熱勢至此不下則焚矣虛人亦有實熱氣化使然也尋愈

太史第梁某年近古稀乙巳年正月患吐血數日已去二三碗延余診審其脈數口渴神强熱迫絡血之輕症也醫以歸脾湯與之無怪服而增劇余以犀角地黃湯合三黃瀉心湯輕劑與之伊見方駭甚以爲余喜用溫劑治血余謂此熱症誤樂耳服方血已

減半次日亦以犀角地黃湯與之不入三黃中病則止也越三日到門診言血已全止惟前去已多恐老人不支余勸其多食參以生眞陰可勿服他方也即與芍藥甘草湯苦甘以化陰加入參以助其力明白清楚勸伊勿再服藥伊此後亦不來忽于二月初延診則腹痛無胃但欲寐余謂虛象已形何以余勸多食參而反若此也伊出張某之方視之不料血止熱除後而張見余二劑血止之神遂以此藥爲可多服也而芩連梔柏等搖筆即來宜其轉寒也涼藥治病病愈即止過則即從寒化也氣化之理如此於是余主理中湯勸其勿再服寒涼次日不延診數日則死矣惜哉

課藝

修律大臣奏定法典草案第二百九十六條凡未受公署之許可以醫爲常業者處五百圓以上罰金聞民政部已札飭各縣調查懸牌各醫生爲考試醫生之地步諸員研究有年試擬考試醫生之規則以備當道採擇

己酉冬課第一名林大燮先耕

一考醫宜設有專官也學稽周官冢宰有醫師掌醫之政令又有食醫疾醫瘍醫掌醫萬民之病凡民有疾病者分而治之死則各書其所以而入於醫師歲稽其醫事以制其食十全爲上十失一次之十失二次之十失三次之十失四爲下可見考醫之

法古制綦嚴深有合於泰西醫制自漢至五代醫官之制代有沿革而考醫之典缺如宋代始舉司醫科常以春試取三百人爲額蓋仿三學之制立三舍法爲三科以敎諸生有方脈科針科瘍科方脈以素問難經脈經爲大經病源千金翼爲小經考察升補其試而合格者爲上醫補本學博士正錄及外州醫學敎授等官考試醫職自宋而始元循宋制置醫學提舉司考校天下醫生課藝考試以憑黜陟明一仍元舊分醫學爲十三科令醫家子弟擇師敎授三年一試五年再試三試乃黜陟之自靖難以後宋代春試之盛典不復見於歷史

國朝置太醫院左右判使等官職掌醫療給事

內廷以供使令外省府有醫學正科縣有醫學訓科載於　大清會典而民間醫藥自由國家置之不問徐靈胎於是有考試醫生論謂斟酌古今考試之法必訪求世之實有師承學問淵博品行端方之醫如宋之敎授嚴考諸醫取者挂牌行道仍復每月嚴課或有學問荒疎治法謬誤者小則撤牌讀書大則飭使改業其有學問出衆治法神妙者候補敎授此誠切當之論也迄至今日考試醫生尙無定制亦無專官其留學外洋之醫士畢業後回國由學部考試現外省亦時有考醫之舉江甯由提學司考醫以其爲學務所係也蘇州由提刑司考醫以其爲民命所關也揚州

由警察官考醫以其爲民政所隸也各視其行政之所及尙無一定之制度是所望於秉鈞者奏定醫學官制職掌考醫現在暫行辦法醫學本有專司醫藥之職權年終出結申詳不得視爲舊例須認眞稽查判定優劣造冊申報惟醫學須脈理精通者方可補授一切醫務專歸醫學經理每年申請上憲甄別一次以示激勵當此新舊過渡時代警察之取締醫生尙難實行不如先從　國家之考醫始

一考醫宜分設科學也周有四科曰疾醫瘍醫食醫獸醫唐有七科曰體療曰少小曰耳目口齒曰角法曰按摩曰咒禁見六典宋設三科曰方脈科針科瘍科見選舉志方脈科係藥劑治療針科瘍科係手術治療以此分科簡而能賅金十科則無稽焉元十一科曰大方脈科雜醫科小方脈科風科產科兼婦人雜病科眼科口齒兼咽喉科正骨兼金鏃科瘡腫科鍼灸科祝由科見輟耕錄明十三科曰大方脈科小方脈科婦人科口齒科咽喉科外科正骨科眼科鍼灸科金鏃科按摩科祝由科國朝十一科曰大方脉小方脉傷寒科婦人科瘡瘍科鍼灸科眼科口齒科咽喉科正骨科痘疹科今痘疹歸小方脉咽喉口齒合爲一科幷成九科見大清會典此吾國歷代醫學分科之大畧也近泰東西科學甚密如解剖學組織學

生理學衛生學細菌學病理學診斷學藥物學其他一科有一科之學一病有一病之學中醫學級尙淺暫就各科命題上年江督考醫令於各科之中聽其擇報猶大學選科之例其報一科或兼數科者聽定有內科外科婦科幼科及痘疹眼科喉科牙科接骨等雜科然古之所謂鍼灸科風科產科按摩科尙付缺如近又有驚科痧科疔科耳科毒門科已不止十三科之名稱矣茲畧爲變通分爲九科一內科傷寒隸之二外科毒門隸之三女科胎產隸之四幼科痘疹驚風隸之五傷科正骨折傷金鏃隸之六眼科耳鼻附七喉科口齒附八鍼灸科九按摩科現日本頗以此科爲重凡報名投考即以其所長者認定科目或專科或兼科塡註表中庶得按科命題以上九科可爲完全之科目焉

一考醫宜斟酌體制也程文之制宋以前無聞焉南宋考試醫學之文有太醫局程文九卷凡墨義九道脉義六道大義三十七道論方八道假令十八道運氣九道蓋當時命題分此六格也至　本朝徐靈胎論考試醫學體制有三一曰論題出靈樞素問發明經絡臟腑五運六氣寒熱虛實補瀉逆從之理一曰解題出神農本草傷寒金匱考訂藥性製方之法一曰案自述平日治病之驗否及其所以用此方治此病之意然內經本草傷寒金匱諸書固須考驗其心得而歷代醫籍及西醫譯本亦各

有精理當以參考古今融貫中外爲極點近江督考試醫生祇就醫學普通知識所必有者發爲總題但期明於醫術並不苛其文藻其餘發問數條各就本科難易不等亦不限令全答各以二藝爲完卷取覘程度高下以定等差洵法良意美俾能文者可爲論說不能文者但作問答可以不拘一格各盡所長此則可仿照辦理矣

一考醫宜區別等級也周官有上士下士之分漢代有上工中工之別見金匱醫分等級自古爲然宋嚴考試醫學振興厥後考試之典不舉醫家自爲風氣等級不分矣現江督考醫按照學堂章程分爲五等其最優等優等者各給應得文憑並記名候給醫學差委中等者給予中等文憑以上均聽其懸牌行醫其文憑上改稱醫士不稱醫生至下等及最下等者不給文憑不准行醫俟後補習有進再候考試五等之制深有合於周代十全爲上之五級而分別優劣當以中醫而兼通西醫者爲最優精究中醫確有心得者爲優等明白中醫具普通知識者爲中等中等以下無取也至下等最下等之不給文憑者不准行醫定律固不可不嚴但以民間生業之艱似不能遽絕其生路故不准行醫尙請緩至三年以後實行俾其改圖別業未始非大憲體念民生之至意也

一考醫宜杜絕流弊也一試期宜各屬限定一日舉行以杜越考之弊一坐號宜書定

姓名於坐位以杜代搶之弊一納卷宜編定字號爲彌封以杜徇情之弊一扃試時間宜一日三場約一時三十分爲一場每次休息三十分逾限交卷不閱以杜夾帶書本之弊試擬考場規則如左

一筆墨各自攜帶

一不准夾帶書本

一坐號不准移動

一出題交卷聽鳴鐘爲號

一浮票自行揭去不准書名

一休息之時飲茶小便各有定所務守規則

一考醫宜調查其營業也江督考醫刋有一覽表附說明書令報名者逐一塡註分籍貫出身牌號住址師承學徒行醫久暫醫書著述醫業現況九項從實呈報如報不以實日後查出雖經給憑仍行追繳是考醫原不以一日之短長定一生之優劣平時程度除定表式塡注外并擬其營業規則如左

一凡考有文憑者概稱醫士以示優異

一凡已給文憑者由警察保護其營業

一無論本籍客籍凡已考驗給憑之醫士准其註明牌上以示與他醫有別
一醫士應按等定價以取相當價值輿費以里數爲定
一未給憑之醫生如有誤人性命情節許病家持方赴　告由警察官會同醫學公同評判詳　憲議罰
一未給憑之醫生其價値之多少受警察干涉
一江湖人行道賣藥稱爲醫流須報明警察由醫學調查考驗方准註冊入境
一無論醫士醫流在疫病流行時如能設法治療卓著成效者准其立案給獎
一如有設局行醫種痘除向　公署立案外由醫學調查受診人之多少與治病之良否及一切規則
一江湖雜術雖未經考驗苟有一材一技亦准各獻所長向醫學聲明原委以其實驗而定獎勵
一江湖雜術如有行止不正欺騙鄉愚及詐取錢財者醫學有查報之權警察有拘逐之責

疏證詳明條陳賅備是切實可行之作　原評

旣詳且備出色當行諸卷中允推首唱　社弟王楨偕閱

請看何廉臣與丁福保朋比爲奸之實據 〔楨註〕

仲祜同社仁兄大鑒。頃閱問樵醫學公報。詰責仁兄。約有六條。又在南京省中。運動公稟上憲。楨所持者公理豈屑如爾輩專以運動爲能耶此必預籌對付之策。爾等朋謀誘奪串誣多端諸友洞若觀火早警與丁何剷席倘何策之可籌哉以免後來吃虧。多行不義必自斃子姑待之又接拯華來信。云顧鳴盛先生隱有退志。鹿死矣餘勇安在哉不顧上課。指騾駝謂馬腫背此老得毋類是此事果眞。則與仁兄一方面大有關係。干卿底事蓋教務。歸兄承認。已有約章。爾等脅迫正會長串訂約章猶敢恃此以爲藉口耶倘被問樵得知。實不相瞞業知之矣則該報。又多一誣蔑寔據矣。又多二字妙隱然自供有無數誣蔑在其中矣但奪權奪利大名徧佈全球似無勞再將這實據送呈也竊仁兄計。煞費苦心。當即與顧君磋商。必須全始全終。躁進之輩能相與全始終耶此老寔是夢想方免外人以口舌。奸形畢露指謫叢來尚思一手掩盡天下口耶萬一勿能久持。辦一學期。歇手。天下本無事庸人自擾之何苦何苦庶幾差強人意。委曲求全此老可憐殊可笑即蔡亦無從措詞矣。籍蔡公一人之口易籍我全體之口難而欲以籍問樵之口也尤難叨在知己。曦之慕羶蠅之逐臭用致直陳。直供不諱的是奇男便祈示悉。即請

道安

社小弟何炳元頓首　三月初九日

中國醫學會同人公布

啟者本會評議全部十六人去冬大會即晚開評議會時計僅洞天與張王濮何任李蔣藍等九人所議各節除洞天廉臣允可外在座諸員都緣言語不通翌日全聚招待室覆議旋在簽名簿上註明均不承認四字諸友皆見之風潮之作原因在此有誤以另立公會爲王君主議者抑亦誣之太甚矣近聞丁何二人串誘正會長蔡君私訂約章合辦講習所並破贈醫學報三個月要之悉丁一人主謀敝同人概未與議且該所不滿十生亦尚難期久遠至醫學報向由本會諸同志分任編輯自全體改稱公報業出至一百卅一期仍在三牌樓原處發行每月兩期每期售大洋四分照常購訂並無分贈之說茲爲杜弊混起見正告各會員嗣後凡丁報一應啟事無論是否爲蔡君主議既未取決多數敝同人例不遵行以昭公道如諸君或有疑義不妨逕行函詢敝同人不論伊誰皆可代爲裁答以示無欺至公會問題刻仍請蔡君主持全局擬即實行一切詳登公報購閱自知恐多悞會特再聲明此布

評議部　王藹臣　李鶴訪　李幹卿　黎天佑
張筱村　任養和　唐乃安　劉鑑三
濮鳳笙　藍月恒　林先耕　嚴富春　等全啟

公牘

兩江總督部堂張 批醫士王禎等稟請刊用公會鈐記由

如稟照准仰即自行刊刻啟用具報此批 三月十八日批

本社啟事

特捐申謝

昨承王雨香君贊助公報經費二元馬逢伯林渭川蔡雲卿諸君各一元又譚遠卿盧蘭生盧仲紀諸君捐助公報刊費各五元黃杏卿君一元合併申謝以誌 高風

收繳會費姓氏錄

李鶴訪 羅蓉卿 楊燧熙 盛見康 顧燮堂 梁尹朋 黃量初 黃傳業 顏張賢 (各二元)

特開懇親大會啟

啟者本公會謹擇於五月二十四日特開第一次懇親大會招集全體會員提議會中應行各事並投票公舉庚戌年正副會長暨評議編輯諸員分擔會務以示大公所有臨場規則除另刊傳單隨五月初一日公報分寄同人外合先通知俾或有故不到者

可先期撰寄意見書臨期代爲宣佈庸有未盡事宜容妥議再行續告特此預聞

中國醫學會通告全體會員書

謹啓者本會蒙　蘇撫憲批准立案成立有年全體已逾二百人出報至百廿六期成績早著遐邇咸聞此次加一公字爲正名而起旣承多數之决議自應從庚戌三月十八日接奉　督部堂張批准刊用鈐記始遵將各會員一律改入公會以洽輿情夫中國醫學公會原即中國醫學會之代名詞非別有所謂公會者也至各員前存之信約似應改具入會志願書較爲切當除相應備文移知外爲另刊刷志願書樣紙按名分給（該紙隨移文同寄由各調查員就近轉給以憑聯核）至希　同會諸君子一體遵照辦理勿負前盟是爲至盼耑此佈聞伏希　公鑒

會友題名

鄭宜壽字嵩厓江蘇江寧府江寧縣人湖北候補典史年四十六歲住南京省城箋街

顧　鈞字燮堂江蘇江甯府江寧縣人年四十八歲住南門白酒坊

譚彤光字遠卿廣東廣州府南海縣人年五十五歲住城西光雅里譚廣福堂

盧邦鼎字蘭生廣東廣州府新會縣附貢生分部郎中年四十一歲住潮連鄉

盧賀頤字仲紀廣東廣州府新會縣人年二十七歲住潮連水亭坊怡樂堂

胡庭謙字子撝廣東廣州府順德縣人年四十七歲住城西文興里樂善戲園之右
梁燊林字棟擎廣東廣州府順德縣人年四十五歲住城西第七甫養正草堂
梁紹端字尹朋廣東廣州府順德縣人年四十五歲住城西洞神坊梁三慎堂
黃量初廣東廣州府新會縣人年五十一歲住西關十一甫大巷明德堂
黃傳業廣東廣州府新會縣人年三十一歲住城西第六甫錦雲里種德堂
宋文順字一衛浙江甯波府鄞縣監生年三十六歲住小尚書橋謙和當衖
宋祥生字猩齋浙江甯波府鄞縣人年二十九歲住南社壇下
劉　珩字翔雲一字温夫江蘇常州府陽湖縣監生年三十一歲現住靖江縣西門外
顏張賢字韵士浙江台州府太平縣人年二十八歲住本邑東鄉莫家莊
孫　俊字禹廷江蘇松江府婁縣人五品銜年四十一歲住西門錢涇橋北首

論說

論仲景爲言温病之祖

濮栢岡　鳳笙

近世南方醫家不讀傷寒論動謂南方無正傷寒仲景長於治寒短于治温不知太陽篇第六條早舉後世温症形容備至其曰太陽病發熱而渴不惡寒者爲温病發熱者

邪當在表今初熱即渴是熱不在太陽之表而在少陰之裏熱在骨髓故不惡寒又曰若發汗已身灼熱者名曰風温風温爲病脈陰陽俱浮自汗出身重多眠睡鼻息必鼾語言難出若被下者直視失溲若被火者微發黄色劇則如驚癎時瘈瘲若火熏之一逆尚引日再逆促命期蓋温加之風則當自汗然發汗已身當凉和乃猶熱如火熖是精津不足以勝邪熱內經所謂邪勝而精無俾也再用汗法精立竭矣且風邪由太陽入之于內温邪自少陰出之于外中風之脈陽浮而陰弱風温之脈則陰陽俱浮腎居下脈本沈也温氣內出則與風俱浮內經所謂汗出輒復熱病名陰陽交也陰陽交者謂陰熱外出而交之陽陽熱內入而交之陰也脈浮自汗太陽中風證身重多眠則全見少陰證熱在骨故身重熱入陰分故神昏而多眠睡息必鼾者熱壅于肺語言難出者熱壅于心以腎脈上連心肺也誤下則小便不利直視失溲者傷其膀胱之氣化也腎與膀胱爲表裏太陽之脈上絡目凡腎病證必見于膀胱經謂直視失溲爲腎絶也誤火則如驚癎時瘈瘲者熱入心而神亂熱入肝而筋惕動也火熱微則入脾而見黄色劇則入心而如火熏之黄黑經謂四肢漐習爲肝絶柔汗發黄爲脾絶體如烟熏爲心絶二病而危惡之候五臟具見內經所謂陰陽皆受病榮衞不行臟腑不通而死矣故汗之下之温之皆云逆治惟應凉解耳仲景此條寥寥數言病證之變治法之宜靡

不詳盡由此條而研究之濟溫如操左券何必鑽研鞠通孟英之陋書哉

醫家應廢祀呂祖說

林大夔先耕

自伏羲畫卦而陰陽分神農辨藥而本草作黃帝論病而內經成吾醫開教於三皇至今尚讀其傳書內而醫院外而醫學並奉爲主祀列入條編者也查

欽定禮科則例現載

京師先醫廟奉三皇於南向配勾芒等四位於東西向又分列僦貸季等二十四位於兩序此古之祀典也而獨不解吾醫之供奉呂祖四月十四日爲呂祖仙誕醫家懸燈結綵鼓樂喧闐宴會賓朋傳爲盛事考呂祖傳係唐之進士號伯玉金氏也其繼與老婦偕隱於山林以兩口爲呂姓厥後修身獨居自號純陽子以洞爲主以己爲賓故晚號洞賓嘗覓藥以療人病煉丹以救人命然呂祖仙也非醫也無醫書之傳也呂祖仙方乃後人僞造晉時有孫思邈葛洪醫而成仙肘後千金遺方具在曷不章之又醫家病家最信天醫天醫者漢之華陀也華陀精於方藥凡病結者內針藥所不及者先與以酒服痲沸散既醉無所覺因刳破腹背抽割積聚若在腸胃則斷截湔洗除去疾穢既而縫合傳以神膏四五日創愈一月之間平復矣華陀有中藏經及華陀方其精於解剖與扁鵲俞跗仲景並傳醫家當

奉爲解剖之祖自星命家有天醫之俗說遂附會葉天士爲天醫星遂謂生於天醫吉日者醫必有名實不知天醫爲何星今江湖之醫敬華陀孫眞人爲先師誠有以也敬之者紀念也非迷信也吾聞歐洲醫學始於希頗迦當西元前三四百年卽以解剖名於世至血脉運行之說剏於嘎咻東漢時人也後有哂咻偉都士者爲明武宗時人始發明肺有紅紫兩血溷合更代前明萬歷年間哈斐氏出始發明全身運行之血咸由肺中濾出爲創血脉運行之宗今泰西業醫者咸宗之焉至康熙十四年卒今西歷六月二十五日英京醫院猶以辣丁文宣講哈斐之行狀幷懸其像以資後人之觀瞻爲一大紀念吁軒岐邈矣扁鵲華陀爲吾醫解剖之祖而臟腑之改錯則始於　本朝之王清任未聞有數典而不忘其祖如英京之崇拜哈斐者但見蘇地牛痘官局供有占拿氏神位所紀念者祇此一人而已考日本醫學家凡臟腑經何人新發明者卽以醫之姓氏呼其名在在皆可爲紀念所以醫理日有進步不讓於歐美各國今醫家徒供奉呂祖者何也爲其神仙也醫家能愈病症病家無不呼之爲仙於是仙之名始重醫家亦自命爲仙辟生白云人能到半個神仙身分方當得起名醫二字蓋謂有治病之本領也病家迷信鬼神醫家卽以病家之迷信爲迷信且曰醫家之活人全在時運於是醫之

學問似不必講求矣無怪病家以求仙方爲勝於延醫者遇有神昏譫語即以爲有鬼邪必延巫禳祝謂生死即在其口移信醫之念以信巫於是巫亦稱仙巫之橫行於世即醫學不發達之故仙方之盛行於世亦醫學不發達之故神昏譫語之原因不獨病家未知其理即醫家一則曰熱入心胞也一則曰熱痰迷心也此亦醫家神昏糊語之言也歐美日本諸國以腦爲神經爲全地球所公認而中醫猶迷信內經所謂心者君主之官神明出焉用硃砂茯神琥珀以爲安神此不去病之藥直與仙方無以異說者謂醫理至微妙處直能通乎神明此說也蓋必實事求是而後能造乎其詣非謂探幽索隱揣摩於想像之間昔扁鵲飲上池之水故能洞見垣一方人亦古之寓言也上池係天河之水從何而飲之扁鵲治病原非神仙觀其治虢太子尸厥之病曰越人非能生死人也此是當生者故能使之起耳後世醫學失傳遇有可生之重病則苦於無法謝以不治束手而聽其垂斃者歲不知其若干恐臟腑之實在情形雖數十年老醫從未見過一次猶如盲人之夜行也醫不求之於實而求之於虛幾似呂祖爲應奉之祀典相沿成習一道同風而其餘如華陀仲景孫思邈以及歷代發明醫理之諸大家反不一祀是醫家觀念之心滅而醫理無發明之一日吾願醫家破除迷信從今日始

吾蘇閶門內虹橋浜有呂祖廟俗稱神仙廟四月十四日恭逢　仙誕士女如雲傳爲盛事醫家旣在家中懸呂祖像音樂滿堂開筵祝誕又復入廟拈香以表虔誠之意然其一瓣心香所禱祝者果在濟世乎抑在謀食乎吾知其兼而有之假濟世之術爲謀食之計問心俱屬無愧而求其虛心下問不肯自畫者有幾人乎僕有見於此爲此矯情絕俗之說未識各處風俗亦如吾吳之醫家否

先耕又識

救服火柴頭之研究

元和林大夔白

向來尋短見者以阿芙蓉爲普通一大害近今煙禁綦嚴吞煙者遂改變方針而吞火柴頭矣斃者時有所聞救者茫無措手上年五月烏程李鶴訪報告聞有服六七十根越二三小時卽爲斃命者業經登報供人研究擬立一急救速效之方法旋有新陽王葆年登報答覆謂火柴頭以硫燐毒質合製而成人苟服之爲胃中熱度所逼毒卽散佈於臟腑脉絡當以冷水灌之一二日間時飲冷水胃中容水旣滿而火柴之性或解此法從里人毒鼠悟出用火柴頭和入食物鼠食之咆哮若狂奔走滿室覓冷水飲之鼠卽不死如故本年蘇城某姓家婦人服火柴頭一盒延至四五日而死西醫救之亦無效死後面色如活唇赤如硃與煙毒之皮發紫黑不同按燐質本爲補腦之品西人

服燐質補腦亦頗有流弊畏不敢服況兼有　硫質在內性之猛烈可知服冷水之法甚妙但尙未試驗僕更有進者初服宜令吐出久服宜令瀉去救法務須多方尙俟化學家研究新法登報廣傳因火柴頭無家不備防無可防將來必層見迭出是亦慈善中之一事也

論孟河馬培之徵君咽喉論（續）

經云一陰一陽結謂之喉痺一陰者少陰君火也一陽者少陽相火也心脈挾咽少陰循喉腎水素虧或思勞過度君相二火會移於上燔灼咽喉胃中痰涎亦隨火上升壅而成痺痰甚則腫熱甚則痛以致或起白點或生爛斑治當清心利咽爲主若色淡紅而脉數細屬虛者又當滋水清金又嗜酒之人膈間素有痰熱熱毒在胃內火乘風而生腫痛若色紅紫者可用針刺刺約針一分泄其毒血若色淡不腫即不可刺如痰護於咽用噙嗽探吐之法吹以藥散內服淸胃疎風又有陰毒喉痺寒伏腎經隔陽於上咽痛微腫色淡不紅痰涎護喉呑吐不利舌白滑潤肢冷脉或寸浮尺弱則非姜附二陳不能開其寒痺若用涼藥入口卽斃至梅核膈氣是會厭梗硬咽中似有物塞言語嘸吐妨碍飲食如常可烙不可刺此症得於憂思鬱結或惱怒動肝痰氣交阻於咽甚連胸膈不暢肺胃之氣不能轉輸治宜順氣解鬱氣順痰消自愈又爛喉痧之症曩時

罕見今則盛行歲火太過之年濕熱流行金受火邪發熱咳嗽咽痛即起白腐爛斑面紅目赤甚至咽門發黑即不能救沿巷傳染京師爲盛庚辰歲余應召入都詢問是疾俗謂鬧嗓子凡遇此症則舉室驚惶指爲不治後門旗官桂姓係伴送官忠觀察心一之親患此邀余診視及至已有老醫在彼立方隨至內室見朝南平屋一間簷前玻璃亮槅臥框靠窗陽光逼入時值冬月久未雨雪天氣本燥已是冬不藏精臥榻前又設煤火兩爐余急令撤去觀其咽門腫而色淡痰護咽喉舌苔後半白滑邊尖淺絳脉浮洪右滑不甚數已四日不食矣余先用礬硫泡水唅之後用秘藥吹入兩瓶片時即飲茶水兩碗遂開方用清肺利膈之品斯時前醫之藥已經送入內室索方觀之內用生地附子細辛荊芥苦參麥冬等品雜亂無章與症刺謬囑其斷不可服病者亦願服余之藥翌日復診已愈其半越日全愈矣是症緣腎陰不足冬溫之氣伏匿於裏再加煤火亢熱肺氣開張又受外風交相搏結而成乃醫者復相習成風用此辛溫猛烈之劑是猶負薪救火安得不速其斃無怪病此者遂羣諱爲敗症也後余與同道諸君辨論喉嗓並非敗症特自乖其法且不重吹藥所致即有用吹藥者亦非秘藥且亦不知秘藥之方之奇妙因遂告以出自某書並囑其配合以便人焉如果既有此藥再能細察病情其亦不至大患矣嗚呼世之斃於此者不知凡幾豈皆命數當絕耶抑前人論說

未詳致後世用藥舛誤耶然貲氏之書固無地無之者何業醫者之漫不加察耶

此論係家君友鶴於同治年間在馬徵君門下受業乘臨症之暇手抄得來置於鄴架已三十六年矣屢欲傳世以供同志緣單篇點墨難付剞劂梓人亦必故昂其價是以延緩至今始得命詠抄錄郵寄刊報不敢作個人之私寶而湮沒不彰也從此徵君之名不朽弟子之職乃盡彼業擅喉科者亦足以借鑑耳　後學梅舒蕙拜跋

附錄咽喉科秘藥（共五方全）

開關散（吹鼻取嚏）　川芎五錢　牙皂五錢　沒藥一兩　殭蠶一分　冰片一分

萬應散（治喉痺喉風乳蛾陰虛咽痛等症）　牛黃一錢　珍珠一錢　燈草灰三錢　冰片一錢　黃柏三錢　甘草三錢　血竭三錢　滴乳香五錢　硃砂一錢　兒茶五錢　白芷二錢　薄荷七錢　青黛三錢

金鎖匙（治咽喉閉脹）　火硝五分　月石五分　雄黃三分　殭蠶一分　冰片一分

錫類散（治爛喉痧）　牛黃五厘　青黛六分　冰片二厘　珍珠三分　壁蟢二十個　指甲五厘　象牙屑三分

三妙散（治咽痛）　生白礬三錢　冰片五分　白茄根梗一兩　煆存性

虛勞辯

黎天佑庇留

最難醫者風勞臌膈四大症然風臌膈三症難于醫尚不難于識虛勞一症認識最難金匱論虛勞症治透闢精微非細心研究未易得其要領後賢誤認陰勞一症爲虛勞反于眞虛勞症不識治法矣抑知偏陰虛者不得謂之虛勞偏陽虛者亦不得謂之虛勞虛勞者陰陽氣血水火營衛臟腑無一不虛之謂合觀仲景全文曰悸心虛也曰目眩肝虛也曰食不消化脾虛也曰喘肺虛也曰腰痛腎虛也曰溏泄曰清穀曰腹滿曰小便不利六腑俱虛也其短氣脫氣者氣虛也衄亡血漏下者血虛也其精氣清冷陰頭寒手足逆寒者陽虛也其渴口燥咽乾四支痠疼手足煩熱者陰虛也喜盜汗者營衞虛也男子失精女子夢交者上下水火虛而不交也統而言之曰髮落曰面色薄面色白曰馬刀俠癭曰痺俠背行曰陰寒精自出痠削不能行謂非自頂至踵全身皆虛乎不知者見頭緒紛紜茫無下手並不得其主名之所在于是枝枝節節爲之或偏補其陽而陰受爍或專養其陰而陽不振如或逐症用藥則一方非數十味不能備豈非笑話仲景主以小建中湯從後天之水穀以復先天之氣血水火且此方甘與辛合而生陽甘與苦合而生陰是益陽以和陰補陰以和陽之法其桂枝龍骨牡蠣湯尤爲陰陽互根維持大局之奇法天雄散一方唐容川先生謂繼桂枝龍骨牡蠣湯而成功陳修園先生謂當移于八味腎氣丸後補腎氣丸力量所不及誠爲煉石補天手段兩說

俱有見地隨機應用無不奇效薯蕷丸以防風氣百疾大黃䗪虫丸以治內有乾血虛煩不得眠不用梔豉湯而用酸棗仁湯蓋以清熱養肝爲主義神而明之頭頭是道是在認症眞而已矣今人動以咳嗽爲虛勞詎知仲景此症無一咳嗽字樣咳嗽之症一在肺痿肺癰咳嗽上氣篇一在痰飲欬嗽篇若吐血欬逆上氣有熱不得臥之死症則在驚悸吐衂篇中與虛勞無涉切勿以似亂眞虛勞而能認治法較易于風癆臌膈三症

醫案

陳穫畬治驗一則

香港西醫盤麥某癱瘓年餘忽手足搐掣猝倒無知痰涎上壅如是者日餘中風中痰之說不斷矣蛇蠆蛇果皮之藥亂投矣俱無效焉羣醫束手目爲不治之症主家徨甚置病者於地中以待其垂斃也後友人荐予往診予診其脉浮大而非鼓指可知其非眞元欲脫之散脉也病症雖殘邪猶在臟陽症見陽脉爲可治也且四肢溫煖而不見厥可知其非脫證也或曰安知其非孤陽外越耶曰孤陽外越者是岌岌殘陽將散而蒸諸外以外脫也頃刻間必大汗淋漓而冰冷垂斃烏有日餘而能如常溫煖乎所謂溫煖者卽如平人之溫煖而非暴熱也孤陽外越者是其浮陽暴熱而斷不如平人之溫煖也況看其舌則焦黑面色如醉察其居所亦穢濕非常必其人感受陰濕之氣而

癱瘓濕生痰痰生熱熱生風風痰一壅而成此閉症矣急以稀涎散進之不能咽用吹下少頃吐去痰涎數盅遂甦後以風引湯數劑再以桂甘龍牡湯刃善後則愈或曰風痰者套語耳凡病至昏倒不知人痰涎上壅危在頃刻者莫不如是將何以辨其爲閉脫乎曰辨其微矣蓋脫者莫不知其爲風寒陽脫也閉者莫不知其爲風熱陽閉也病之原起則前賢論之精詳如李東垣主氣虛劉河間主火盛朱丹溪主濕盛生痰薛立齋趙養葵言眞水竭眞火虛肝鬱脾傷諸虛所致各有精義無庸贅論今謹就其見證之病情病狀互相推勘之即微中亦昭昭判然者矣夫脫者陽脫也無陰脫也陽脫則必大汗而厥冷雖孤陽外越不即厥不久亦厥也脉必沉小即浮大亦有之必鼓指而無度也肢體必憊倦而潺軟面目必淡白或青黯雖孤陽外越有浮游紅氣不久亦散也而舌必白或黯黑蓋脫症如是焉此虛寒已極火用不宣故也閉者陽閉也有陰閉也陰閉者陰霾四佈陽氣鬱塞是謂隔陽其見症治法與陽脫畧同亦無論矣但陽閉者則必無汗而肢體溫煖雖有陽伏而厥究其脉必浮大而不鼓指雖或伏脉沉小亦必氣度和緩來去分明肢體必抽掣不軟而硬面色如常或如醉象而舌必焦黃或焦黑蓋閉症如是焉此壯火氣盛痰涎鬱塞故也二症之不同如此非微中之昭昭判然者耶噫彼凡遇昏不知人痰涎上壅等症輒以中風中痰目之投以蛇蠹蛇果皮救之

者不足道卽善用蠶附者流亦望其細爲辨之庶乎不差矣

雜俎

江督張 批優等醫士秦世俊禀陳中西醫院傳考不洽輿情由

據禀中西醫院傳考醫士未洽各節查該醫院禀設醫學研究所係循照前端部堂詳定之案辦理原設所之意本爲中等以上諸醫到所研究以期深造起見卽撤銷憑照各節亦指醫道駁雜文理不通者而言意在愼重民命故不得不嚴定取締方法辦理亦無不合該醫士等既經考取在先又經實地考驗講求有素殊不必爲此顧慮惟本部堂之意醫學一道固貴闡明新理尤須於臨症確有實驗方能得民間之信用原禀於此層未能注重似歉闕畧卽該醫士等所稱農經 端前部堂暨提學司一再考試給憑卽在公署許可之列似應少示區別其言亦尚有理查研究所本由甯提學司會同詳辦醫亦學科之一仰中西醫院仍會同甯提學司巡警局將考驗之法量予變通詳候核飭遵照務宜查照批指注重臨症期於保全民命可收實益是爲至要此批

呂巷梅詠仙上正會長蔡公書

小香會長老先生史席久欽道範未識荊州想念之餘神馳左右辰維 診祺納祜鼎祉呈祥定符遙頌謹啓者王君問樵係 先生高弟筆參造化學究天人故各省

會員於去年十一月十七日開正式大會當場投票公舉爲副會長理固宜然也何以丁君經辦之新醫學報本年二月份第三期題名錄中不列其名抑王君自請出會抑丁君扣除之耶若因違章而扣除之在丁君亦應宣佈違章之理由使各省會員公決其是非而是非之界限在少數多數之中判然不容相混此環球社會之通例也若因挾嫌而扣除卽蔑視夫會員會員可蔑視天下事孰不可蔑視也就忝爲本會一分子豈甘效寒蟬之噤鳴作壁上之觀戰乎況王君素尚道義極有名譽之人在會員中無一不敬之重之親之愛之此次丁君忽除其名又不宣佈理由殊令人駭然色變百思不解其故耳敬煩　先生速卽函詢丁君是何意見一面轉知王君作何計較據實　惠我好音竊思　先生乃本會之總理會員之去留會務之興替與　先生有休戚焉有榮辱焉會之存廢雖在會員而會之底蘊究在　先生會中一切事宜難逃　先生之明鑑諒　先生亦不忍捨之是以不揣冒昧奉字　台端乞卽　賜教勿吝爲幸專肅佈達卽請　熱安　二月廿七日

投函本社者注意注意

敢者丁福保雖遭道批申斥不甘退讓非但靦顏猶日至會所主講並迭次唆使聽講員藉端與王君衝突凡社友惠函務希逕寄三牌樓本社庶免遺悞特此聲告

特開懇親大會啟

啟者本公會謹擇於五月二十四日假北京路會所特開第一次懇親大會招集全體會員提議會中應行各事並投票公舉庚戌年正副會長暨評議編輯諸員分擔會務以示大公所有臨場規則除另刊傳單隨五月初一日公報分寄同人外合先通知俾或有故不到者可先期撰寄意見書臨期代爲宣佈庸有未盡事宜容妥議再行續告特此預聞

中國醫學公會啟

中國醫學會通告全體會員書

謹啟者本會蒙　蘇撫憲批准立案成立有年全體已逾二百人出報至百廿六期成績早著遐邇咸聞此次加一公字爲正名而起既承多數之決議自應從庚戌三月十八日接奉　督部堂張批准刊用鈐記始遵將各會員一律改入公會以洽輿情夫中國醫學公會原卽中國醫學會之代名詞非別有所謂公會者也至各員前存之信約似應改具入會志願書較爲切當除相應備文移知外爲另刊刷志願書樣紙按名分給（該紙隨移文同寄由各調查員就近轉給以憑聯核）至希　同會諸君子一體遵照辦理勿負前盟是爲至盼耑此佈聞伏希　公鑒

中國醫學會同人公布

啓者本會評議全部十六人去冬大會卽晚開評議會時計僅洞天與張王濮何任李蔣藍等九人所議各節除洞天廉臣允可外在座諸員都緣言語不通翌日全聚招待室覆議旋在籤名簿上註明均不承認四字諸友皆見之風潮之作原因在此有誤以另立公會爲王君主議者抑亦誣之太甚矣近聞丁何二人串誘正會長蔡君私訂約章合辦講習所並敬贈醫學報三個月要之悉丁一人主謀敝同人概未與議至醫學報向由本會諸同志分任編輯自全體改稱公報業出至一百卅三期仍在三牌樓原處發行每月兩期每期售大洋四分照常購訂並無分贈之說茲爲杜弊混起見正告各會員嗣後凡丁報一應啟事無論是否爲蔡君主議既未取決多數敝同人例不遵行以昭公道如諸君或有疑義不妨逕行函詢敝同人不論伊誰皆可代爲裁答以示無欺至公會問題刻已禀准江督刊用鈐記并仍請蔡君主持全局照章實行一切詳登公報購閱自知恐多悞會特再聲明此布

評議部　王藝臣　李鶴訪　李幹卿　黎天佑
張筱村　任養和　唐乃安　劉鑑三
濮鳳笙　藍月恒　林先耕　嚴富春　等仝啟

公牘

申報啟用鈐記日期由

駐滬辦理中國醫學公會爲申報事奉

兩江督憲張　批稟請刊刻鈐記由奉批如稟照准仰即自行刊刻啟用具報此批等因奉經自行刊刻名曰駐滬辦理中國醫學公會鈐記一顆遵於宣統二年四月十八日啟用除報明各大憲暨各公署外理合具文申報仰祈

憲台鑒核爲此備由申乞　照驗施行須至申者

本會諸評議員暨各埠調查員之照會

爲照會事奉

兩江督憲張　批稟請刊刻鈐記奉批如稟照准仰即自行刊刻啟用具報此批等因奉經自行刊刻名曰駐滬辦理中國醫學公會鈐記一顆遵於宣統二年四月十八日啟用除通報各　院憲外爲此照會

貴　煩爲查照施行須至照會者

本社啟事

特捐申謝

昨承徐宗揚君贊助公報經費二十元又徐小圃胡夢橋朱堯臣汪利生徐楚材陶寅康黃福康周惟明馮伯銘諸君捐助公報刊費各一元合併申謝以誌　高風

收繳會費姓氏錄

張筱村　宋一衛　宋猩齋　孫禹廷　袁堯官　丁樸存　祖平軒　馮箴若　顧菊屏　郟召棠　（各二元）

本報愆期之原因

啟者本報主任王君因公赴省於十七始行遄歸旋趕辦啟鈐文牘無暇兼理報事此報之所由愆期也茲兩期併出照奉　台端知關　遠注謹以慰聞

會友題名

丁同鉞字樸臣江蘇蘇州府常熟縣人年四十三歲住南門外石遜步橋

盛文璣字見康江蘇松江府華亭縣監生年三十五歲現住金山縣呂巷鎮東市

姚景沂字亦曾江蘇鎮江府溧陽縣附生年四十三歲前順昌縣知縣住福州北後街

顧　培字菊屏江蘇常州府金匱縣人年四十歲現住海寧州城內留嬰堂

郟煥文字召棠浙江台州府太平縣附生年三十七歲住本邑北鄉白山

朱錫壽字引年江蘇蘇州府吳縣附生年二十四歲住蘇城嚴衙前張公館

祝詞

醫學公會成立頌　凌志雲慶餘

維宣統紀元之二年爲醫學公會發現之時代即中國醫學會改良後之新紀念也凡在會諸君無不思共謀進步願表同情況近又稟准　督憲立案給予鈐記會基鞏固有非曩昔之可比乎然創始固艱難守成亦不易來日方長吾不禁有無窮之希望焉念我會之衆已達三百餘人則自今以往當竭人人之心思才力講求新理新法得確當之治療以戰勝全球不但保存國粹已也念醫會爲衛生之機關強種之媒介則評議諸員於會中應興應革之事宜如何悉心籌畫隨時指陳以定進行之方針念調查員爲各屬之代表凡該處醫生之優劣疾疫之流行及新發明之治法宜如何詳細報告共爲討論念編輯員有撰述之權或編次古籍而正其偏駁或繙譯西書而輸入文明更宜著切實之課本以餉初學尤爲莫大之功他如關於醫學上之義務皆當盡鼓吹提倡之力恢張我主權發達我祖國其在斯乎　鄙人　鑒往審來爰爲之頌曰

惟二十世紀爲醫學之世界兮公會公報成立於海上既蝠貫中西而混一兮魄力益加厚而雄壯新理新法之昌明兮繄我會實導其嚮通人達士之來歸兮繄我會範圍之廣開醫智兮尤保存醫粹兮醫林乃山傾而斗仰監督教導各盡其職兮願我會進

行其毋退讓

頒鈐大紀念

朱黻廷讓卿

皇帝御宇之二年憲政發揚各科學進步神速皆有一日千里之概而謀全國公衆之衛生以躋四萬萬同胞於壽域者則尤賴有醫學會焉尤賴醫學會之温故知新俾其學說有日就月將緝熙光明之象焉於是乎請諸當道立案頒鈐以昭信守集我同人投選舉以圖改良其宗旨所在不外葆中醫之精粹而已而欲葆中醫之精粹必先研究東西醫學說何者足以糾我謬何者足以補我短何者失之膠固不及我上工理想之圓通何者得之證明適與我古聖微言相妙合夫而後中醫一業有以競存於世不爲東西醫學說所戰敗或且猛進不已轉以我學說戰敗東西醫而獨標其精粹亦未可知耳職是之由醫報發行與夫醫會成立所以必用中國二字命名也既紀其實爰爲之頌文曰古稱良相儗彼良醫醫學結會六載於茲雪樵問樵蕭規曹隨研究靈蘭廣益集思盛會再舉進步是資當道獎許名士攀追保存國粹根據伊歧旁搜西法得失心知折衷至當能自得師洛湯報紙價貴一時爭先快覩郵遞四陲義務共擔診藥並施躋民壽宇婆心大慈爰集同志一室諏咨去故就新辨難折疑干城吾道相與維持選舉執事至公無私奪朱惡紫臭味差池輿論不韙割席屏之南都北都隆譽交馳

增光橘井歷史永垂述景不才附驥愧滋濡翰誌盛用貢俚詞

頒鈐淺說

李宗陶 鶴訪

中國醫學公會者爲全國醫界諸同志聯合而成非一府一縣之醫會也宣統紀元之二年復蒙　大憲頒給鈐記會基用是鞏固此誠千載一時之大紀念也陶忝在評議之列學識荒疎時虞隕越乃覩本會發皇之已達目的要不可無詞以爲之祝然鄙陋無文心與手違管城子靳不我許第既不能已於言爰就心之所一則以喜一則以懼者爲諸同志陳之

何言乎一則以喜也喜本會自己酉冬風潮大作以來無論會外之人即在會諸君亦莫不慮本會之解散也幸我王副會長血非涼血心是熱心不恤人言力持不懈尤幸有評議員濮君等竭力匡扶禀准立案刊用鈐記俾本會得以不墜則庶幾數年來之一番辛苦不因此風潮而敗壞何莫非王濮諸公之苦心孤詣所致也今日者權力既伸本會已安如磐石此豈陶一人之所喜乎

何言乎一則以懼也懼本會自刊用鈐記以後凡在會員莫不盼望證書以爲既有中國醫會會員之名庶有中國醫會會員之實執是證書以行世其有濟乎然陶之所望者不在此也蓋既爲本會會員正欲如去歲張君等公函中所謂羣策羣力籌醫學完

善之方針其主義不外偏者正之缺者補之存中西之畛域者融化之交換智識日進文明則外界亦無從肆詆矣諸同志名實兼孚理明於鏡使有人焉一得自矜以銜記爲炫曜之具則不第有失本會之名譽而亦負王濮諸公之一番心血也此亦豈陶一人之所懼乎

總之陶所懼者陶固欲轉懼爲喜也陶甚望諸同志共保此喜而不使或有所懼則本會幸甚中國幸甚

論說

醫醫說

林大燮先耕

吾聞良醫醫人良相醫國不聞有言醫醫者有之自陳修園始修園引前輩云醫人先當醫醫以一醫而治千萬人不過千萬人計耳救一醫便救千萬人救千萬醫便救天下後世無量恆河沙數人此誠爲醫者腦後痛下一針矣僕忝列醫林爲醫界中之一分子安敢言醫醫然素問着至敎論曰醫道論篇可傳後世可以爲寶自古著書立說者類皆補偏救弊前醫之失後醫匡之此與誤藥而救藥之失同謂所以藥其藥也既可以藥其藥豈不可以醫其醫西醫全體學書吾醫之鍼砭也日本生理學書吾醫之藥石也東西醫之病理學書又吾醫之益智藥也然人情莫不喜鼓吹而惡鍼砭喜飫

醫而惡藥石喜杜聰塞明而不喜開通智識五行十二經寸關尺三部九候爲醫家之鼓吹飫醫乃中醫之特色其智識之開通閱四五千年於茲矣詎知五千年後醫學世界有爲之一變者乎余雖無醫醫之才而頗有醫醫之想爰取修園之語著醫醫集採西醫之所長補中醫之所短而並非余之好異矜奇余之宗旨無論中醫西醫但求其是而已矣未識各省醫界中同志者幾人特持此說以訪世有高明見余之失而醫我之醫也則更企足以待之

論血

王楨 問樵

人之所以生者氣也而氣不能以獨行必有血以載之然後氣乃有所憑依而不至於奐散故人賴氣以生而氣賴血以存血載氣行運往各經與各經之纖質相化合即變爲力爲熱爲電而肌以運動而腦以運思而體以健旺故經曰血者神氣也豈不貴與昔丹溪渡浙江走吳中出宛陵抵南徐達建業徬徨求師卒得羅太無於武林然後恍然於舊學之非歸而著補陰之說以爲人身之血恆苦不足此醫門之秘奧非好學深思曷能語此而世且竊竊焉議之亦不思甚矣雖然血之循環有動靜二脈血之作用有赤白二輪此古書所不載太無所不傳丹溪所不知不得不假新說以補其未備蓋血液以心臟爲中心順序以循環於全身其循環之路有二一小循環一大循環小循

環者靜脈管血自上下二大靜脈幹還流而集於右心耳由心耳而注右心室由右心室而分佈於肺臟攝取養氣成新血復還入左心耳而注左心室大循環者動脈管血出左心室由大動脈幹分支入小動脈至毛細管分布養氣於各部即吸取各部之炭氣收入毛細管復遞由小靜脈集於大靜脈幹而復匯于右心耳此動靜二脈轉相灌溉之大概情形也血液是食物所生食物入胃經胃汁胰汁胆汁腸汁之功用吸管迴管肝臟心臟之變化卽成爲血漿血漿生白血輪白血輪生赤血輪赤血輪復謝脫而生新此赤白二輪互相消長之大概情形也由此觀之則同是一血而脈有動靜輪有赤白動脈所載是養氣靜脈所載是炭氣則二脈之治不同白輪是變化未成之血赤輪是已成將謝之血則二輪之治又不同然則不辨二脈之虛實二輪之盈虧概以四物等方從事未見其可也處閉關之世無論矣今則歐風西學新理東輸乃猶故步自封不謀通變其存心尙可問耶或者曰脈之動靜輪之赤白中醫各書所無若不習西醫雖欲變治法其如前無所因何予曰噫子以爲必習西醫而後得治血之方乎是大不然我中國固有至神聖至完美之書歷萬古而常昭等江河之不廢者如仲景金匱要畧是也何必舍近取遠舍精求粗而後爲通變耶夫動靜脈赤白輪在仲景當日其已知與否不敢臆斷然觀其立方之意則不啻已知已曉也者此聖人之妙也今試約

略言之大抵動脈血惟恐其不生靜脈血惟恐其不行白輪惟恐其增多赤輪惟恐其萎縮動脈血不生則虛煩不眠怔忡健忘癫遺秘結肢體痿弱其脈必芤而細此血虛將成損怯也靜脈血不行則多怒善鬱氣逆脇痛咽乾口苦頭暈心煩其脈必弦而濇此血實將成骨蒸也白輪增多則面色㿠白肢倦言微嗜臥少食大便不調其脈必虛而大此心火衰而陽不布也赤輪萎縮則面色暗晦毛髮乾枯或逆衝而爲吐衂或黏連而成瘀塊其脈必細而數此心火盛而陰將涸也血虛宜補復脈湯血實宜通瀉心湯心火衰而陽不布者小建中湯心火盛而陰將涸者大黃𧏾蟲丸此皆仲景成方隨證而施加減出入無不立効此外如旋覆花湯葱與旋覆並用一理上焦之結領養氣從動脈而來一通下焦之陽領炭氣從靜脈而散用新絳引入血分以成其升降氣血之功絕不用歸地等血藥而能治男子亡血失精女子半產漏下其妙有如此者又如溫經湯君以茱萸之辛溫即臣以麥冬之甘寒既用桂薑又用丹芍既用阿膠又用芎歸者蓋辛溫能通靜脈並助白輪之變化甘寒能滋動脈並助赤輪以生新此女科調經門中全體大用之方也後之醫者咸以四物湯爲血病主方以地芍能滋芎歸能行可補動脈之虛可通靜脈之壅製度未爲不善惟動脈血虛而有熱者豈耐歸芎之辛竄靜脈血瘀而不散者何堪地芍之陰膩又如歸脾養榮等湯用遠志桂心白輪多者

爲宜若赤輪多而唇赤顴紅虛火炎上者胡可投也補陰丸之純陰無陽赤輪多者爲宜若白輪多而脾衰胃弱化源遲滯者何可用也竊歎今之醫人於中醫向未講求乃欲見異思遷將無之而不謬豈知知理所存本無間於中外善學者殊途而同歸不善學者多歧而滋惑必然之勢也

論痙病與驚風異

新安石雲軒來稿

傷寒論曰病身熱足寒頭項强急惡寒時頭熱面赤目脈赤獨頭面搖卒口噤背反張者痙病也金匱要略曰若發其汗者寒温相得其表益虛則惡寒甚發其汗已其脈如蛇按此二條形容痙病之狀不啻圖繪之矣夫痙者强直之名卽燥金之邪入于經筋而爲病者也温熱內淫久變乾燥故頸項强急邪在表故身熱熱上逼故足寒陽虛而邪乘於表故惡寒燥熱之氣上逼故頭熱面赤目脈赤頸項强急故獨頭面能搖動陽明之筋脈內結胃口外行胸中過人迎環口太陽之筋脈循項背上頭燥熱傷陽明則筋脈牽引而口噤不能語燥熱傷太陽則背反張如弓蓋燥熱之時汗多而表虛故津液少而筋脈易於强直若更發其汗則表虛之寒與燥熱之溫并以得汗而益虛必至陽外亡而惡寒甚矣其脈如蛇謂虛陽欲外脫爲燥斂之邪所束有堅急奔逼之象也治斯證宜按經用藥于傷寒論太陽陽明二篇求之奈何世多誤作驚風醫治婦人小

中國近代中醫藥期刊彙編 第一輯

兒坐此隕命者多矣總緣不識痙病故也

說痰病之可危

梅舒蕚 詠仙

甚矣痰病之困人也可危忽而呢喃自語忽而奔跳咆哮而四肢痙厥忽而口眼喎斜如鬼神之作祟變幻多端故古人云痰爲怪病誠哉是言也夫痰有濕痰熱痰食痰氣痰風痰瘧痰頑痰之別要不外脾胃中津液膠黏而成卒然昏倒不省人事者痰蒙清竅也驚癇發狂語無倫次者痰裹心包也沉痼之疾轆轆在喉者痰塞氣管也結核成瘍年久不愈者痰流經隧也面赤咽乾氣喘擡肩者痰火上湧也食入即嘔肚腹膨大者痰停中脘也此皆痰之爲患令人傾危而古人治痰之方頗多如二陳湯治濕痰清氣化痰丸治熱痰順氣消食丸治食痰三子養親湯治氣痰滌痰湯治風痰截瘧七寶飲治瘧痰礞石滾痰丸治頑痰古人立方盡善而成效卓著然痰之源不一也有因熱而生痰者脾土濕熱久鬱不化醞釀爲痰冒暑遠行吸受穢濁之氣凝滯中宮則氣血與暑濁蒸化爲痰有因食而生痰者素體孱弱過食瓜果寒涼之物不易消化阻遏肺氣清陽不升濁陰不降積久化爲痰飲或酷嗜麴蘗濕傷脾土兼食辛熱油膩之物皆令生痰有因風而生痰者肥人氣虛風中心脾痰塞心竅舌本木强而不能言語者又風盛則氣壅氣壅則筋脈不利咳嗽氣急有因氣而生痰者經所謂氣有餘便是火陰

虛火盛隨氣上湧痰塞胸膺懶食喘滿有因痰而成癱者內伏暑邪食入化痰外觸新涼之氣陰陽相爭陽勝則多熱陰勝則多寒有一日二日三日之變有因風木太過土虛不能運行食物積滯生痰阻塞上中二焦迴薄腸胃曲折之處而成頑老之痰猝發怪病立見危亡總之一切痰病皆屬危症考其源流究不離夫脾胃二經夫脾爲倉廩之官胃爲分金之爐穀食入胃藉脾氣以輸運分布於五臟六腑周流於四肢百脈而人之所以康强無恙者無非賴穀食所化之津液也若脾氣虧損或積有伏邪則穀食不化津液而化爲痰涎其變病如上條所言故龐安常曰善治痰者不治痰而治氣氣順則一身津液亦隨氣而順行準繩云治痰宜先補脾脾復健運之常而痰涎自化百病自除觀此二語頗得治痰之樞機然而痰症有標本虛實之殊未可一概論也如呢喃自語者本也奔跳咆哮者標也四肢瘈厥者本也口眼喎斜者標也辨明標本之理而治痰無不當矣豈可以區區順氣健脾之法而盡治痰之蘊哉

醫案

黎庇留治驗三則

上陳塘成德故衣店伴于戊戌年四月患吐血延余診適余赴席三鼓時歸寓即往診則吐血盈盆堅臥不起謂稍移動一寸即頭眩血出余審其脈微欲絕曰陰亡而陽無

所付麗亡陽在即速以大劑四逆湯合柏葉湯與服此法外法金匱無明訓也次早能起仍主此方第三日可以肩輿到門診矣後以柏葉湯入朮付等服數劑而愈此症當劇烈時非有大劑則死在頃刻況以套藥塞責哉

茂才王葦航翁體質素弱去年多服温補劑漸强壯乃于本年三月廿四早頭眩胸滿四肢厥冷微汗出延余診自七打鐘與四逆湯服後手足煖汗收能寐一打鐘時間喜甚因上晩全不能寐也不意甫醒而辛苦如故再服四逆湯稍順十打鐘更辛苦再服四逆湯付子加至二兩稍能睡十二打鐘辛苦異常余到伊忙甚余爲其作主曰病勢劇烈然多服藥頻服藥則藥氣過而寒氣即發矣遂易四逆爲白通湯付子用至三兩干羌二兩葱六條藥入口如烘爐點雪胸之陰霾四散可暫安二打鐘時胸滿極而痛以手自打其胸余戒勿爾恐愈後增痛以吳于炒熱布包頻頻熨之胸稍舒而病勢益劇噫法高一丈魔高十丈於是多起爐社白通又加入吳于五六錢密密服之乃始覺此藥有辣味服至七打鐘病勢大定安然睡矣我輩於是酣飲傾談至三鼓乃葦公未醒余曰切勿喚他即睡至紅日三竿勝于食參一斤也次早往診行動如常人曰又可飲矣緣伊連赴席十幾晩乃有此余戒此後勿爾廿五六七八連日大劑白通或四逆四月十幾復元此症自表面觀之似不甚劇烈乃一陣緊一陣故用法外法方外方也

富商羅德田翁之子於丁酉年六月時患發熱口苦大渴延譚星緣翁診治以大劑小柴胡湯去半夏加瓜蔞根白茅根與之次早發熱如故而熱迫陽絡鼻衄頗多於小柴加減中入犀角竹茹等亦如故六打鐘延余診合醫當早數分鐘時舌尚可出余到時則舌不能出大熱汗多手足有不能舉動之勢余曰此即悍熱也陽明急下症之發熱汗多者即此是矣星公亦忙甚幸犀角一兩纔煎好商量即與之速煎大承氣而德田在鄉其妹倩李暢南翁最機警即坐小輪船速德田而留我輩座醫初服一劑手足仍輭七打鐘再服八打鐘仍不下照方重加大黃乃下手足始能動舌能出矣焦渴頗減則連大承氣三劑之力也次日症出少陽蓋二經可出入也再服小柴三四劑而愈此症悍熱較黃氏之悍熱似輕然皆書外之書書中無舌不出手足輭之文當時如非連服取下不數分鐘牙關即緊閉矣治病確有機竅不可不講

賈瑞甫治驗二則

西人治病注重遺傳子有病必問其父母有此病否是說也吾向疑之而今信之有朱生者其母患楊梅瘡愈後而生少之時瘡癬不去身此遺毒發現於外也及其壯也患淋濁證此遺毒鼓動於內也初起被走方者用五爪葱煎湯恣飲大痛三日從此畏藥如虎絕口不言治矣越今五載毒勢愈熾小便時有白塊阻竅如芡實大非用銀針挑

去則點滴難通每晝夜去白塊數枚其痛苦不可言狀耳吾名求治診其脈則右尺沈數察其舌則苔腐如粉問其飲則嗜茶成癖也脈證相參知其爲過毒而發不可拘方書痛則爲淋不痛則爲濁及淋由溺竅濁由精竅之說方以金匱栝蔞瞿麥丸合導赤散去附子山藥竹葉加大貝母化毒粉丹皮瀉火車前子利濕之類引用生苡仁一兩俟諸藥煎滾投入數沸即取服五劑而病若失或曰苡仁應煎湯代水今反是無乃好奇吾對曰香巖不云乎濕勝則陽微孟英不云乎麻沸湯所以扶陽今淋濁五載腑陽必衰豈可不爲顧及用常藥而不用常法此奇而不失其正也子無疑焉

朱姓富室妹年已及笄己酉秋一身盡腫餘無所苦諸醫延治殆盡口嘗發汗利水之劑無虛日絕無小效一月後有一醫放膽用麻黃至二錢未得點汗一晝夜發厥十數次病家懼且守不服藥爲中醫之說半月餘厥不復發而腫亦不退蓋厥者麻黃開透太過金不制木木無所畏故也鎰診治鎰審脈察舌毫無病之見端唯覺其人身重舉動頗不輕便因直斷之曰經脈不通發爲浮腫當從血分論治卽於鬼門應用方內加入延胡索桃仁泥當歸尾之屬破其血壘搗其巢穴一劑知二劑已矣

詞章

簡　問樵社長并祝公報前途　壙溪楊羲楨殿臣氏稿

三旬飲水明癥結。六疾翻瀾仗痛砭。壽世鏗宣聲嘒嘒。微言玉戛旨炎炎。國工心苦孫思邈。良相才多范仲淹。今後攝生添寶鑑。分明隻字值千縑。

樞問當年具典章。撥開霾霧快宣揚。宅心遍起斯氏厄。拭目遐觀吾道昌。噫氣靈風掃殘葉。一瓢顏所居曰掃葉堂意斥天士 向陽燐火息浮光。一時瑜亮推神鳳。謂濮鳳笙先生 秘笈新傳肘後方

和蓋臣先生畫梅寄王問樵君一律　古吳李煒雲年氏稿 時客武林

求禪訪道遍山隈。雪影梅魂次第猜。法雨千巖無我相。金經一卷禮天台。洞師禪理之餘兼以醫術濟世 神仙品格調羹手。蓋公以詩書醫三絕擅名尤善寫梅 絕世文章倚馬才。問公總辦中國醫會兼編輯醫學公報 珍重南枝春早放慈雲普蔭到雙槐。

詠畫梅寄贈王問樵君（前韻）　呂溪梅舒蕚詠仙氏稿

獨占先開傍水隈。先生行道申江已有十餘年大名卓著學冠羣英 品清何必費疑猜。先生立志高尚會友靡不服從即有一二反對者互肆鼓簧亦無足悲 暗香消息遙傳閣。明月團欒永照臺。諸評議公訂改名公會稟請江督轅荷蒙批准故云 冰雪冒衝增特色。先生忍苦忍孝維持危局具學問具識力 英華超出異常才。招呼有鶴前來伴。得濮君勗贊本會定卜發達 且喜疎枝亦附槐。鄙人願守會章

啟者節屆端陽、寔多要需、本報代派諸君、向蒙先繳報價、本年已逾四月、未經惠寄者、尚居多數、爲此不惜催繳、伏希 垂諒、 本社啟

本社啟事

春季會課揭曉 庚戌四月十五日

首藝 共收五十四卷計取十名列左

趙 俊偉 菴 廬州新甯人 評曰不看壞東西醫、以溝通中外爲主義、認題旣眞、搆詞尤警、允推絕唱（前年參淮北醫隱作）

藍厚德 月恒 揚州江都人 評曰詆中口吻、媚外神情、發揮靡遺、描摹逼肖、的是寫眞好手、其不抹倒東西醫處、尤爲識力過人、不貽流弊、

周漢舫 小舟 揚州甘泉人 評曰破空而來、筆情廉悍、頓挫處逼進一層、尤爲狂奴棒喝、

陸 南 松江金山人 評曰侃侃而談、有旁若無人之概、直接詆接二義、尤能力闢題局、

錢祖繩 杏蓀 松江金山人 評曰外醫之見容我國、刼由若藿毆爵使然、筆曲而達、詞淸而腴、

韓雲鴻漸逵　台州太平人　評曰貶中自尊、毀中自顯、二語曲盡奴隸眞面目、

羅端毅煒彤　台州黃岩人　評曰廢棄國粹、盜竊虛名、洵此題鐵板註脚、

隱名氏　評曰以詆毀內經、剽刦新學、爲狂奴寫照、有感而言、語語中的、

李維藩嘯雲　湖州烏程人　評曰中段推波助瀾、筆情爽健、結語和平、尤徵學養、

梅舒蔓詠仙　松江金山人　評曰氣機流暢、無格格不吐之談、

附批備卷十名如下

周毓崧　評佐確鑿、議論明通、　接文鎔　詞旨淸暢、理想開通、　凌志雲　是得普通學問者、　王葆年　着墨無多、語皆中的、　薛渙舟　氣淸詞暢、　胡子華　氣尙淸暢、　方慰橋　筆意淸靈、　吳祖成　中後有警醒語、　姜燧　立意不差、間有語病、　徐澍蓉　有中肯語、

次藝　共收四十卷計取十名列左

錢祖繩　見前　評曰筆鋒犀利、氣象光昌、是吾道中之憂憂者、

周漢舫　見前　評曰牛李黨禍、復見今日、借題發揮、切中時弊、

徐蔭椿　揚州人　評曰君民共和一語、具有醫國手段、良醫通良相、洵然、

姜　燧　松江金山人　評曰以一己之和、感召天和、直統上下古今、包掃一切、

梅舒蓴　□見前　評曰參合天時、引譬人事、說來確有至理、

任養和桐軒　揚州甘泉人　評曰理明詞達、儒雅可觀、

淩慶餘志雲　湖州烏程人　評曰樸實說理、語不離宗、

薛渙舟星湖　揚州江都人　評曰明變理之功、闡生化之理、陸離光怪、氣象萬千、

徐樹蓉石生　嘉興平湖人　評曰闡發陰陽、詞旨清暢、

徐乃鈞　嘉興嘉善人　評曰側重補陽一邊、雖本前賢論說、究於題中聖度二字不甚吻合、

附批備卷十名如下

朱受川　闡發陰陽理明詞順、　石雲珍　振筆直書、無窒礙語、　盧育和　辨別陰陽不盡空衍、　任少和　頗有文思、　雷應運　詞意清順、尚少發明、　徐韻溪　才情恣肆、筆陣縱橫、按之題位、似差累黍、　李子卿　本中庸立論、是從大處落墨、　接子彬　前半貼切不膚、　胡子華　官樣文章、　方慰祖　簡潔了當、

三藝　共收四十八卷計取十名列左　（村僧閱）

李維藩　見前、　評曰逐層還他着落、絕無模糊影響之談、卓識宏議、突過前人、

韓雲鴻　見前　評曰論症論治、活潑靈通、按語尤具精心、命題者當奉爲諍友、

凌端章　通州如皋人　評曰發明二症、朗若列眉、質之葉章諸子、應亦自悔疎漏、

任少和　揚州甘泉人　評曰寒溫兩邪不過憑形証以立名、何必分門戶以強辯、直將聚訟諸家一齊掃盡、斯爲有胆有識、

趙　俊　見前　評曰落墨無多、而題中層折面面都到、望而知爲三折肱者、

隱名氏　見前　評曰寒溫見症、迥乎不同、葉氏以傳不傳辨二症之異點、目爲粗工淺陋、誠哉是言、具此眼光、方不被前人瞞過、

凌慶餘　見前　評曰病氣傳不傳、以邪之外出內陷爲衡、的是見道語、

接文鎔子彬　揚州甘泉人　評曰疏証明通、比例精當、揭出傳變二字之異、尤能詳人所畧、

喬殿揚　常州無錫人　評曰逐層明辨、纖悉靡遺、學識兼優之作、

周漢斾　見前　評曰傷寒不傳、寒未化熱、溫熱不移、邪不外達、洵爲探驪得珠、

附批備卷十名如下

任養和　病氣之傳不傳、以邪之輕重、臟之虛實驗之、自是扼要語、　雷引之　有經氣傳、有邪氣傳、見經未傳、遂疑溫熱不傳云云、喚醒醫盲不少、　孔培年　葉氏溫熱不移一語、本難據爲定論、作者一眼覰破、足徵識力過人、　胡子華　六經按日遞傳、仍指傷寒言、非指三時溫熱言、讀書得間、辨症處亦復明白曉暢、　楊藎臣　寥寥數

言頗中肯綮、徐樹蓉 温病神昏多由胃熱力闢傳心之謬、頗具診斷實驗功夫、盧育和 綜論傳經原理、以氣虛邪湊了之、尤爲片言扼要、王葆年 寒重多傳温伏少傳命意極是 羅端穀 從脉証分別寒温的是至理 徐乃鈞 循題布置不蔓不支、

四藝 共收三十四卷計取十名列左 （村僭閱）

淮北醫隱 評曰研理精辨症透、是深窺古人堂奧者〇不標姓字例不提取鄙人爲愛才起見亟錄之以銘神契、

石雲珍 未詳 評曰引內經宗氣積於上焦一節鎔鑄二家學說直如無縫天衣滅盡針跡、

隱名氏 評曰揚吳抑王非不滿於王也爲掠美者作警鐘耳當亦憂心世道文字、

韓雲鴻 見前 評曰二書宗旨說得水乳交融結句尤徵心得

周毓崧 通州如皋人 評曰立論明通辨証精當、

賈 鎰瑞甫 鎮江丹徒人 評曰理明詞達羅羅清疎借証傷寒尤爲得間、

接文鎔 見前 評曰論列兩說多閱歷言、

周漢舫 見前 評曰簡潔老到、與接作異曲同工、

凌端章 見前 評曰篇中鑪錘在手規矩從心二語適堪持贈、

胡翔熊子華　寗波勤縣人　評曰借西証中、確有心得、

附批備卷十名列下

曹寶駿　疏証兩說、朗若列眉、沈紹基　條分縷晰、徐澍蓉　二書瑕瑜互見、吳氏自條自辨、可議處更多、此謂論古有識、吳祖成　入後互論處、頗具心得、喬殿揚　經言三焦膀胱者、腠理毫毛其應、是腠理應三焦、毫毛應膀胱、引作肺之合、似差累黍、而辨症處煞費苦心、徐蔭椿　間有道着語、徐乃鈞　平鋪直叙、少斷制語、孔培年　囫圇言之、殊少發明、王廷棟　辨症甚清、因未分卷案定甫閱未便更動、姑抑之、張一青　少潤澤氣、

按首名贈書畫堂幅四條、二名箋對壹付、三名書畫雅扇一柄、統於大會時面領、惟不給重彩、合併聲明、

夏季課題

醫正心術論、

三焦膀胱者腠理毫毛其應解、

論夏月伏陰在內、

中國通都大埠泰東西藥房林立、歲計漏巵、不知凡幾、應設何法、以挽回之、

右□□一藝爲完卷、願全作者聽限六月十五截卷、三十揭曉、公舉林先耕、王問樵、偵謀、前列諸卷、均有贈彩、惟此後各員課藝、務希一律分題謄卷、以便分任評閱、謹以附聞、

論說

赴甯瑣記（荒言）

十四日、趁滬早車赴省、與朱君引年茂才、偕往焉、先期函達江甯會友濮君鳳笙、鎮江會友羅君蓉卿、謹訂某日趨謁、籌商要公、甫抵下關、而濮君已候二小時矣、握手道歡、殷勤款曲、厚楨而兼及楨友朱君、推屋烏愛焉、十五日、適江甯醫學研究會常會之期、濮君爲楨及朱君介紹入該會、來賓席見其規模宏敞、談判正當、會務畢、湛君子餘江君石生、萬君朗齋、黃君愼齋、刁君星軒、楊君伯雅、鄭君松岩、王君小石、孫君惠臣、瞿興楨備極周旋、孫王二君談最久、刁君尤如舊相識、洵奇遇也、翼日楨擬親謁劉君鑑三、濮謂劉君公務繁冗、晤友談少暇晷、因遣伻投刺焉、十七返滬、日將午抵京江、踐羅君約、距羅君偕袁君桂生、楊君燧熙、徐君璧龢、在車站致歡迎焉、邀游附近之琴園、品中冷泉、味園中生香活色、視蘇之留園、滬之張園、同占幽勝、蘭蕙芬芳、因風襲入、與諸君言有同臭焉、旋堅留小住、楨因啓鈴期迫、匆匆話別、不獲與諸同志暢叙、爲憾、楨旣

歸署誌顛末非以答諸君歡迎個人之私情也楨與諸君未謀一面居多數道誼相投神明契合有莫之然而然者古所謂形交不如心交心交不如神交不於此見一斑乎益信會基之鞏固團體之堅結可操左券云

肆詆中醫之腐敗其濫觴不在東西而在甘為東西醫奴隸之醫說

〔公言〕〔擬〕

中西醫之積不相能也久矣自有識者觀之相激也而適以相成爭競速進化之機破碎起文明之點萬事萬物分久必合蟄久必驚之大勢然也醫學亦何莫不然中醫開幕四千餘年名儒碩彥代不乏人或疏解聖經或研求治法各具手眼各出心裁惜也華佗剖腹古軼其傳扁鵲洞垣今無其術實驗既少訛謬必多有心人所為扼腕興嗟莫可如何者矣値此海禁宏開華洋雜處外醫挾策來華者類以剖切為能事與中醫之全憑理想成一反比例我國醫傑慮彼傳教行醫猶非上乘挾重貲涉重洋留學東西醫校極精研幾意在取彼之長補我之短養成完全大醫科庶不至以病夫國常見笑於外人也毅力熱誠高人萬萬我醫界馨香祝之鑄金事之彼無意識無價值之醫輩見我尊視留學東西者以為竊東西醫之名襲東西醫之貌拾東西醫之唾餘便可矜世而炫俗然不揭人短不能艷己之技不摘人非不能誇己之是毫無忌憚妄肆詆

譏詆近日之中醫爲未足幷詆歷代著書立說之中醫詆歷代之中醫爲未足幷詆上古開天明道之中醫究其實於中國本經靈素難經傷寒金匱甲乙千金等書旣未寓目於泰西全體衛生病理診斷治療方藥等學泰東神經循環呼吸消化分泌生殖諸器亦未經心祇以過渡時代我國研究東西醫籍精通東西醫理者不數數覯彼便指鹿爲馬混黑爲白不難自欺欺人況人情莫不厭故喜新矜奇炫異偶見外醫施麻醉刀割法治愈一二怪症遠近傳述奉若神明若輩從而鼓吹爲標榜爲揚其波而助其燄焉一若吮東西醫之癰舐東西醫之痔承東西醫之矢氣搖尾帖耳所甘心焉恨不聚祖國之醫士掘而坑之搜祖國之醫書火而焚之質諸東西醫轉未有善詆如若人者非具有媚外性根滅種性質庸甘爲此寡廉鮮耻之醜類乎斯人也不特軒岐之罪人抑亦東西之稗子矣謂爲奴隸誰曰不宜

蒙按此題不必鋪叙中外醫學止將媚外性根欺人伎倆盡情抉出便能如題而止鄙見若是候質　高明　　筱村附識

如分水犀如照妖鏡媚外狂奴何從掩遁　社愚弟王楨拜讀

外科慨論

李維藩嘯雲

中醫腐敗今之談醫者類能言之然特泛論其大綱耳若分言之則中醫之腐敗當以

外科爲極點、僕曩業於徐香泉先生時、內外並習、而今春淫雨連綿、徽屬爲害、多生外症、僕日從事於刀針砭刺湔浣刮殺耳聞乎外科之陋習目覩夫腐敗之情形悲憤塡胸莫可或釋竊欲一陳其痛哭流涕之談倘亦吾醫界諸君所共願聞之者耶今分述之如下

(一腐敗之原因)自宋代列醫於方技、而文人學士、恥以醫名若外科者、卽內科醫家、亦未嘗稍一留意矣、其原因蓋有數者、一則朦血污垢齷齪可厭也、一則配合葯粉需費工本也、一則患此者多鄉村愚民、而達官貴人殊少也、一則按朦放血、其執業似不甚清高也、坐此數因、故略明醫理者、每不甘自居於外科、於是游手好閒者、乃思藉此爲糊口之計、或葯舖中人、稍諳葯性、或祖父遺傳、恃有秘方、或冒稱某時醫爲師、或過從親友中、纔染備拔毒收功之葯、置三黃二妙之方、以之酬世、衣食有餘、而外科乃成一宵小營生之世界矣、抑思形諸外必本諸內、內外原屬表裡相通、內從服而外從敷、敷服不過形骸之隔乎、昔倉公解顱理腦、華佗剖腹去積、古今艷稱之、今西醫無論內外、亦均有割治之法、其於婦女之產科、猶有種種機械手術、而顧爲五洲所公認、曾不以爲鄙焉、然則吾內科諸醫家、蓋亦可俯就焉、而弗謂有所不屑矣、

(二腐敗之現狀)今之外科家約可分爲三等其上者善於迎合、故爲小心、明知其膿

須決也、而曰決則傷經、明知其毒須挍也、而曰挍則傷絡、故病本小也、縱之以使大、病本淺也、補之以就深、列方也、無論毒淨未淨、人參燕窩爲迎合之方、無論有毒無毒、銀花甘草爲平穩之葯、養癰遺患、豢虎傷人、若此者、上而顯宦富紳、中而巨商大賈、均信任之、其次者、升降橫施、刀針濫用、視人命如兒戲、慣用陳民之鎗、陳實功外科正宗慣用三品一條鎗徐洄溪痛砭之、以血肉爲木痳、漫試并州之剪、病本輕也、而嚇之以重、則見功、葯本賤也、而矜之以貴、則獲利、其列方也、無論氣虛血虛、黃芪當歸爲必用之葯、無論已潰未潰、角刺甲片爲不二之方、焦頭爛額、死裡逃生、若此者、則農工商界均信任之、下此則陰陽不分、癰疽不辨、經絡不識、營衛不知、踵門自薦、包治漁利、等種種陋習、則不足以汚吾之筆矣、尤可痛者、無論何科、必以表裡寒熱爲下手工夫、而今之外科家、則不知者、尚居多數、往往不辨表裡、不分寒熱、一概施以惡毒之葯、寒涼之劑、致輕變重、而重變危者、吾見實多矣、然而上焉者、聲價自高、非尋常所能延診、其次者、亦生徒環列、日以數十號計、而惟此下等之醫、則城市鄉鎮、到處求售、如春草夏蟲、滋生不息、而外科乃不啻黑暗之地獄矣、

（三）腐敗之結果）以上三者略有等差、而惟於次者、爲最酷烈、至將後之同歸於盡、則一也、嗚呼、優勝劣敗、天演公理、今西醫足跡所至、幾遍於廿二行省、而西醫善於治外

之說又爲吾國人所公認（聞上海醫院中醫無外科）然則數載而後吾中國外科之不爲西醫所撲滅者蓋鮮矣而蚩蚩者方醉生夢死於膿汚之中苟衣食無憂志願已足曾不知鼾睡吾側者之將踞吾臥榻也哀哉

嗚呼吾論至此吾不覺驚心動魄傍徨無主故吾爲此論非偕外科醫界供吾之痛罵已也將以喚醒吾外科諸君也吾外科諸君將任其消滅乎抑尚欲存立於醫界中乎曷共起而思改良之策抵制之計也

論肺癆

戴祖培　穀孫

經云勞風法在肺下其爲病也使人强上冥視唾出若涕惡風而振寒此爲勞風之病治之以救俯仰巨陽引（張石頑以此爲句今從之）精者三日中年者五日不精者七日欬出青黃涕其狀如膿大如彈丸從口中若鼻中出不出則傷肺傷肺則死也

此段經文從無正釋惟張石頑稍有發明而義實未盡予按內經所謂勞風卽西醫所謂肺癆肺癆之根原不一而無不起於傷風經名勞風者言其因也蓋風邪外閉則肺鬱生炎肺炎則生結核而阻肺竅肺既被阻則氣窒不宣而膹鬱膹鬱甚則痰逆火升故使人强上冥視强上者肺氣上壅仰不能俯也冥視者風火交煽目精反戾也唾出若涕者痰色混濁中含結核與變壞之肺也惡風振寒者肺氣既衰不能衛外爲固而常

易傷風也、此乃肺癆病初起之重證、輕者不治自愈、重者當治之於早、一見強上冥視、即宜設法施治、待其勢成、則無及矣、治法獨取巨陽者、張氏謂借膀胱陽氣、上吸胸中、使邪從上散、夫膀胱位於極下、何以能升至肺位、而吸其邪、使上散乎、此說之不揆於理者也、又按喻嘉言之論、以爲膀胱、能吸引胸中之氣、下行、於理較順、然膀胱能吸引正氣、亦能吸引病氣、觀肺癆病蔓延日久、能令尿管生瘡、正是膀胱吸引下行之故、蓋肺與膀胱通、肺癆無不連累膀胱、膀胱吸引、則上下俱病、而界乎中間者、若胃若腸若肝若腎、應無不受其波累、吾不知治肺癆者、何反取乎巨陽之上引哉、然而內經云云者、何也、曰內經所云巨陽、是指巨陽之經、非指巨陽之府、蓋風寒外感、皆從巨陽經先受、巨陽經主肌表、爲人身衛外之陽、而上與肺合、巨陽經爲風邪所遏、則衛氣抑鬱不宣、上迸於肺、而生炎、氣遇風冷、又能縮而爲水、水停不散、則上壅於肺、而飲、肺炎則結核生、飲成則氣道阻、而癆瘵質、即因緣其間、而爲患、此肺癆之大原因也、故治肺癆者、不得不求之於巨陽經、巨陽引者、引有發散之義、言病既由巨陽入、仍當從巨陽引之使出也、經雖無引之之方、而重則桂枝湯、小青龍湯、輕則薄荷杏蘇之屬、皆可選用、其功效之遲速、又視其人之精壯與否而分、故曰精者三日、中年者五日、不精者七日、若於三五七日之間、或失治、或藥誤、以致遷延不愈、則癆瘵質已成、未易救療矣、欬出青黃涕其狀如膿大如彈丸者此卽肺癆之根也此根不去則能穿肺成孔漸腐漸大不特肺體損壞且能延及氣管與腸胃而肝而腎以成不起之症故必欬出此物病根始去不出則傷肺而死也然卽欬出此物而既見青黃如膿之色肺體已不無傷損但未甚耳故施治總在三五七日之間乘其潰爛未甚尚可徐施補救若因循失治或誤用五味子瀉白散之類收歛風邪則病根深錮雖不遽死而近或數年遠或十數年終必因此而亡予觀今之患此證者甚多人皆不識其證初起皆由傷風咳嗽久久不愈漸至飲食不思肌膚瘦削骨蒸盜汗欬唾膿血腥臭與肺癰相類而肺癰較實此則純虛故肺癰可治而此多不救繆宜亭醫案有云久咳痰穢膿血交作並非肺癰此褚氏所謂難名之疾也以飲食消息止之不知此症卽內經所謂勞風今人所謂肺癆並非無名腫毒之比繆氏不知其名由其未考內經也然雖不知其名亦不敢斷爲肺癰猶是愼重之道若在粗工一見唾膿卽以肺癰雜法混治虛虛之禍可勝道哉

黃玉楸

玉楸黃氏陽託仲景陰附東垣最善掇拾內經遂自名其醫案爲素靈微蘊其實並未窺見素靈不過推揚東垣餘波一以溫中燥土爲事特假素靈以文其陋耳至案中所述治驗恐多不實如齁喘案其人既時作噯噴嘔吐後泄失氣此不過傷風之重者何

得妄加咽喉閉塞、呼吸不通之語、不與噫噴嘔吐相矛盾乎、且呼吸不通、頃刻即斃、豈能待彼處方定藥、揖讓而救火耶、其述林氏反胃證云頭面四肢浮腫、肌骨漸瘦二語、絕不連續、如云肌骨漸瘦、但指胸腔腹背言、恐斷無此病狀、又謂其病初因哭子淚盡血流、後遭父姑之喪、凡哭皆血、恐亦言之太過、且既泣血、又常下血、豈復有血以行經、而案中復有經行腹痛之語、何也、既能行經、則病必不甚、何至如案中所云少腹結塞、喘息不通、小便紅濁、糞若羊屎、病歷九年、滴水弗存、粒米不納、服藥湯丸俱吐、危險至于此極耶、又何以延至九年、而不死耶、湯丸俱吐、何以服渠之藥、即不吐、豈別有服法、故隱秘而不傳耶、此眞不可解也、其治悲恐、欲用文摯治齊王之法、又謂其入膽破魂亡、百計激之不致怒、用燥土之劑、十餘日便一怒而瘳、此案尤難徵信、而膽破魂亡四字、與呼吸不通、滴水弗存等語、則同一謬妄、其論痢疾、謂熱盛者涼行其滯、寒盛者溫行其結、是矣、然又謂新秋病痢、皆暑夏生冷所傷、不得作暑邪治、竟自忘熱盛涼行之語、何也、治下消用腎氣丸、自是仲景成法、人人皆知、喩氏尤力稱此方之妙、今乃自矜創獲、並謂喩氏不解、豈其未見喩氏消渴論乎、且其所治、乃係積年久病、用金匱法、固爲允當、若云覆杯即愈、恐又未必、案中此類甚多、不能枚舉、予觀全書凡八種、可取者絕少、且拘牽五行、幾類陰陽術數之書、毫無精義、今閱醫案數則、乃知自是浮誇一流、

又因自患目疾、爲涼藥所誤、遂力闢劉朱之說、而不自知其過激也、今當醫學改良之時、此等書正宜束之高閣、學者切勿爲彼所誤、

再答李君鶴訪救急問題

蔣逢春 雨塘

前晤江陰檢驗吏曹某、述及服火柴頭、儘有延至二三日、甫就斃者、救法止須重用錦紋大黃煎汁、再和入生青菜汁灌之、以下爲度、蓋菜汁多服則脹、必藉大黃以瀉之、始無流弊、謂已治驗多人、特錄之、以供研究、且也青菜汁、隨處皆有、大黃其價甚廉、不難置備、似較松節油又便矣、

爛喉痧贅言補論

俞本立 道生

按治爛喉痧一證、無非解表清熱兩法而已、初起必須透達、或兼清散、至外閉風寒、甫解、內蘊邪火方張、惟寒瀉乃能泄熱、熱盡則病自愈、若仍用辛散、是火得風而愈熾、勢等燎原、殺人最暴、要於先後之間、隨機應變、始不失診斷之方針也、鄙人前作爛喉痧贅言、所論症治、大都在邪從火化、渾身壯熱之時、而此症初起情形、闕焉未備、難免得半失半之譏、或者漫不加察、概以寒涼直折之劑、施於表邪透達之時、冰伏痧邪、轉變內蹈、危症者多矣、今蒙同門陸君介山補綴引伸、成完全之學說、餉我良多、亟錄之、以銘欽佩、

特開懇親大會啟

啟者本公會謹擇於五月二十四日假北京路會所特開第一次懇親大會招集全體會員提議會中應行各事並投票公舉庚戌年正副會長暨評議編輯諸員分擔會務以示大公所有開會知單除暨選舉票式隨五月初一日公報附寄同人外合先聲告俾或有故不到者可先期撰寄意見書臨期代爲宣佈庸有未盡事宜容妥議再行續告特此預聞

中國醫學公會啟

中國醫學會通告全體會員書

謹啟者本會蒙　蘇撫憲批准立案成立有年全體已逾二百人出報至百廿六期成績早著遐邇咸聞此次加一公字爲正名而起既承多數之決議自應從庚戌三月十八日接奉　督部堂張批准刊用鈐記始遵將各會員一律改入公會以洽輿情夫中國醫學公會原即中國醫學會之代名詞非別有所謂公會者也至各員前存之信約似應改具入會志願書較爲切當除相應備文移知外爲另刊刷志願書樣紙按名分給（該紙隨移文同寄由各調查員就近轉給以憑聯核）至希　同會諸君子一體遵照辦理勿負前盟是爲至盼耑此佈聞伏希　公鑒

中國醫學會同人公布

啓者本會評議全部十六人去冬大會即晚開評議會時計僅洞天與張王濮何任李蔣藍等九人所議各節除洞天廉臣允可外在座諸員都緣言語不通翌日全聚招待室覆議旋在籤名簿上註明均不承認四字諸友皆見之風潮之作原因在此有誤以另立公會爲王君主議者抑亦誣之太甚矣近聞丁何二人串誘正會長蔡君私訂約章合辦講習所並啟贈醫學報三個月要之悉丁一人主謀敝同人概未與議至醫學報向由本會諸同志分任編輯自全體改稱公報業出至一百卅三期仍在三牌樓原處發行每月兩期每期售大洋四分照常購訂並無分贈之說茲爲杜弊混起見正告各會員嗣後凡丁報一應啟事無論是否爲蔡君主議既未取決多數敝同人例不遵行以昭公道如諸君或有疑義不妨逕行函詢敝同人不論伊誰皆可代爲裁答以示無欺至公會問題刻已禀准江督刊用鈐記并仍請蔡君主持全局照章實行一切詳登公報購閱自知恐多悞會特再聲明此布

評議部　王藝臣　李鶴訪　李幹卿　黎天佑
張筱村　任養和　唐乃安　劉鑑三
濮鳳笙　藍月恒　林先耕　嚴富春　等仝啟

本社啟事

特捐申謝

昨承黃杏卿君贊助公報經費四元陳賡颺君三元龔澤之王雨香馬逢伯蔡雲卿林渭川諸君各一元又袁堯官梁言周二君捐助公報刊費各五元楊味吟君二元韓漸逵余玉笙王懋吉葉德樹王仲康張湛林諸君各一元合併申謝以誌　高風

收繳會費姓氏錄

袁桂生　陳穫畬　林先耕　李嘯雲　凌志雲　邵質人　黃滿榮　袁道生　孫連生　羅雲峰　賓楚生　黃子勳　蕭紫筠　朱引年（各二元）

會友題名

梁錦登字言周廣東廣州府南海縣人年五十四歲住城西聯興西街存心堂

譚鯨石廣東廣州府南海縣人年四十歲住城西牛乳橋第六號門牌上池草堂

凌蘭亭廣東廣州府番禺縣人年四十一歲住城西叢桂南樂燕社廿四號門牌

陳邦賢字也愚江蘇鎮江府丹徒縣人年二十六歲住小碼頭元壇宮簡易學校

周玉田字子榮江蘇松江府金山縣監生內外科年三十七歲住衛城西門外

黃　驥字子勳江蘇松江府金山縣人內外科年二十一歲住衛城北鄉橫浦界鎮

李乾元字曙東浙江甯波府慈谿縣監生年三十八歲住甯城小梁街
邵　均字永康浙江寗波府鄞縣人年三十一歲住鄞城新街
祖厚基安徽廬州府巢縣人年四十歲現充北洋陸軍第五鎭五標馬隊二營軍醫長
孫　祁字連生湖南寶慶府邵陽縣人年二十歲現住南京漢西門元吉康藥號
蕭新文字紫鈞湖北漢陽府漢陽縣人年三十六歲住漢口德界漢昌里蕭天和藥局
屈錫藩字晉康江蘇蘇州府新陽縣人年二十九歲現住正義鎭下塘

論說

祝中國醫學公會文

陳賡颺稷龠

嘗聞伐異黨同固屬聖門不取而闢邪崇正獨爲大道維持竊謂聖學誠有之而醫學亦宜然溯自歐風東漸美雨西來學術多歧人心不靖傷寒論目爲空疎內難經鄙爲譾陋承學之士靡所適從異教者流爭誇巧便醫學眞傳不絕如綫　王君等熱誠救世勉力合羣既聯同志匡扶廣開公會復賴官司奬勵頒給証書然後醫術昌明燦然復行于世調陽調陰之道如日中天養命養性之方如防範水殆與國粹保全歷千百年而不朽矣賡才謝江郎愧乏生花之筆脈參郝老得窺用藥之書題目遙馳十三科疑難共析蕪詞上頌數千里聲欬如通

其二

陸元復 介山

醫學改良議論縱橫主守主革咸具熱腸宜今宜古各有所長互相激勵其美兼彰山河競秀日月爭光保存國粹仰荅歧黃中西融化醫壘占強斯道幾墜大力能撑卓哉會長義勇非常叔和脈訣敢支陰陽藏府改錯經緯病綱外臺之博敵千金方宗派遠接於此稱王公而無我誠足相當醫會發達日進無疆獻以俚語祝以馨香

兩者不和若春無秋若冬無夏因而和之是爲聖度論（政擬）

和於陰陽調於四時是以聖人處天地之和從八風之理雖有虛邪賊風弗能害也故陰陽四時者萬物之終始生殺之本也逆之則災害生從之則苛疾不起是爲得道道者乃陰陽之要在兩者和合則不失交會之制度惟聖人陳陰陽內外調和也老子云道者同於道德者同於德同於道者道亦得之同於德者德亦得之否則失道逆其根伐其本壞其眞矣然四時之序春謂之發陳夏謂之蕃秀秋謂之容平冬謂之閉藏此春夏秋冬應養生長收藏之道也若四時不相保與道相失逆春氣則少陽不生肝氣內變逆夏氣則太陽不養心氣內洞逆秋氣則太陰不收肺氣焦滿逆冬氣則少陰不藏腎氣獨沉此乃失時之序有如此之變幻夫四時陰陽者萬物之根本也所以春夏養陽秋冬養陰以從其根從之則治逆之則亂反順爲逆是爲內格高粱之疾足生大

丁潰潰乎若壞都汨汨乎不可止如之何如之何黃帝問曰余聞風者百病之始以鍼治之奈何岐伯對曰風從外入令人振寒治在風府帝又問曰刺微奈何對曰按摩勿釋著鍼勿斥移氣於不足神氣乃得復惟視其所在而爲施鍼石也是謂聖人之法度帝曰善

爛喉痧淺說

江寧醫會正會長 隨仲卿

爛喉痧一症古書不載見於唐立三吳醫彙講中唐學古謂即仲師金匱書陽毒之爲病（後起王孟英主此義予考之未盡确鑿）邇來盛行於數省愈者固多患而死者亦復不少傳染無已者也推原其故蓋由於汽船汽車及機器燈機器爐無一不燃煤火煤毒久隱受其內至於吸食雪茄香煙亦受火之影響而不之覺況江南素號卑溼溼蘊生熱溼遏於上火鬱於下溼熱膠結於中發痧何以爛喉凡人口鼻之氣上通於天故先傷天氣次及地氣由口鼻吸入著於肺胃肺主咽喉傳及於胃胃蓄火鬱遏胃中滋膩藥之爲患豈不哀哉疫氣迄於今爲烈未始不由煤火之爲害大矣以予深考爛喉痧之種種現象實即爛喉痲也曷不名曰爛喉痲必欲仍名曰爛喉痧者何也因醫與病家習俗相沿熟於口所禪殊難更正何以別之謹將痲與痧根源形勢現症一一分晰夫痧乃先天陽毒感時行之氣觸動始發發熱咳嚏氣粗目且含淚痕每多自利熱迫下行先

是熱毒自下灼肝自肝而脾上蒸於肺下迫大腸由肺外達於皮膚痧點始現或面部先見或背部先見紅點簇簇間有稀疏大點如痘之端倪俟一二日頭面胸背遍發漸布四肢方為齊透透則旋回膚皮脫落如此乃痧形之大概也至若爛痧喉痲之形勢則迥不相同未發以前身楚肢痲喉痛相逼而來至發時絕不見咳嗽噴嚏必其憎寒發熱煩渴內燒或吐或瀉或乾嘔嘈雜胸痺嘔吐黃綠酸苦濁水喉關漸赤腫破痛均甚破在關下者居多項間必發腫結核疫邪甚者乃濕熱遺毒竄入肝木營分鼓盪少陽膽火由膽犯胃由胃充斥三焦且痲之現象始由兩手頸項繼及胸背膚赤成片形肖塗硃摸不碍手其中或有透出少數之點形如芝蔴點端灌有黃白薄漿又有赤色僅發兩手愈後亦必如蛇之蛻皮肉骨俱痛甚至爪甲退換殆盡此乃痲之確據也嘗讀內經一陰一陽結謂之喉痺歧伯曰不相染者正氣存內邪不可干蓋疫氣穢濁未有不因少陽而即能上升者如果少陰不虧少陽自伏經旨固明明示人也喉乃肺之上系而咽又為胃之上系胃主四肢又主肌肉主津痲從兩手先見陽明之脈顯然然三陽之脈從手走頭絡咽而咽喉赤腫破痛項核嘈嘔苦水抑或滯蚘的係少陽見症且少陰主君火少陽主相火兩火相擊故喉病至潰爛咽喉頸項亦少陽經脈循行之處是病與膽胃為最大之機關不過畧干涉於肺特不似痧之與肺有密切之關係故

痧之將見必先咳嗽噫噴爲之報告是痧之與痲益不容淆混也至爛喉痲之病狀已論其大略茲復贅言醫治之法初起寒熱身痛肢痲脘悶神迷或煩燥喉痛丰與項紅色隱隱乃疫毒內發風寒外束最防內閉亟宜辛涼發散啟上開開支河導溼下行以爲出路不可誤解火鬱發之一語喜用柴葛麻黃升麻細辛之類升之太過復用牡蠣烏梅五味酸斂之品害人非淺或泥於金匱之病陽毒用升麻鼈甲湯百無一生何不兼體會水鬱折之謂水上泛折回而使之下也賈眞孫曰治溼不利小便非其治也濕熱內鬱時溺赤而清濕熱下注則溺赤而渾濕熱治肺千古定論也迨至陽明熱猖獗其脈洪數外熱壯盛或外熱轉輕而內燒肢如烙煩躁譫語不寐時索冷飲便祕溺熱澀舌乾咽赤腫破痛均甚遍體赤如塗硃勢成燎原津液消鑠殆盡須投大劑辛涼解肌以救液或佐下奪法若饋雜乾嘔頭痛或吐酸苦濁水夾有蚘出下瀉黃黑黏沫飲水常從鼻嗆正疫毒方張擾胃犯肺廹腸激動肝膽木火充斥三焦速進苦降和中淡滲瀉木養陰及邪深入營舌絳無津喉痛音啞肢搐脈小促清營透毒爲宜即寓滋水熄風之義前此病情治法已經粗備而脈之一道尚未加察焉如病情凶險脈象反見沈小脈與症兩不相應固屬可危甚至脈微細模糊非陽症陰脈乃氣液素虛不能禦毒毒熱內陷之候又有躁疾無倫之脈是少火化爲壯火氣液均爲所灼更覺堪虞按

病情治法脈形前曾略舉一二茲又復提出可治之症不可治之症三復斯言不厭繁瑣聊誌數則以備考驗如寒熱不壯神不煩癍點漸次出現喉關腫痛色赤破分界限湯藥不拒頸項不發腫結核聲清氣平溺通舌上有津脉象至數分清此爲可治若初病即熱壯煩躁日夜無片刻安靜癍勢隱不露喉關痛白腐地界不分音啞氣急喉鳴飲水嗆鼻下利黑水上嘔蚘頸項漫腫結核如發頤狀舌或光赤短强或黏膩滿布無邊脈或躁促或沉細糢糊皆不可治之症復總論之大綱最喜者清泄最忌者滋膩緣疫毒中挾濕熱者居多溼熱蒸津液尤爲生痰之源若早投滋膩毒與痰錮結愈深病愈覺難爲力也爰採擇應効數則以爲引伸之鑒神而明之存乎其人並以質之諸君匡逮不及是幸

論汗之源流及其治法

袁焯桂生

夫汗之爲物水飲之精爲陽氣蒸發而洩於汗孔者也蓋飲入於胃游溢精氣上輸於脾(即網油)脾氣散精上歸於肺化氣(水能化氣)而生津液化氣之後通調水道下行入腎由溺管輸於膀胱而爲溺若天暑衣厚熱度過甚則不待下行已爲陽氣蒸發逼其外越於汗孔而爲汗矣(故汗多則溺少)故內經曰陽之汗以天地之雨名之夫地氣上爲雲天氣下爲雨雲出天氣雨出地氣汗爲水飲之精由陽氣蒸發而成與地

中水氣上升爲雲而成雨者無少殊異故內經以雨譬之夫惟汗爲水飯之精津液之本故內經又有津脫者腠理開汗大洩及奪血無汗奪汗無血之文而仲景亦有亡津液不可發汗血家發汗則痓之戒也惟汗之出必藉陽氣蒸發而氣亦由水化故汗出則氣與之俱洩汗出過多必至亡陽斃命而參附黃芪皆有止汗之力也此汗之源流爲生理之首要與病理治法有密切之關係者也請更言汗病之治法

汗病之種類甚多治法亦夥今特舉其關係安危之大局者言之

一曰自汗自汗爲陽虛盜汗爲陰虛此夫人而知之者然亦有陰虛熱灼逼液外洩而爲自汗不止者觀魏玉橫治詹消豐母之案以生地枸杞地骨鱉甲首烏黃連而汗止徐靈胎醫學源流論曰亡陰亡陽其治法截然而轉機在頃刻當陽氣之未動也以陰藥止汗及陽氣之既動也以陽藥止汗而龍骨牡蠣黃芪五味收澁之藥則兩方皆可隨宜用之特亡陰之汗必肌熱手溫口渴喜涼亡陽之汗則手冷肌冷口淡不渴可知自汗之不僅陽虛已也而陽虛自汗之治法亦非一端馬元儀治康氏案用黃芪建中湯喻嘉言治袁繼明案用附子理中湯徐靈胎治姜佩芳案用參附湯蓋衛陽虛而肺氣不固者宜黃芪建中津氣大洩腎陽欲脫亡陽在即者宜用參附此陽虛自汗之定

法而不可差誤者也（按此中之辨法具見寓意草續名醫類案洄溪醫案中茲不具論）

一曰戰汗戰汗者戰慄而後出汗也傷寒論云病有戰而汗出因得解者何也答曰脈浮而緊按之反芤此爲本虛故當戰而汗出也其人本虛是以發戰以脈浮故當汗出而解此戰汗之理由也蓋本虛之人邪氣欲解必作戰汗戰者正與邪爭也戰後出汗者正逐邪出也無論傷寒溫病皆有戰汗故張景岳治衰翁傷寒溫補多劑始作戰汗汗出不止復以溫補收汗（按戰汗之證先戰後汗汗出則戰止神安者病解之象吉兆也出汗時宜以米湯接濟其元氣則汗自止若汗大出而戰猶不止者正氣大虛不能支持也急宜峻補若汗出而戰不止煩躁神散目直視者死）實爲卓見（按景岳之學多獨得觀其治戰汗反氣喘諸案實不在戴人東垣丹溪之下後人多暗竊其法明議其非誠不知其何心也）吳又可戴北山亦有戰汗之論（論溫疫戰汗 王孟英且有服涼藥而得戰汗之案（古人亦有服犀角地黃湯白虎湯得戰汗而解之說）蓋正虛邪重便作戰汗傷寒有之溫病尤多（傷寒論言戰汗不專指傷寒一證言蓋包五種傷寒在內讀者須知此義） 方其戰慄之時病家無不危懼故醫家不可無定識定力而有以備之也至於陰虛盜汗溼熱黃汗腦熱頭汗溼溫多汗則尋常之病不比

斯二者之危矣（按桂枝湯証有汗白虎湯證有汗承氣湯証亦有汗以非汗病專門故不列入）嗚呼汗之關係生命如此其重古人治汗之法如此其精煌煌國粹顧可任其湮沒而不思所以保存之歟

王清任

藏祖培 穀孫

王清任醫林改錯於臟腑雖畧有發明而悖謬無理之譚亦多如言心不生血脉非血管肺不主氣之類皆離經畔道之尤者也按心有四房曰左右上房左右下房西醫考得成人每房容血一兩六錢二上房所以貯血二下房則催血外行其運動一縮一漲相間縮則血自內出漲則血自外入一出一入跳動不休而血乃循環於全身此正心之妙用若論其體則亦肌絲所成僅有壁肉中實空空今言心內無血是專論其體而遺其用也至人身脉管則有二有動脉管有靜脉管一藏鮮血一藏紫血頭面四肢按之跳動者正是藏鮮血之動脉今乃云是氣管其內無血而以近皮肉長外露易見者爲血管不知此是靜脉所藏乃是紫血故外見青色隆起其鮮血則皆在於動脉惟西醫云動脉至死後內祇容氣王氏但知剖視死人故誤以動脉爲氣管耳肺之作用全在氣胞氣胞通於氣管氣管分左右二支又分小支入肺更分支無數散佈肺內其末端成叢簇之氣胞計六萬萬枚吸則氣滿呼則氣虛是自然之理西醫謂充肺之容量

約在三百三十六方寸合一百六十餘兩之數則肺之主氣甚明中醫謂肺有二十四孔大約指氣管各支約略而言意本非誤但語焉不詳至謂咳嗽喘急哮吼等症爲肺病則確無疑義不容置辨者也王氏致爲異說以爲曾經剖視遂毫無顧忌幷內經而譏之當時亦無有能駁正之者自非解剖學發明先輩之寃終不白矣

吳鞠通

賈鎰瑞甫

温病條辨上焦篇第四條太陰風温温熱温疫冬温初起惡風寒者桂枝湯主之鎰竊爲不然考古及今善治温病者莫如葉香巖春温篇於新邪引動伏邪證葱豉湯主之洵爲温病開手要方吳鞠通遠祖仲景近宗香巖撰成温病條辨一書乃舍葱豉而用桂枝鎰嘗謂中醫不善讀傷寒論一書此類是也抑知傷寒之桂枝湯爲表病而裏不病者設若温病伏寒化熱復感風寒表裡俱病且裡病重而表病輕桂枝湯之芍甘棗烏可用耶尤在涇王孟英諸前輩駁之是矣獨不解今之夢夢者猶有温病初起桂枝湯可用之見存也噫

醫案

張筱村治驗兩則

近鄰陳姓子甫週歲巽常鍾愛天未寒衣以新棉烘以火桶熱毒日深十月間患熱厥

症肢冷如冰唇焦舌燥涕淚全無兩目上竄口渴甚苦不能言醫以肢冷爲寒進理中四逆等湯厥逆更甚淹淹一息殯具悉置其旁觀者促陳招予予因近在左鄰何不早延診視誤治若此料難爲力辭不應招張君重孚謂予曰來意甚急姑往一視無救則已如有一綫生機君尙盡力救治求其心之所安而已予感其言往診之見以上所列各症家人環泣予大呼曰此卽內經熱深厥深之症視熱藥如讐彼庸庸者何竟殺人不用刃哉令撤其火剝其衣灌以冰水甫半杯兒忽張口目略動勢將就飲連灌之逾時肢漸温再飲之手足漸温爲處甘寒救液之劑計十句鐘時而生機暢達矣後贈予萬家生佛匾額予辭不敢當謂陳曰此兒之命予救之而實非予救之也救之者乃張君重孚也予與汝當共謝之

州同銜張直甫明經與予通家世好客臘病陰虛陽亢症除夕前一日偕同令兄和甫重孚兩明經就診於予予當謂兩兄曰令弟病入少陰本實先撥非人間藥餌所能挽救照病氣推之逝期當在立春前後念載知交一朝永訣感歎殊深兩兄頷之然不忍坐待其斃爰聘他醫調治延至立春後一日午刻溘然長逝予揮涕撰聯以輓之

君爲膏肓病夫就診不才妄擬立春難度維月建寅維日建申維時建午騎箕謝塵世論病情則相應論人情則難堪死而有靈休怪狂言成讖語　我本江湖散客當前

默想愴懷好友無多先哭賜兄繼哭銘兄張君子賜汪君銘夫皆泰邑庠生相繼逝世與予均至契今哭直兄碎琴報知音心酸狐兎之悲血染鶺鴒之淚天乎何忍摒敎舊雨歎晨星

黎庇留治驗三則

麥君蕉博翁之姑患腹痛延余診審其自下逆上而痛他醫誤作奔豘而不知有濕以辯之有熱上撞心心中疼熱以辯之而時嘔時止余以烏梅丸與之漸愈服數劑而痛止後吐出物二如巨指大身扁有頭足余曰此蚘類也腹中大氣運行物何從生熱力不足則濕生化生由是而出藥到不能自藏故吐也可免剖割更妙症之最急迫險惡莫如中風猝倒也金匱無方陳穫畬兄之先君于辛丑年十月初六由港到省寓時春油店是時飯後甚精神與其同鄉友談至二鼓起身忽倒幸其友扶之不至倒地次早延余診則舌捲左左手左足不能動口不能言余審其脈沉微乃與四逆湯穫畬午後自鄉來問有治否余力肩之穫畬奉之回鄉延余向往日以四逆二劑次日能出聲而糢糊再以白通湯多服此余書外之書也再擬行氣扶陽除痰之劑守内經陽氣者精則養神柔則養筋之義付子用至十餘斤漸能行動前後付子用數十斤乃愈穫畬時年十五歲而篤信能把持若此識力高人一等宜其今日精醫也

余初行醫寓甘竹辛巳年譚端年翁前在廣西稱生華佗者也歸時醫其母無效乃延

余雲初醫日以六君子湯加味六十餘劑而其肚痛如故乃延余診審其由左脇而痛上沖至心時吐痰沫無胃脈弦而微余主眞武湯伊曰否否藥已嘗而無效也方中味味俱曾用過矣余曰論方非論藥也奇矣哉六十日不愈者一劑即效次日來謝過謂失言毋責也余曰各有所見無容介次日診之脇不痛而頭奇痛即轉方用吳萸湯亦一劑即愈次日再診則身體痛脈沉遲予又轉方以新加湯與之其痛若失自來治病之隨變隨改方而施效者未有如此症之快者也次日再不痛矣奈無胃何余勸其多服理中湯胃稍進而全愈事後常到訪始悉其生華佗之有醫名者也問長沙書讀法于余余出所批註傷寒論觀之由是盡棄其學而學晚年醫學大進卽邱檀孫翁所從學之人也

課藝

肆詆中醫之腐敗其濫觴不在東西而在甘爲東西醫奴隸之醫說

春課首藝一名趙　俊偉卷

恥之於人大矣哉不恥不若人何若人有士之專心致志殫竭精神以求學業之精者非自尋苦境也蓋欲與舉世英賢幷駕爭一日之先不甘低首下心居於人下也夫人而至於甘居人下已不足與有爲矣况具媚外性根滅種手段仰異族之鼻息忘生我

之宗邦幾不知自居何等斯人也豈獨醫界有然哉然卽以醫論之醫貴變通尤貴決擇必須學力精專然後識見宏通識見宏通然後決擇精而變通當明古人所已明善矣尤必明古人所未明發古人所已發善矣尤必發古人所未發執千百年以前之方書治千百年以後之病症世變時遷體質之強弱有不同嗜好之多寡有不同天時之寒燠地氣之燥溼有不同膠柱鼓瑟則中情者鮮矣此醫學之貴乎變通者也古書之發啟後學者固多遺誤後學者亦復不少以學問各有純駁也試略舉數端於後難經專事五行生尅如肺屬金而浮肝屬木而沉等語頗近支離實則肺體虛而空氣多是以浮肝質密而空氣少是以沉若用機器抽去空氣則肺必沉所以嬰兒斃於腹內者其肺投水則沉若斃於產後則不然蓋腹中之孩以臍帶爲肺不以肺爲肺肺尚未有空氣也論疝症者僉謂疝屬肝病不關於腎實則疝爲腎病而兼及乎肝睪丸卽外腎精竅也生育全恃乎此若無房屋慾之勞僅係肝氣之患其病不作雖作亦不甚惟虎潛一法略能窺見惜未引申其緒溫熱經緯所謂逆傳心包蓋膻中也不知實傳於心非心包也心分四房半爲發血之用半爲回血之用回血管之血含炭氣而色紫肺吸養氣入於心房而後轉爲鮮紅邪氣卽雜養氣之中養氣既能入心邪氣獨不能入乎惟其入心是以其症多險吾故曰非心包也至於撰書而託之於鬼評藥而每重長生

或偏於攻而元氣消亡或偏於補而固邪生變或偏於苦寒而傷胃或偏於溫燥而刦津使無决擇之見必至誤己誤人此决擇之所宜精者也西醫哈氏有言曰吾歐百年前之醫術遠不及清國名賢輩與各盡腦筋之能力遂新法日生一躍而登世界之上玩其詞意勉我中醫則有之詆我中醫則無也雖然外醫重實驗易失之拘中醫局理想易失之泛憂心世道者由理想而進參實驗取他山之石刮磨吾道之光合中外而鎔冶於一鑪鑄成一最精緻最完全之國手庶可競勝醫戰之塲也胡爲乎數典忘祖之狂奴往往掉三寸舌擱七寸管鼓吹新理鋪張新說斥軒歧書擠長沙法尋衅抵隙一若不撲滅中醫四千餘年列聖相傳之薪火而遂其梟之啄兎之噬桀犬之吠而不止無論中醫未必果腐敗也卽令腐矣敗矣不堪言矣凡我同胞急當引爲己恥者也而乃反唇相譏倒戈相向若斯乎東西醫未必占優美也卽令優矣美矣蔑以加矣而利權外溢國粹云亡塞漏巵之謂何光舊物之謂何彼甘爲虎之倀者何一不思爲鳳之鳴耶是誠無恥之尤者也無以名之名曰奴隸而已

不看壞東西醫以溝通中外爲主義認題旣眞搆詞尤警尤推絕唱原評

（前半參淮北醫隱作）

本社啟事

特捐申謝

昨承衛松年賀季衡蔣懷仁蘇式之陳景柳諸君捐助公報刊費各五元余玉笙君三元王仲蓀君一元合併申謝以誌　高風

收繳會費姓氏錄

黃楚璧　仇頌康　姚嵩甫　宋召南　羅朗生　（各三元）　錢杏蓀　梅詠仙　楊殿臣　呂齊眉　陸莅庭　何俟清　張秉章　李曙東　邵永康　藍月恒　孫雲錦　常芷庵　王葆年　王欽和　屈晉康　張壽綸　繆　桐　嚴富春　丁雲卿　唐濟之　王梓賓　徐竹書　徐石生　劉采臣　陸介山　談韻泉　蔡謹齋　陳也愚　蔣桂蓀　魏天柱　聶毓方　朱桂峰　（各二元）　梁尹朋　黃量初　黃傳業　黃滿榮　（各補收一元）

醫學公會開會集議情形

五月廿四日下午二時在北京路會所開職員議事會到者蔡小香王問樵周雪樵丁福保張筱村林渭川馬逢伯龔澤之余伯陶唐乃安李幹卿蔡雲卿許春山張澁林王雨香徐宗揚朱子祥（以上皆本埠會友）王葆年藍月恒濮鳳笙王蘊臣李雲年楊燧

熙洞天僧梅詠仙錢杏孫祖平軒葉其蓁胡念祖蔡謹齋陳樾喬黎庇留甘少農朱引年(以上皆外埠會友)及來賓數十人首由總理蔡小香報告開會宗旨次由丁福保周雪樵僧洞天祖平軒李幹卿等相繼演說嗣因周蔡二君小有意見經公議各員簽名以覘趨向旋贊成公會簽名者百餘人末由李雲年王藎臣僧洞天濮鳳笙監視開票選舉會長評議編輯各職員票數列下

(正副會長)　蔡小香一百六十七票　王問樵一百三十七票(辭職)濮鳳笙七十七票(辭職)唐乃安五十五票　李幹卿三十九票　林先耕十六票　(不滿十票者不錄)　公定蔡爲正會長唐李副之

(評議員)王藎臣一百五十票　張筱村一百四十五票　林先耕一百三十四票　藍月恆一百二十九票　嚴富春九十八票　僧洞天九十一票　劉鑑三八十五票　黎庇留八十二票　祖平軒七十七票　朱讓卿七十六票　任桐軒七十一票　濮鳳笙六十九票　李鶴訪六十八票　王葆年六十四票　陳穫畬五十九票　周伏生五十四票　李嘯雲四十二票　李雲年四十票　羅蓉卿三十票　錢杏孫二十三票　戴穀孫十六票　王問樵十四票　(不滿十票者不錄)公定王藎臣至濮鳳笙十二人爲評議員如有要事辭職者以次多數補之

（編輯員）林先耕一百二十九票　張筱村一百十一票　周伏生一百零九票　戴穀孫一百票　李鶴訪九十四票　王藎臣八十六票　僧洞天七十五票　黎庇留六十八票　王問樵六十八票　李嘯雲六十六票　嚴富春三十一票　魏天柱二十七票　梅詠仙二十五票　任桐軒二十一票　濮鳳笙二十票　袁桂生十六票　李雲年十三票　（不滿十票者不錄）公定林先耕至黎庇留八人為編輯員王問樵以下副之

按會期後陸續收到選票若干因已當衆宣佈票數未便更動以免羣疑

蔡小香啟事

自公會公報出現羣推不佞主持全局駭不敢直任者恐貽諸君子羞不敢堅辭者恐拂諸君子請曾勉撰通告書一則登之報端載有從公議決之語從公者憑多數之志願也議決者定進行之方針也何期兩副會長冰炭相投風潮突起戈操同室笑貽大方鄙人不能先事融和致滋他人口實負咎良多今諸君子辱荷遠臨千里萬里團聚一堂不以不佞為僨事反投票公舉仍聯正會長之任自維荒陋內疚殊深以視諸君抱不世之才相去奚啻霄壤然諸君存活人之志當亦鄙人棄舉子業習岐黃術之初念也敢不力任其艱耶竊有一言與諸君約醫報者交換智識之輪流電醫會者研究

理由之大聚場凡得心之醫論宜公諸同好應手之醫案勿秘作家珍至若外來激刺個人交涉揆諸醫界範圍稍踰尺寸者幸弗絲毫攔入致全體均受影響則諸君價値益高鄙人榮幸益盛也爲之執鞭所忻慕焉

王問樵啓事

僕奉師命綜理報務勉竭棉薄待覔賢能諸君獎許益增汗顏自維學殖荒蕪發明鮮當迭向正會長固辭不獲繼乃刋諸報端區區之忱諒邀公鑒去冬大會丁何二君力薦顧某堪承斯乏僕私心竊計曰期之數年者償之一日矣旋因更張諸君力爭不得改名公會仍以總理加諸蔡報務委之僕再四籌思進退維谷任也則有拂初心却之無以報諸君子數年文字之雅不得已姑徇其請詎以是而獲戾於丁君耶始因全體而集矢於個人繼因個人而射影於全體今而後堅我志矣丁君洵不愧知音也僕非矯情亦非激論諸君當能爲大局計不使僕處於左右爲難之地倘諸君別有委任當無不力効馳驅唯命是聽僕實爲顧全公益起見非敢規避勞怨託詞引嫌諸君幸鑒原焉

中國醫學公會會員大會已於五月廿四日舉行所有開會詳情另刋報告單隨本期報紙附送閱者幸注意焉

會友題名

陳寶和字景柳廣東肇府新甯縣附生年三十三歲住廣州廣海善堂

黃友蒼字楚璧廣東廣州府順德縣優廩貢生年三十歲住城內雙門底楊覺巷

顏鈞培字韻琴廣東廣州府南海縣人年四十八歲廣西試用巡檢現住西關都堂院

姚邦杰字嵩甫廣東惠州府博羅縣附生年四十二歲住省城大新街漢石樓

仇頌康字詠虞廣東廣州府順德縣人年四十三歲住省城大新街漢石樓

吳珣珍字德民廣東廣州府南海縣人年三十一歲住西關華貴東街首約一號

蔡敦禮字謹齋浙江杭州府泉唐縣人年三十四歲現住餘杭木香巷內

萬樹棠字明輝湖北武昌府江夏縣人年四十六歲現住南京下關大街

查鼎字貢甫江蘇松江府婁縣附貢生年四十四歲候選州同住西門外錢涇橋

蔣國英字懷仁浙江甯波府奉化縣人年三十六歲西法鑲牙現住鎮江西門外馬路

李錦棠字鈞之山東膠州人年三十六歲湖北候補府司獄住武昌望山門外白沙州

朱世英字桂峰湖北黃州府黃岡縣師範畢業生年二十八歲現住武昌省文昌門內

論說

論氣病當理痰

戴祖培穀孫

血病以逐爲瘀急瘀不盡則新血不生氣病以理痰爲先痰不除則氣機不暢乃人但知補血當逐瘀不知補氣當理痰是不可以不論也蓋人生之氣本於天氣內經所謂生氣通天是也天氣無盈虛則入之所吸受者亦無盈虛養性云凡吐者出故氣亦名死氣納者取新氣亦名生氣故老子曰玄牝之門天地之根綿綿若有用之不勤言口鼻天地之間可以出納陰陽死生之氣也其氣旣賴口鼻呼吸一出一納新陳互換原無增損於其間非如精血之在人身隨年歲以爲盛衰消長也故精血有時虛而氣未嘗虛其有病似氣虛者是必有物焉以阻撓其流暢之機也其能阻撓氣機之流暢者則必痰也夫痰何因而有哉蓋氣中含汽汽者津液之所由生精血之所從出人或起居不時飲食失節六淫攻於外七情擾於中則氣爲之挫鬱氣旣挫鬱則所含之汽亦凝結不散因循承襲日積日深而痰病以起譬猶江潮含沙水壅則沙瘀治水者當決

其瘀沙治氣者當理其積痰瘀沙去而水道通積痰清而氣機暢自然之理也其不知氣病當理痰者專事參芪以補氣氣愈盛則痰愈稠痰稠氣盛而眩暈心煩欬嗽上氣走疰疼痛嘔逆不寐之證作矣甚則氣高而喘坐不得臥身熱鼻鼾胸高目突之候見矣猶治水者不導其下流之瘀而決其上流之水其不至於滔天者幾希吾於是歎仲景之書不可不讀也仲景金匱虛勞篇黃芪建中湯方下註云補氣加半夏三兩半夏非補氣藥補氣莫如參芪處方既以黃芪爲君而補氣反加半夏一若補氣之功在彼不在此者正是氣病理痰之妙旨也此補字與本篇下文緩中補虛大黃䗪蟲丸主之可以互勘一以去瘀爲補血法一以理痰爲補氣法皆是以通爲補之義又婦人產後篇之竹皮大丸自註云安中益氣按方以竹茹爲君而竹茹能滌痰通絡然則仲景所謂補氣益氣者固與東垣不同也夫以虛勞之與產後正當大補之時而仲景所謂補益者乃如彼然則一遇氣病而概事參芪謂非仲景之罪人乎

又按金匱云病人無寒熱短氣不足以息者實也此實字指痰火言痰火清而氣自暢

矣。正傳治一羽士患喘。有寒熱。脈洪盛。曰此火盛之脈。非眞實也。觀其短氣不足以息當作虛治。與補中益氣法而愈。按此亦俗見耳。幸其人有寒熱脈洪盛。此內傷而兼外感。之初病痰結未深。得參芪之大力。亦可衝突而散。況柴胡足驅外感。故病可愈。然究非正治也。

夏秋却病要術

林大燮先耕

大凡天下事快意之端。即爲失意。溽暑蒸鬱之時。誰不貪其涼爽。飲食肥美之品。誰不樂於饕餮。然而病之原因伏矣。況時至於夏。空氣最爲不潔。人在氣中。息息相通。鼻腔呼吸。最易受病。鼻者肺與腦之門戶也。飲食皆從口入。口爲腸胃之門戶。而皮膚汗管尤爲多數之小門戶。即如頭項骨之罅隙。苟日之乂光線射入。立即昏暈倒地。此亦未始非門戶也。欲免除各類病症。務須守住門戶。不令外邪侵入。是爲防病之第一上策。如遇疫氣流行。口鼻門戶。尤爲緊要。不可不嚴行防守。保我健康。其法如下。

一防免腦受病

夏秋以腦受病爲最急如猝然昏暈倒地不省人事中醫謂之中暍西醫謂之日射病甚爲危險其觸受穢氣發痧者尤以自鼻透腦爲最捷之徑欲免此病須如下項

(甲)日中行走須戴草帽或用洋傘以蔽陽光直射

(乙)隨身帶避穢清涼之藥時時鼻嗅行走時閉口爲要凡穢臨囂塵之地宜掩鼻疾走口鼻向上

(丙)有疫人家宜避如入病家宜擇通風處見光處坐

(丁)不時用冷水洗面以清腦神

以上四項爲保護腦經之法

二防免腸胃病

夏秋以腸胃病爲最多如痢疾霍亂及腹痛絞腸痧之類是也如犯以上等症均極痛楚且危險欲設法預防此病應如左列

(甲)未煮沸之飲料水及菜蔬食物未煮熟者不宜入口
(乙)夏月最忌食飽勿爲過度飲食少食猪肉油膩
(丙)腐敗變味之飲食物愼勿愛惜速棄之
(丁)不遮蓋之飲食物蒼蠅羣集飛塵黏受者不可購食
(戊)生冷瓜果不易消化之物及冰淇𣿵水涼粉之類宜力戒勿食
(己)食時宜洗淨手指方可就食食器亦須臨時揩洗
以上各項如不注意其結果則令腸胃病而死

三防免發熱病

夏秋時以發熱病爲最盛如溼温暑温伏暑及西醫所謂腸窒扶斯之熱症是也輕則受涼或成瘧其種種原因失於調攝者有之互相傳染者有之預防之法有如左列

(甲)室外夜眠最爲受病之因即在室內而戶牖開放時決不宜就寢如人倦欲

臥。不可裸體宜稍蓋覆使勿受涼風。

(乙)當眠睡時必於腹部裹絨切勿令接觸於外界空氣宜於帳內驅除蚊蟲淨盡免害瘧疾

(丙)日間有暑風之處不宜就榻高臥。

(丁)有汗最能出熱天然却病之法故動作後汗出雖多只宜靜心休息揩抹乾淨不宜用涼水强行遏住。

(戊)有病人之處及人衆穢濁之處遠之勿接近。

以上五項設不留意其結果發生小腸炎及溫熱大症釀成極難治之候雖神仙莫救。

一防免皮膚症

夏秋以皮膚症爲一大種皮膚最喜清潔苟積滯汚垢或着毒蟲遺穢雖一小部分卽可成絕大癰瘍欲爲防避有如左開各項。

（甲）汗溼之衣。不可再穿。衣宜勤洗。勿留污垢。

（乙）不時用溫水揩擦身體。常置清水一盆。皂一塊。手巾一方。以便洗滌。

（丙）作事後須洗淨手指。方可就食。食後再洗。

（丁）皮膚發癢。忌用手指搔爬。

（戊）勿與瘡毒之人相近。

以上五項。乃保護皮膚之方法。

糾　正

傷寒論校勘記

〔續辨霍亂病脈證篇〕

惡寒脉微而復利。利止亡血也。四逆加人參湯主之

利止亡血四字費解。利已止矣。何必用四逆。血已亡矣。何可用四逆。且又不標明何病。但曰惡寒脈微。惡寒脈微。豈便是四逆湯之的證。此種揑僞。深足誤人。

吐利止而身痛不休者當消息和解其外宜桂枝湯小和之

消息和解其外此語極精非仲景不能言然消息云者是消息其爲寒爲熱爲虛爲實全在臨證者相機應變其方未可預定也宜桂枝湯小和之七字不知從何處增入果爾則吐利止身痛不休者只一桂枝湯足矣何須消息耶大抵本論中有非仲景之文而爲叔和所補者有本是仲景之文而爲叔和改竄者並有其誤不在叔和實係後人傳寫失眞者要在明眼辨之

吐利汗出發熱惡寒四肢拘急手足厥冷者四逆湯主之

此節亦不知是指傷寒抑是霍亂如是霍亂雖有此種現症未可便謂陰寒便用四逆必如此下一節所云小便復利下利清穀脈微欲絕者方是四逆湯的症豈可冒昧從事

試以此節與原書此下一節互勘則眞僞立辨下節云既吐且利小便復利而大汗出下利清穀內寒外熱脈微欲絕者四逆湯主之蓋吐利不盡是寒必小便復利方

可斷爲眞寒厥逆惡寒四肢拘急亦不盡是寒恐暑邪深入滯其經隧亦往往有此假象必下利淸穀方可斷爲眞寒今此節於二便全不詢及疏忽極矣又凡亡陽症其人必大汗出此節但曰汗出假使微微有汗亦將斷爲亡陽乎且治病旣貴審證尤貴察脈以脈合證其病始無遁情今其人外證旣屬眞寒而脈又微細欲絕必如此之候方可斷用四逆蓋以大辛大溫之方治暑熱霍亂之症不得不愼重如此今此節旣不詢其二便又不察其脈象但見吐利汗出等症便謂當用四逆如果是仲景原文何以精者極精粗者極粗顯然如出兩手耶

吳鞠通氏論霍亂獨引此節僞文而其眞者反不錄其引吐利止而身痛不休節僞將消息和解句删去可見讀書之難　（未完）

來件

硤石徐受謙述

室人高氏同邑芝江公之長女也性婉順嫻姆教家事一以付之井井焉余得無內顧憂嗚呼今者我室人分娩殞身棄我而長逝矣遺子女各二號咷跳躍煢煢無依每一

撫膺悽然欲絕因推其致死之由一誤再誤雖由於醫藥亂投而余一丈夫身依違門誤甯獨無尤惟念前車既覆來軫方遒不大其聲而疾呼之則後至者將踵余弊用布區區願我父老昆弟假片刻餘閒卒讀一過輾轉相戒勿蹈往轍我室人雖犧牲一身而同病者得爲殷鑒勿誤服虎狼之劑則亦稍稍補益社會死而有知無遺憾矣余於四月初五上午分娩臨蓐時胞破水出孩將露頂忽作噁欲嘔孩滯不下穩婆堅稱瀝胞生靜俟之無礙也而產婦痛及週身不復可忍因延請本鎮甲乙二醫診治同稱孩無恙係他病所致催生滑胎之方概置不問僅投以平肝和胃順氣之劑服無效余家無知醫者第思胞破而胎滯不下又無動勢意胎已死詢諸二醫咸謂不死詰問至再甲醫乃曰產婦舌苔不青即胎孩不死之證至初六日病如故二醫仍執前議時余在申聞信因於初七日延二女西醫莅硤診視以聽筒驗胎斷曰已死遂用催眠藥取出胎孩孩已臭腐不可嚮邇蓋死腹中已三日矣幸取胎時產婦不覺痛苦比及蘇醒痛亦漸平飲藥水三次是夜神尚安翌晨覺稍爽九鐘西醫覆診又進藥水一次另給七服囑每四小時一進十句半鐘西醫歸滬產婦已談話自若余方額手慶更生矣乃寡識者少見多怪反對西藥略迹原心至誠可感惟拘執太甚遂至因愛成害耳其言曰中西體質不同藥水萬不可飲前醫雖無測驗死胎之能而善後調理是其所長明阻

暗擾衆論紛紛余心撩亂茫然無主於是復請乙醫診治乃醫家通病不究脉理但探口氣入云亦云謂西醫沖洗瘀血業已淨盡下元虧損實甚書方約黃昏煎服兌與前服西藥衝門亦鄭重慇也乃時未昏暮產婦忽面赤氣促汗涔涔下一躍坐起指甲作深紅色漸紫漸黑余等不明其故仍請二醫甲醫先至亦謂去瘀過多虛陽上冒開方用高麗參及龍骨牡蠣白芍棗仁等藥謂產後虛症以大補氣血爲主又引書證之謂雖有他證以末治之乙醫踵至贊成甲方囑加眞珠粉二分遂即煎服余以爲續命之湯賴有此耳詎料產婦愈喘愈急延至夜半而歿其後屍腹膨脹及於胸部口鼻流血慘不忍覩事後往滬詢知藥水爲去瘀要品深悔未用又就詢精於醫術者究其所以致死始悉胎死舌靑雖有其說然未曾一一而驗之古書未可盡信也其週身疼痛係胎死血阻所致胎下即止其明證也產婦面赤躍坐爲瘀血上衝無疑死後口鼻流血尤係實據乃不去瘀而進補速其死而已矣所謂雖有他證以末治之其說誤人已爲研究醫道者所駁斥至瘀血洗盡一說妄度臆造尤爲可笑西醫洗血僅去外面瘀腐臟腑之中全恃藥力斷不能滌腸而滌胃也夫余之喪妻私言之則爲大不幸公言之則亦尋常事耳陋詞刊布亦自笑其愚惟念室人之死既延西醫診視明效昭彰乃格於衆議而傾棄其藥臨機不決卒殞其生表而白之以誌予過惟閱者察焉

論說

論醫戰

林大夔先耕

世界一大戰場也。軍界以兵戰。學界以學戰。商界以商戰。工界以工戰。醫界則以醫戰。而總不出優勝劣敗天演淘汰之公例。吾國競言維新。專作形式上講求。故無一可以言戰。地球之上。日本可謂善戰者矣。明治維新。以醫事爲起點。獨不讓於歐西各國。大有今日爲新明日已舊之勢。中國習慣性成。尊古太重。事事落人之後。遑言並駕齊驅。其故在因人而變。不能善自爲變。其善於變者。莫如日本。醫學上之學理名詞。往往理同而詞異。西醫以爲發血迴血。而日本名之曰動脉靜脉。西醫以爲甜肉與腦經。而日本名之曰膵臟神經。西醫以血管腦經爲人身大關鍵。餘皆散論其臟腑。日本能總之爲六器官。以該括臟腑。而中醫則牢守十二經。一切西醫東醫之學說。爲不入耳之言。以爲內經宜遵守也。國粹宜保存也。以西醫爲長於外症。動用霸藥。是爲知此不知彼。反是者。專習西醫。得一畢業文憑。購到數種西藥。即目空一切。遂將祖國之醫學。悉數而棄之自相攻擊踐踏同胞是爲知彼不知此二者皆失也日入好學深思將西醫之文明全數吸入歸而研究之組織之更能精過西醫與今之呆學西醫者有上下床之別此卽孫子所謂知彼知此百戰百勝者也處今日醫戰劇烈之場業中醫者不得不以中西醫學兼收並蓄互證參觀取彼之長補我之短而自樹一幟須知不改良必不足以保守吾醫適以供人藉口之端而起競爭之禍彼僅得中醫西醫之皮毛者無怪其冰炭不相入風馬不相及苟深入中醫之骨髓中醫確有勝於西醫之處苟深入西醫之骨髓西醫亦頗有補中醫之所未逮若僅得西醫之皮毛而動輒肆詆中醫僅得中醫之皮毛而動言抵制西醫皆非好學源思者也肆詆也抵制也此吾國之習氣也殊非虛衷求益之道分而言之中西醫各行其道也可何必肆詆何必抵制合而論之見淺者知其淺見深者知其深中西醫各有所長思力愈入而愈深學問原無盡境深造有得自能左右逢源以達於極優之點然非可遽言醫戰也得寸則寸得尺則尺實事求是不爲古書所囿不爲時俗所趨不爲西醫所勝吾中醫合羣進化當必有勝於

日本之步趨西醫者矣蓋非有數千醫之心思才力數十年之經驗改良安能入萬國醫會中競占一席吾願中國醫界奮力窮追毋舍本逐末反覆討論毋厭古喜新毋以竊取皮毛爲得計毋以購用西藥爲能事吾中醫當合中東西而自成一家將來知識增進學説完備診斷治療神明變化器械藥品製造精良確有制勝於地球者夫然後可與言醫戰

論毒藥治病附醫案

黎天佑庇留

毒藥攻邪大有回天之能力而先輩猶曰大毒治病十去其六常毒治病十去其七小毒治病十去其八無毒治病十去其九何詳愼若是是不可以不論夫物之大寒大熱大攻大伐猛烈而偏勝者皆謂之毒偏勝也無以復加則謂之大毒非眞鴆毒之毒也考神農本草經列下品者烏頭付子天雄有大毒大辛大温也芫花甘遂大戟蝱蟲水蛭有大毒大攻大伐也巴豆辛熱大瀉亦猛烈大黃寒瀉有生軍之號而無毒半夏有毒薑汁製可用桔梗旋覆花有小毒而常用列中品者吳茱萸有小毒此物性熱異常

味苦能降功在薑付之上世人知畏付子不畏吳萸東莞縣婦人新產動飲吳萸數斤大可驅寒進食凡產婦當以爲法北杏有小毒中品下品之有毒者止此列上品者皆無毒毒字當作猛烈解則半夏有麻口之味吳萸苦烈猶可說若北杏桔梗亦有毒則不可解付子有大毒世人畏如虎不知虛人可服至數十斤同輩有一笑話曰有付子然後有父子有付子然後有夫婦謂陽虛之人非服付子一二十斤未易有子付子之大有功如此非閱歷深者不知但熱症不虛者切勿誤服經方之配毒藥也制化神奇仲景之用毒藥也詳慎精細芫花甘遂大戟攻水之列品三味同用一舉而水患可平然毒藥所過元氣大傷特選十棗以君之預培脾土之虛且制水勢之橫又和諸藥之毒既不使邪氣之盛而不制又不使元氣之虛而不支然湯名十棗而不以三物命名一若深諱其毒也者仲景于太陽風水相搏之症用之必認定水邪泛濫下利嘔逆汗出頭痛胸滿脇痛等表解而裏未和之症然後可用又咳家其脈弦者爲有水飲亦用十棗湯然必其人元氣強盛者乃可當之僕三十年來治水飲咳嗽之症十居六七能

用十棗湯者僅數症而已。藥末數分服之不一小時卽胸腹轉動疼痛。如排山倒海。水邪當去六七。(謂中藥和平西藥猛烈中藥何嘗不猛烈)此後以三五劑和平之二陳加減足矣。一下不容再下。所謂大毒治病去十之六也。陷胸湯止用甘遂一味而佐以硝黃直達胸膈邪結。蕩滌殆盡。過血不留。雖無十棗之峻。亦不宜輕用。蝱蟲猛于吮血水蛭性陰。暗竊人血而人不知。二物攻血最烈者。配以桃仁苦泄行血之品。更得大黃以蕩滌之。毒物與蓄瘀俱去而無遺。故湯名抵當二物。以毒攻毒可以相抵。若非蓄瘀固結。元氣未虛者。此方不可輕用。憶丙午年四月醫一貧戶箇保開之妻分娩後腹大依然。醫家以通套之生化湯加減與之。日大一日。臌脹不已。第五日其大如甕。有欲破之勢。下部氣不至而硬。始延余診治。審其產時胎已先死。而水與血點滴不流。余斷爲水血相混腐敗成膿。腹中如大瘡然。金匱產後所無也。以大陷胸湯合桃仁承氣湯與之。服後下膿血大半桶。其臭不可嚮邇。次日腹消八成。毒藥攻毒收效最速。其臍之右旁留一大團。高可三四寸。堅實而痛。余思如此頑固。非抵當湯不爲力。間日共服抵當湯三劑。由漸而消。愈後不需調補。三數年又產二子。此婦與常强壯。方入手時。幾經審愼。然後敢用此方。凡產婦易虛。產婦腫脹。無不以大溫行水之劑。此婦能任大毒之藥。蓋亦罕矣。可見有是病。卽有是藥。必以體質强弱爲衡。大毒攻疾。十去其六。實不能泥也。大黃瀉藥。然亦視其配方何如耳。西醫謂小食有補。經方何獨不然。調胃承氣湯服之不瀉。而胃可進食。卽補也。至于大承氣湯。仲景先與小承氣試之。腹中轉失氣者。可與大承氣。愼之至也。丙午年五月初七。僕醫甘灘大富紳黃君菊舫之次公子。得陽明悍熱症。前一晚腹痛。目合。手足躁擾。循衣摸床。摸得銅錢。可咬破。去錢則自咬其手。急延余。到時三打鐘矣。余令其開目。則白眼相看。全無黑睛。不僅目上視也。其母駭極。問治法。余曰。此卽陽明之急下症也。書言目中不了了。睛不和而已。此更劇烈。必盡今日下之。否則不堪設想。遂留余座醫。速與大承氣湯。硝黃用四兩。服後至四時不下。再服。五時仍不下。再加重與服。六時腹中雷鳴。仍未下。囑其將藥渣盡數煮熱。一敷臍上。一薰穀道。計共服大承氣四劑。七時下如泥之黑糞滿盤。手足始靜。次日人事清醒。仍白眼相加毋忙甚余曰無慮也大熱傷陰無以養絡當淸熱養陰日與芍藥甘草湯或竹葉石膏加減至十四日黑睛始如新月之初出十五日露其半十六日全能轉睛矣當時若游移不決緩不濟急矣惟旣下卽止瀉藥所謂十去其六也丁酉年六月城西大富紳羅君德之田次公子亦患悍熱病先一日病少陽譚君星緣與小柴胡湯次早熱病傷絡衄血頗多再以小柴胡湯加重竹茹犀角熱不退六時延余合醫至則舌不能出大有牙關緊閉之勢余直斷曰此悍氣症也陽明之急下症發熱汗多者主家忙甚幸成兩之犀角已煎好卽與飲之恐煎大承氣不及也遂連服大承氣三劑九時始下手足乃能轉動舌能出次日復見少陽症隨服小柴胡加減四劑熱退全愈無容沓後觀此三案俱用大攻大伐之藥可知治病無拘貧富也去年三月二十四日王君葦航淸早邀診虛寒大作頭眩胸滿汗出手足厥冷卽與大劑四逆湯付子用一兩五錢干薑一兩炙草四錢服後胸頗舒前夕不能寐者至此能寐一時許胸復滿再與四逆湯亦寐一時許醒則頭更眩胸更滿照方付子加至二兩薑草照加服後頗爽十二時

更劇改用白通湯付子用至三兩干薑二兩葱五莖服之稍順未幾亦如之且胸滿而痛以手自椎焦灼甚有自危之心滿座親友曰曷不爲之開胸余曰此症陰霾四布瀰漫滔天若稍涉厚朴枳實佛手等破氣之藥即死矣危急存亡在此刻主意定不定耳遂以法外之法炒熱吳茱萸布包頻熨其胸豁頗開得熱力而痛立止隨于白通湯內加吳萸數兩此方外之方也下咽後陰邪隨藥而散如此猛烈症稍縱即逝是日用付子共十八兩幾入夜始安靜熟睡後服白通四逆十餘劑善後再服付子白朮等十餘劑精神如常由是觀之扶陽之付子陽虛人多多益善本草經有大毒之說不能泥也要之大攻大伐之烈藥即對症亦宜審愼大辛大溫之烈藥陽虛者非此不爲功惟實熱者勿誤服素問所言毒藥治病止籠統說之而已必研究仲景書始得實濟仲景何嘗不用大毒攻病哉近人動以不寒不熱之藥自謂和平而不知病重藥輕養癰貽患未能救人直是害人况藥無所謂霸不霸亦視症之輕重緩急而已矣僕故曰識症之寒熱虛實而不識輕重緩急可生可死猶未畢業也

課藝

傷寒有六經傳變温熱在一經不移然傷寒論云脈靜不傳不見陽明少陽症者爲不傳葉氏温熱論云逆傳心胞素問熱論有六經按日遞傳是温熱亦有傳經者傷寒亦有不傳者試申其旨

春課三藝一名　李惟藩嘯雲

嘗思六淫之邪。以寒温爲兩大綱。傷寒傳自仲聖。温熱明於葉氏。傷寒有六經傳變。故論曰一日太陽。二三日陽明少陽。三陰倣此。然又恐人拘定此論。而謂傷寒必傳經也。故又曰脈靜不傳。不見陽明少陽症不傳。蓋脈靜爲邪勢已衰。不見陽明少陽症。則仍在太陽無疑矣。温熱在一經不移。此未盡然。其首節即云逆傳心胞。王孟英因比例而謂順傳胃府。素問熱論有六經按日遞傳。是傷寒固多傳變。然亦有不傳者。温熱固少傳變。然亦有傳經者。試請申其說焉。夫人身內外。臟腑經絡而已。臟腑伏藏於內。上下左右。一氣相通。經絡綱絡於外。交互縱横。環周不息。由五臟六腑發生十二經絡。田十二經絡聯絡五臟六腑。故病有經絡相傳者。有臟腑相傳者。經絡病必內傳臟腑。臟腑病亦必外傳經絡祇感受之邪何如耳夫外感之邪無論寒溫必從皮毛而入裡（溫病初起必微有惡寒症從口鼻吸入之說殊無確證）皮毛爲太陽之表而主衛分皮毛又爲肺之合肺亦主衛分乃寒邪則傷太陽而在表溫熱則傷肺經而入裡何其不同若是耶蓋人身之熱度常蒸騰於內人身之衛陽常充周於外寒邪觸之則衛氣相抵爭持於皮毛之內由太陽而陽明而少陽此爲經絡相傳顧此特尋常寒邪耳若寒邪之甚者則直中三陰不必由太陽而傳矣溫熱觸之則同氣相應由毛皮而入裡則肺爲之合也由肺而逆傳心胞順傳胃府此爲臟腑相傳顧此特外感溫熱耳若伏氣溫熱則自內發外又不必由肺而傳矣然經絡之病必內傳於臟腑故太陽有五苓症陽明有承氣症少陽有大柴胡症臟腑之病亦必外傳於經絡故肺病現於皮毛心病現於脉絡胃病現於肌肉此經絡臟腑相傳之層次也至於寒溫之傳與不傳亦莫外因是而求其理其原因則有數者一則寒溫之異其氣也凡六淫中無論何邪着於人身必化熱而後病勢乃定若夫種種傳變或由邪氣之異常或由治療之未善初非邪

之常性也寒爲陰邪化熱緩初起必留戀於太陽至化熱而傳陽明少陽則病勢乃定溫爲陽邪化熱最速初起在肺經而病勢已定其原因一也一則病所之異其處也寒邪多傷經絡經絡環周一身循行不休邪氣襲之則無容留之所隨經絡而流行故多傳變溫邪多傷臟腑臟腑位於胸腹雖氣化相通然邪氣襲之則有憑藉之處不隨氣化而升降故少傳變其原因二也一則虛實之異其體也經云邪之所湊其氣必虛金匱云見肝之病如肝傳脾必先實脾蓋體虛則外邪易襲邪襲而正氣不能禦之外出則多傳變體實則不易受邪即受邪而正氣足以抵之外出則少傳變其原因三也一則輕重之異其邪而當否之異其治也傷寒在太陽以麻桂治之其輕者邪從汗出而愈其重者邪不爲汗衰或治之不當太陽症罷而現陽明症者則傳陽明矣現少陽症者則傳少陽矣溫熱在肺以銀翹治之其輕者邪從外解而愈其重者邪不從外解而內陷於心胞則逆傳矣下行於胃府則順傳矣其原因四也以上四者前二因爲寒溫所異後二因爲寒溫所同又傷寒有傳足不傳手之說後人因謂溫熱傳手不傳足

此謬言也以傷寒論經絡貫串豈容界限以溫熱論臟腑連屬何分彼此又傷寒論云邪至陽明則無所復傳蓋寒主收引其氣多結邪至陽明則與腸胃中糟粕結成燥屎而氣不復外越則無所復傳與溫熱之肺邪傳於陽明而爲大便瀉者適成一反比例也總之傷寒固多傳變然亦有不傳者溫熱固少傳變然亦有傳經者傳者庸有不傳之時不傳者必無或傳之理故謂傷寒有六經傳變則可謂溫熱在一經不移似未盡然也

逐層還他眞相絕無模糊影響之談至謂傷寒傳經則可溫熱不移則不可卓識宏議突過前人　村識

閱報諸君注意

啟者本社因與北京路會所相距過遠兼顧殊難公議從七月朔起仍爲事務所遷回英界廣西路小花園南首(第一百六十五號門牌)洋房內凡各埠七月函件請逕寄該處免致兩歧是爲至盼特此預聞

本社附識

素靈講義目錄

全體學卷一

素靈講義凡例

宗旨

一爲改良醫學起見治病先從治書入手治書尤必從內經始內經爲中醫最精之書也

二因西醫輸入中國醫學競爭莫衷一是今編是書不存中西畛域之見惟求其是而已

三恐內經一書不及時講明必至放棄國粹將如日本之廢滅中醫後人無有知內經者

四西醫所不滿中醫者以未經解剖實驗也茲編採取東西醫全體生理諸書以代解剖

五中醫所不滿西醫者以未識陰陽氣化也茲編故特補氣化一門以存精要

六學說新舊不同名詞中外互異若不衡其短長以爲沿革學堂無教授之方針

素靈講義

醫界無進化之希望。東西醫學精深博大。中醫斷不能一躍而登。此書正可爲中醫改革之初步階級。

體例

甲 是編以醫學科目分類。如全體、病理、診斷、治療、氣化、衛生諸學。爲中醫分科學之起點。且能與東西醫科對照。

乙 張氏類經、汪氏類纂。俱各分門別類。如攝生、疾病、臟腑、經絡、色脉等篇。未能分清界類。多有互相牽涉者。且拘乎文法。語句繁冗。學者厭之。今編講義。則删除葛藤。一空理障。而內經之精義。亦纖悉無遺。

丙 經學家以尊經爲重。疑者闕之。不稍辨駁。惟醫學關係人命。且世界醫理發明日多。遇有說理窒礙之處。萬不能拘經學體例。苦心斡旋。宜力矯食古不化之病。

丁 集中如以全體學名篇。一篇分爲數章。一章分爲數節。經文雖先後錯亂。然必以原文篇目係之。俾讀者知某說出於某篇。可以檢查。

戊每節之下。加以按語。有補正二例。缺者補之。錯者正之。大約內經古義。其可存者居半。今採用諸說。即為新義。各有所本。並無杜撰欺人之弊。即有心得。亦皆觸類引伸。如於說理有未盡善處。尚希　高明駁正。

己內經詞義古奧。雖代有註家。祇於原文順為註釋。毫無訂正錯誤。今用按語。非註釋體也。所以講明經義。間取註釋一二語。以經文有疑義耳。若原文義理詳盡。亦無容覆按。免滋繁冗也。

庚按語中所引英米日本醫書。融會而出。約而能賅。欲窺全豹。可購各種譯出醫書詳細參校。并可玩其圖畫模型。以增知識。

辛內經一書。深文奧義。講授甚難。讀者常苦其艱深。講者難求其曉暢。是編可按章按節。書於黑版。使學者腦筋易於容納。但說必附圖。而乃明。當取各種全體等圖。用五色粉筆繪出。令學者練習。萬勿使古人腐敗之說。再印腦髓。則新思想。新智識。新發明。層出不窮。日有進步。吾國醫學。於實驗處。參理想。於理想處。加實驗定可駕東西醫而上之。是貴乎教授之有其法。

注意

一全體學首辨十二經八脈。是否係各臟腑分布。抑以心脈統主。須考究精確。毫無疑義。方可爲四千年後之定論。

一腦比五臟六腑尤貴。病證亦繁。何以中醫不列爲經。致永爲闕典。讀內經者。當思何法可以補救。

一肺之有氣泡。膀胱底有精囊。小腸內有吸核。子宮左右有精核。皆關係緊要之件。黃帝時如岐伯、雷公、鬼臾區、伯高、少師、少俞六臣。當時問答。亦能見及一二否。

一全體中如脾與胰之混誤。內外腎之倒亂。應如何區分明白。使醫界黑暗一放光明。

一生殖器爲中國恥談。致使形體功用不明。男女內腎同體。而功用若別。其男之外腎。尚視若贅疣。不知有生精之妙用。無怪女子胞僅有其名。莫能詳其體用也。渾言之曰衞任。終不免隔靴搔癢。

一腦部病症。當亦有虛實寒熱之別。其種類若干。藥品若干。應如何分出病症。立出藥品。使後人有治腦之法。

一瘧疾應日之理。痢疾膿血之理。囿於古人舊說。近有新發明者。或亦可補前人所未逮。

一內經全書。無一痰字。豈古時無此病歟。抑內經果有所缺漏歟。請與諸君子申明其義。

一傳染病古時以為疫。歸咎於天時不正。泰西以黴菌及微生物為主義。醫界以為然否。應待參考。

一中華立國於北溫帶。北冰洋在其北。赤道在其南。自然是北方生寒。南方生熱。若立國於南溫帶者。此說即不能合。可見五行方位司天在泉諸說。是中國局處理想此說之可廢與否。尚待今人解決。

本社啟事

補收社費姓氏錄

任桐軒 姜繼臣 姚履和 單潤廷 孫子述 詹大來 夏伯和 （各二元）

敬告海內醫學家

本公報停版已久。曩承諸同志惠貺佳構。及前未刊完之件。庋藏甚夥。此後容陸續檢登。以酬雅誼。其有精警之醫論。奇特之醫案。與夫醫藥界新聞軼事。願錄寄本公社者。尤所歡迎。

曰叟特誌

蔡小香啟事

駿不敏。承乏醫學公報。數載於茲。版出一百三十餘期。風行二十一行省之遠。諸同志熱心贊助。極意研求。久而彌彰。職此之故。歷年大會公舉職員。駿連任會長。抱愧滋深。何敢稍萌異志。但受羈診務。兼顧爲難。應辦事宜。向責王生襄理。去夏大會後。王生辭職。隔閡頗多。駿不能獨爲其難。不得不相時而動。此停版數月之原因也。遠埠諸君末明底蘊。馳函迫責。理固宜然。十月間邀集唐李二君、新陽王君、江甯濮君、磋商續辦、意見小有參差。分頭各散。旋經復議。李君力薦無錫張照南君主筆。命名醫學報。稍更報式。付印發行。未經兩月。各埠之函催公報者。仍絡繹不絕。益信 我同志學問純粹。團體堅牢。勉任其艱。雙方並進。編輯一席。仍遵公舉義務各員。按期分任。 張君筱村。近館滬上。呼吸較靈。 我同志推爲代表。允符衆望而昭大公。但經費難籌。先墊以爲之倡。仍希 我同志或訂繳報資。或特別贊助。庶免貽大君子羞。在 我同志既貢熱血於前。斷不加冷眼於後。此駿可操諸左券者矣。一切辦法概循向例。 我同志如別具卓裁。務乞惠示。按法改良。不勝欣盼之至。

張筱村啟事

僕自去秋。就廣東鄧氏國文課館。主滬北錢氏醫學講席。暇酬診務。報事難兼。加之學植淺薄。心得無多。述不敢云。作何有焉。今春決議。續出公報。一循選舉義務職員。各事其事。 諸同好按期惠稿。固不待言。因僕館滬。委爲代表。義不容辭。姑彙集 諸君之心血還灌輸。諸君之耳目而已。編輯云乎哉。

附呈七絕二章并乞　郢政

英雄有膽天難畫。錢虜無緣士忍寒。身命依人魂獨立。夢中常把劍光看。　良醫良相。本同科。我不良醫奈若何。恨煞不逢醫國手。忍將微疾釀沈痾。

濮鳳笙王葆年啟事

全體之事。公事也。個人之事。私事也。因公而忘私。注重全體。因私而廢公。注重個人。縱觀千古。橫覽九州。上下三流社會腦海中之影相。舉不出此公私二者之外。我報社自去秋停版後。僕等屢向蔡公力爭續辦者。爲三數年辦有成效之公報。請爲二十二省合成醫界之團體。請爲我祖國四萬萬同胞之性命。請據理直陳語多激烈。舍蔡公優待之情於不顧。陷一己愚戇之罪於不知。忘螳臂當車蚍蜉撼樹之危。誓不達目的而不止。知我罪我。一聽當途。幸蔡公虛衷自抑。從諫如流。俯恤下情。准如所請。爲公報慶。爲團體慶。爲同胞慶。並爲蔡公熱心公益。名垂不朽慶。向之得罪於蔡公者。今可告無罪於蔡公矣。撥開雲霧。重見光明。允宜共矢血忱。同噓漲力。俾集收再接再厲之效。斯則鄙人所心香默禱者已。

社友題名

孫彭壽字子述浙江湖州府歸安縣人江蘇候補主簿年卅三歲現住江甯法政學堂

王聚奎字少夫安徽廬州府巢縣人年四十五歲住西鄉竹園張村

朱兆麟字子祥江蘇鎮江府丹徒縣人年二十六歲住東鄉儒里村

錢文照字國興江蘇松江府上海縣人年二十三歲住虹口薛家浜

黃福基字曉初江蘇松江府上海縣人年四十二歲住裏虹口東有恒路

○除名者三人列下○周雪樵　羅蓉卿　龔澤之　（均故）

論說

請興醫學以張國權說

伍彩璣

我國競言維新。日言興學。尚矣。惟於醫學一途。傾耳側聽。未有提議之者。心竊惑焉。范文正公曰。不爲良相。則爲良醫。誠以衛生之當否。人種之强弱。國權之張弛。胥於乎賴之。神農本草。黃帝素問。岐伯內經。實開醫學之堂奧。厥後伊尹製湯液。扁鵲發靈素。設難經。仲景論傷寒。遺金匱。殆於此道三折肱。九折臂者矣。晚近習焉不察。流傳失實。醫學荒蕪。可爲太息。孔子曰。人而無恒。不可以作巫醫。又曰。雖小道必有可觀者焉。致遠恐泥。君子不爲。噫。何令前人之鄙夷若此哉。則以學問總無講究。有不能不令人鄙夷者耳。

朝廷亦有所謂太醫院也。然祇備御前之用。此外則任其以生以滅。而曾不愛惜。市肆亦有所謂醫書也。然祇係古板之僅存。其中則有以訛傳訛。而無所謂新理想。甚至榜其門曰儒醫。知醫不曰祖傳。則曰秘方。故步自封。習非成是。視性命爲兒戲。而略無顧忌。更有無賴少年。窮途學究。亦託懸壺求食。糊糊混混。盲啞喑聾。以奔走於閭里鄉井之間。詡詡然曰方脈。曰方脈。有不知所謂方。所謂脈者。庸醫殺人不見血。其毒甚於龍泉。我國至今。而尚有此四百兆林林總總者。殆天幸也夫。

泰西諸國各府州縣俱有醫官凡醫生而無學堂卒業文憑由醫官考驗有據者不准出而問世故婚姻男女食息居處必求可以保人種合衛生一物之微凡足以危人性命者市不得鬻人不得食故陰陽寒暑天地間有不正之氣而疫癘痘疹雖竊發而不至爲害此無他醫學興而醫權重之明驗也西醫剖驗實事求是無論矣即絞其腦漿研究新理得一新方或登報章或赴各處演說彼此參考互相辨難其公學之心尤令人欽服我國醫學不興毋怪癘疫頻年隨處竊發淒慘之禍之未有艾也

夫衛生之當否人種之强弱於醫生有密切之關繫夫人而知之然吾必謂有關於國權之張弛者何哉僕少從先君子學醫長以家計故挾術至英游其通都大邑與同業名達交游及至回籍家居者數年已亥冬束裝游美懸壺於金山之三藩市幸爲各人所見許逾年春西人狠醫發其毒計欲盡置我同胞於死地遂誣華埠有疫以重兵圍困之天昏地黯燈火無光日短夜長雞犬息影噫危矣慘矣又見金山港口醫生藉衛生之絕大問題勒我華客驗眼動輒指爲有可傳染之眼疾任意爲難肆情勒索每船

之受其荼毒者耳不忍聞我政府苟有公認之醫生有權可與辯駁何至任人作踐任人魚肉哉國體之辱僕目擊而傷心者久之則甚矣醫學不可不亟倡也其開醫學堂可乎

雖然學堂非能刻卽畢業也則先召現時之自命行醫者投考由太醫院簡員主試並選省中之名望素著者爲之閱卷其確有把握學問優長者給以醫照餘則屏之不以累人此塲經費可取於投考者之册金得名得利各人當爭赴考也隨卽開醫學堂倘以經費不能猝辦可向肄業各生每年繳脩金若干聘中西醫生爲教習仿照西國醫學堂之課程期滿則認眞考試學有心得術可應世者給予文憑如是則新者起舊者仆將見中西醫術並精攸往咸宜各國烏能不公認哉內則爲人命人種之栽培外則爲國體國權之競爭當軸諸君望勿視爲緩圖也

傷寒論辨

黎天佑 庇留

傷寒論者六經論也內經有一日太陽二日陽明三日少陽四日太陽五日少陰六日

厥陰之文六經首太陽太陽爲寒水之經傷寒者傷太陽經之謂也故提綱曰太陽之爲病而各經則云各經之爲病非六經論而何且第二節先言中風第三節乃言傷寒第六節則言温病而第四五節則言傳經顯然講六經之見症及六經之治法矣內經言六經標本中氣及從標從本從中之治法而未指出六經之爲病仲經作傷寒論明六經之見症及治法六經之本爲風寒燥火濕熱明六經則風寒燥火濕熱六淫之治法得矣且論中備詳救誤誤藥則變病百出而傷寒論已包羅萬有故曰傷寒爲萬病之書也有未備者金匱補之設泥傷寒字樣則春秋一書其中不載冬夏之事乎此淺而易見者猶待正名甚矣此書之難讀也又有麻桂不宜南方之說宋元後門外漢之說也經方治病效如桴鼓然必認症的乃可麻黃湯治太陽表虛之方必如本論所云麻黃症一一相符乃合有一症不符則不合假令桂枝湯症雖同太陽症而有汗以辨之且無麻黃症之體痛骨節疼痛無汗而喘之大苦若誤用麻黃湯則大汗出而變症百出矣少陽症誤用更不可陽明雖亦有麻黃湯發汗一症此更難認天祐臨症三十

餘年其麻黃湯之的症者僅三見雖苦極藥到汗出即愈若未曾病然桂枝症則多矣不特可以解肌也而營衛不和者可用之陰陽不調者可用之婦人妊婦惡阻者可用之若少陽病誤用桂枝湯而變陽明譫語者不知凡幾要之傷寒論之辨症同中異異中同倘有毫釐之差則不猶麻桂不能誤用即至和平之甘草大棗若施于大承氣抵當湯之症則不能下而死矣施于四逆白通湯之症則陽不回而死矣故藥無所謂平和與猛烈對症乃算良方所以認症爲醫家第一要義欲認症的盡於仲聖之書痛下數年苦工乎

論微胞

戴祖培穀孫

今夫襲九竅備九懋禀天委地負陰抱陽而生者其皆託始於至微者也岐伯曰恍惚之數生於毫釐毫釐之數起於度量千之萬之可以益大推之大之其形乃制老子曰恍恍惚惚其中有物此豈但憑想象之說而故求於杳不可知之數耶蓋必有物焉幽潛淪匿變化於中包羅萬物爲道紀綱者如今之所謂微胞者殆其是也夫析人身種

種而至極微之一部則爲胚珠是名微胞微胞者其形如蛋外有衣而內有心爲生長百體之質一切生物無不由此微胞而成微胞其太極之胚腪乎微胞內含蛋白質蛋白質即是元陰微胞中心有生點生點即是元陽此太極動而生陽靜而生陰之理也附於微胞之左右者爲芽胞由生點之發育遂分裂而爲二此乾動而直陽極而生陰也分裂之後又各含生點復生二芽胞以至於無窮此坤動而闢陰極而生陽也二芽胞中分一微胞此陽乘陰乾中虛而爲離也一微胞中含二芽胞此陰乘陽坤內實而爲坎也故徐景休曰牝牡四卦以爲橐籥上陽子曰乾坤坎離若天地間一橐籥耳用橐籥之道而生物謂之物用橐籥之道而生人謂之人用橐籥之道而超凡入聖謂之聖人聖人者奪造化也善用坎離也今人已知微胞之說矣然不明乾坤之動靜坎離之消息又何以窮神盡化而探性命之微哉

惡疫論治新編

姚邦杰嵩甫氏撰

疫之一症今昔同有然莫惡於今日流行之疫而連年不絕幾欲徧患寰球者僕老

母及一子一女一叔二侄皆爲斯疫害因自恰不諳醫理徒委庸醫致貽巨慘於是深隱羅浮彙集醫籍發憤深研六載後醫秘洞徹而惡疫理奧悉悟無遺一出山即治愈少子惡核症暨數戚眷疫瀉自後遊歷越南所愈傷寒雜病內傷花柳各險症外凡疫核之毒症未過對時及未誤服俗方升藥致洞瀉傷陰者縱甚危險經僕治之莫不治十愈十歷試數年無一錯謬故敢呈所得以請於世欲共知是疫之可禦免衆生之寃歿者焉

論惡疫所起之原因

世以爲斯疫之先起於鼠故名之曰鼠疫似也然鼠感疫氣而死亦猶人耳人與鼠既同感受疫毒則無鼠疫之傳染人亦不免矣安得以疫專由於鼠耶故其地有疫鼠亦未必即有疫人其地有疫人亦未必皆有疫鼠攷自光緒癸巳之年惡疫始起於粵東省城人煙稠密之都會由都而邑由邑而村落傳染既久而鄰省異國亦受波及勢將如痘毒之始於波斯傳於印度由印度而中國卒之遍傳中外無在不被其毒者須知

其種疫之根者有二因其致疫不絕者亦有二因其疫之現症者有四種若然避疫之法宜講也絕疫之法宜籌也僕不厭細陳所得以昭列於後

其一深種疫根者因飲食之不謹

我粵東飲食滋味素甲他省恣啣燔炙既蓄熱於五中而死牲疫畜不禁食熱毒增積致深種疫根因於飲食之不謹者此其一

其二深種疫根者因居處之不精

我粵東居處繁隘人煙稠密則炭氣太濃溝渠糞溺蓄積不流則穢氣彌滿炭穢二氣日夕蒸薰輒從吸氣深侵臟腑致深種疫根因於居處之不精者此其二

其一疫之不絕者火水煙薰之故也

凡疫病都緣五中蘊蓄熱毒深種疫根疫毒鬱中怦然欲動一得熱氣外引莫不因而暴發故當仲春天氣漸溫而疫乃漸起迨至夏時暑熱彌盛疫亦彌多秋涼熱度漸退疫亦隨減冬冷熱滅而疫亦因之絕少焉然一憑天氣之引疫其熱力有不均蓋天氣

或有時而稍變也。今之瘟疫連年不絕者。其間必有一引助熱力之物。日夕運動於世界上。以助天氣而害人者。僕思之。僕重思之。果何物耶。非火水乎。然咎於火水。人必不信。且笑僕之狂瞽。僕雖知爲人笑。亦終不能爲火水諱。試言之。於火水未盛行以前。疫之所起。不必在在皆有。且恒間數年而一見。自有火水。則疫不絕矣。夫火水最熱烈之物。其濃烟炭氣。播和天氣。天之熱氣。得其引助。熱力益倍而益遍。故火水之燃不絕。而天氣之發疫亦不絕。揆自光緒三四年時。火水通行。積至十六七年間。卒之積愈深。發愈烈。遂成此惡疫之慘。況其濃烟炭氣。夜夜混隨吸氣。疊積五中。而疫根實之以益壯。火水不絕。安望其疫之絕耶。若能將火水之燈。懸於高處。並得週圍窗戶通爽。其烟毒炭氣。恒得空氣逐去。尙不甚害。若燈置甚低。則吸氣易接其毒。窗戶密閉。則炭氣濃鬱。受毒尤速。如不信火水爲患。試驗點火水燈之家。其人鼻孔必多黑煤。此火水炭氣特濃之明證。至人有蓄熱。聞燃火水之味。則腦覺不安。此火水炭氣特倍。能引助熱力之特據。

其二疫之不絕者自他傳染之故也

凡疫病者五中蘊毒必育產微蟲常從血輪津唾出入週流病甚則蟲老能化飛物隨呼氣騰出乘他人吸氣入毒五中其津唾墮地乾焦蟲化亦可乘吸禍人至疫者將死則疫毒汗氣薰霑床褥常半月不散誤從坐臥必被禍染鼠死於疫其腐氣內之蟲化飛乘氣亦足傳染卽新疫死之人與鼠其身上之蝨嘬得疫者毒血還嘬他人肌肉其疫血亦能自蝨嘴傳染有如種痘之理也但鼠之腐氣及鼠之蚤蝨究竟物微毒亦微其傳染之力亦輕微終非同以人傳人之毒烈而速惟傳染之症發雖速烈治得其法比諸深種疫根症尤易愈

附疫氣行而鼠先死辨

鼠之受疫亦緣於飲食居處於最卑穢以致種疫之旣深且穴居墻壁之間空氣少透火水之烟毒和天之熱氣地之穢氣恒深透其穴而鬱蒸之蓋房室之閉密天地烟三毒氣旣不得從窗戶透出必尋墻壁穴隙透入而彌滿之故穴中三氣倍濃鼠居其中

甚少出外亦無從得空氣沖解是以感受三氣於鼠特重因而疫氣一行鼠多先死然其先死之理則因其體微而受毒巨一中疫病即不能勝非若人體之大尙堪持久也此疫氣行而鼠先死者之原因

附疫多在婦人孺子下流勞苦輩辨

婦孺之輩其飲食不知愼者固多且恒深居密室及衣被過煖致多感炭氣又或家人有疫時多親近遂受傳染若夫下流勞苦之輩其飲食縱恣居處窄穢火水煙濃悉不知忌而勞苦中熱氣益熾亦惹疫尤易況其受人僱役近事疫者或貪疫者餘餕之食衣物之用致被傳染此輩實多斯弊故疫多在婦人孺子下流勞苦之輩

避疫之法其一莫要於擇飲食

凡欲避疫先宜淨其腹以杜疫根其死牲疫畜切勿霑口酒醴燔炙油煎炒焫諸熱膩亦勿多食至於薑桂芪附各峻補藥品以及一切熱毒動濕果物務必少食爲佳時常以清凉爽潤之品適其腸胃及恒飲密花茶則臟中常令清虛而無蓄積熱毒免種疫

根。此避疫之法一。

避疫之法其二莫要於愼居處

炭氣濃則召疫。易凡居處之地。不宜隘密。致聚炭氣。務宜窗戶通爽。使空氣常透室中。勿燃火。水溝渠糞溺。洗潔流通。室中常焚香氣。手巾襟袖。常洒香水。並佩香囊。恒將香物輒得攙鼻。以透腦竅。藉逐穢惡。辟疫蟲。蓋疫蟲遇香氣則易殭也。香物惟沉香茄南等。爲上品清香之物。常用以攙鼻最佳。其次則林文煙花露水。及丁香亦可。但帶熱燥。常以攙鼻則不宜也。若桂花玉蘭類之濁香。過嗅之。則轉傷腦筋。暫用則可。多用宜禁。或時。少抹薄荷油。以代香物。亦妙因薄荷芳烈。足以逐穢氣而殺疫蟲也。近以臭粉撒地辟穢。非不佳也。惟是臭粉酷烈。每有聞之而腦不安者。臭丸尙勝臭粉。終不若香物之薰抹爲最勝。此避疫之法二。

疫症之現有四種

粵東惡疫。症有四種。循環而現。其始現於光緒癸巳年。瀉症也。甲午則核症。乙未則吐血症。丁酉則喉閉症。近則疫核居多。瀉症恒間二三年一現。吐血及喉閉亦少出。間或四症相雜而起者有之。然粵之惡疫。總不外此四症。縱有徒見頭暈發熱而殞。實亦核症。但核尚隱而未全現。或至將歿時核方服起。人不及察。偶有一年衆人身面俱起紅點。而筋抽骨痛者。此乃瀉症中純熱乾霍亂之變症也。故都以加味香薷飲及承氣湯等愈之。此二症不過偶或一見。實統於四症之內矣。不可不知。（未完）

糾正

傷寒論校勘記（六續）

辨痙濕暍病脉證篇

傷寒所致太陽痙濕暍三種宜應別論以爲與傷寒相似故此見之

此全是叔和語。須知仲景著傷寒以論名書者。不是專說傷寒。是舉類傷寒。如痙濕暍等證。與傷寒並提而辨論。使治傷寒家得以互勘。而明其理。故痙濕熱三種本論中固已有之。但義有未盡。故別載於金匱耳。今叔和見金匱有此三種。以爲與傷寒相似。復鈔綴於本論之後。深失仲景之意。且此三種雖似傷寒。而各有受病之因。斷非先由傷寒而致其病。亦不專屬太陽。今乃云是傷寒所致太陽病。不通極矣。又按叔和序例。謂傷寒若過十三日更感異氣。能變溫瘧。變風溫。變溫毒溫疫等證。此處致字。與序例變字無異。其謬妄多類此。

病身熱足寒頸項強急惡寒時頭熱面赤目脉赤獨頭面搖卒口噤背反張者痓病也

目脉赤。金匱本作目赤。此加一脉字。便不成文。頭面搖。金匱本作頭動搖。此易一面字。面如何能搖。試令叔和自思。亦當失笑。

太陽病發熱脉沉而細者名曰痓

金匱有爲難治三字。是此節要語。今刪去。則全節皆無謂。

濕家其人但頭汗出背強欲得被覆向火若下之早則胸滿

金匱作下之早則噦。或胸滿。今遺去噦之一證。於義似未備。

（未完）

本社啟事

本屆春季課題

辨鼠疫

漢書藝文志載五苦六辛之說顏師古輩皆無註解戴人引作五積六聚之治法然歟否歟試衍其義

仲景著傷寒論後人遂謂長於治傷寒短於治温熱其說然否

學醫人廢論

右題以兩藝完卷。願全作者聽。公舉蔡小香君値課。限四月初十截卷。三十揭曉。前列均有贈品。

庚戌夏季課卷揭曉 （村僧閱）

首藝　共收六十六卷計取十名列左（題係醫正心術論）

嚴國政 富春揚州興化人　評曰以經理詮文心名言疊至妙緒環生

邵士杰質人湖州烏程人　評曰兩兩對舉到底不懈文氣亦洗盡浮囂

王懋吉仲蓀鎮江金壇人　評曰奸醫慣技抉摘靡遺入後推己及人立達苦衷活現紙上恃愛續貂勿嗤狂瞽

胡文梓　未詳　評曰殺生求生去生益遠爲病家說法爲醫家說法喚醒迷途不少妙在切寔指陳不同懸揣

陸元復介山嘉興平湖人　評曰起筆樸茂餘亦說理詳明惟中權數語似涉幽渺

賈　鎰瑞甫鎮江丹徒人　評曰前按後斷條理井然措語亦曉暢無疵

錢祖繩杏蓀松江金山人　評曰不言正心之理乃處處是正心之法手揮目送洞燭時機

王蒞之　未詳　評曰心術爲名利所誤自是探本之論

雷應運引之松江華亭人　評曰入後歸重恕字筆意清剛題神湧現

梅舒蓴詠仙松江金山人　評曰以時醫名醫分科立論而心術之已正與否自然流露筆端

附批備卷十名如下

姜　燡　摘發醫家心病引經證史如見肺肝　趙偉菴　隨筆揮灑而於世醫心病

摘發良多　淩志雲　以學術淺陋舉止卑汚爲奸醫寫照多閱歷有得之言　周小

舟　以求學之至不至明心術之正不正目光如炬燭照無遺　朱明堂　蔵時之病得題之神　徐石生　斷制有法燭照靡遺　徐蔭椿　筆情爽利理論精詳　孔培年　詮解意誠心正確有見地　李鴻訪　立論平允運筆安詳　羅煒彤　論治心之理具有卓識

二藝　共收五十卷計取十名列左（題係三焦膀胱者腠理毫毛其應解）

陸元復　見前　評曰中學西學生理病理詮發靡遺結處歸重內經尤不失尊聖之旨

任少和　揚州甘泉人　評曰借排泄器疏解全題中西合參的有心得

賈鎰　見前　評曰引經釋經分解合解明快語直作註疏觀

張劭德壽綸　松江華亭人　評曰讀書得間見道自眞結語尤徵神悟

嚴國政　見前　評曰證據確切形容應字爲人所不到

胡文梓　未詳　評曰辨譌正誤疏解精通

梅舒夢　見前　評曰內外兼顧中西滙通

周漢舫小舟揚州甘泉人　評曰末段說理甚精不同穿鑿

凌慶餘志雲湖州烏程人　評曰體裁頗合學理亦精

韓　溥圯良嘉興平湖人　評曰味中藏經三焦通利等語題神都顯

附批備卷十名如下

余玉笙　掃去陳言獨標新諦　羅煒彤　疏解明切引證周詳　衛松年　論證論治博引繁徵是善讀傷寒論者　王葆年　詮解確當取譬的眞　徐蔭椿　頗有條理　盧育和　獨標特見持論頗清　郯煥文　反覆推勘確有見地　沈瑞孫　循題佈置平正無疵　謝子賢　綜論三焦語多精到但於本題下句似欠發明易作腎合三焦膀胱題則得矣　徐石生　理明詞達

三藝　共收四十卷計取十名列左（題係論夏月伏陰在內）

胡文梓　未詳　評曰滋陰和陽百扨不磨之論層層辨難張氏當亦啞口無言

任少和　見前　評曰解作陰精內守獨得眞詮欽佩奚似

賈鎰　見前　評曰詰題既眞論證亦確是善於讀書者
雷應運　見前　評曰鍼時立論有爲而言推解伏陰由微之顯
周漢㴰　見前　評曰末段精警得未曾有
邵士杰　見前　評曰明伏陰理主育陰法確有見地
任養和桐軒　揚州甘泉人　評曰理解透徹
李宗陶鶴訪　湖州烏程人　評曰爲陰虛陽旺說法適理達情不偏不倚
孔昭錩培年　甯波慈谿人　評曰中權陰陽維繫之理獨擅勝場
王菀之　未詳　評曰筆致書法醫理並勝

附批備卷十名如下

衞松年　指陳病象明切無訛是長於臨證者　徐石生　中多見道之言　劉邦瑞　措詞活潑　盧育和　保護脾腎一節洵属却病之原夏月之病較雜尤爲見道之語但不得預設成心偏重溫補　謝子賢　靜養預防數語深得夏月衞生之道至解

伏字義似近穿鑿　李　韶　因病制宜數語尙不偏執　余玉笙　陰與寒有別張氏之說不得據爲定論　馮菊如　立論引而未發且有脫節處　蕭新文　誤陰爲寒中張氏之毒故也　陳　奎　引證各節與本題陰字不合

末藝　共收四十五卷計取十名列左　（題係中國通都大埠泰東西藥房林立漏巵不知凡幾應設何法以挽回之）

王懋吉　見前　評曰慮周藻密法美意良治本二義尤能力透題背楷法亦工整絕倫

任養和　見前　評曰醫學與藥學相爲維繫以振興醫學爲藥學後勁立言得體文筆尤蓬蓬勃勃如釜上氣

孔昭錩　見前　評曰指陳三法確有見地理亦透闢

周灌舫　見前　評曰藥學附於醫學一段理明詞達切寔可行

趙　俊偉菴廣州新寧人　評曰以研究醫藥二種爲挽回藥界權利之策所見所言均高

賈　鎰　見前　評曰拔本塞源立法甚善痛切陳詞不愧長沙後裔

梅舒蕚　見前　評曰約分四端挽回權利洵屬切寔可行

李宗陶　見前　評曰改良藥物宜從理化入手所論極是

姜　熢　松江金山人　評曰能製特別藥品准給專利之益寔開抵制絕妙法門

陳　奎　台州黃巖人　評曰杜塞藥業漏卮仍在精研醫學足徵卓識

附批備卷十名如下

胡文梓　切寔指陳不同浮泛　盧育和　遣生出洋肄業一法似較切實　余玉笙　所擬二策具見熱心一恐啟交涉一恐滋流弊似非目前所能仿行者　張壽綸　援洋土嗎啡例施限制之法一時恐難辦到以彼藥物非盡如二物之妨碍衛生也然作者苦心自不容沒　羅煒彤　中後多見道語　盛見康　筆情爽利智識開通　劉邦瑞　言之有物洞燭時機　錢杏蓀　所設挽回之法確有見地　蕭新文　俱從表面設想於實濟上似欠講求　徐石生　平鋪直叙無甚發明

論說

惡疫論治新編（續）

第一莫慘於毒核症也

核乃四症中最慘烈者現症最多傳染最速不可不先爲之著意也然一須知其核之部位二須知其核之成毒三須知核症之脉色四須知其核有再現五須知其核有所忌六須知辨其核屬疫之眞否七須知核症之醫法

疫核出現之定位

核現之位限三部上部則現於腮下之頸項側中部則現於腋下之前下部則現於小腹旁髀亞中核之所現恒在右邊因是核由肝血毒盛而生右邊乃少陽厥陰脉絡所縮故也間有現於左者因毒溢他臟其症必倍重死亦倍速惟核症初起曾先經發寒熱者則上焦熱氣早由外感疏洩核必不現於上部此一定之理歷驗不爽者

疫核之成毒

疫之何以成此核毒者因三部原處本有津核作一身津核旋匯傳遞灌輸之所玆爲熱毒流集蟠踞核中故本核被熱毒逼漲五中熱毒並攢於此故其痛如割如刺苦楚難堪

疫核之脉色

毒核起時有由頭暈寒熱交作而起有頭暈寒熱核未即起至將死時乃起有不由頭暈寒熱其核偏猝然而起診其脉則右寸必大於左寸脉洪數而身熱作渴舌胎色作薄白粉狀或舌胎色黃而面唇並赤甚其時近心窩左側有脉速跳無倫如擂亂鼓此乃心左血房之位爲毒火焚逼熱度太過促血飛奔故現此亂狀病者之譫語由於此病者之倒床由於此現此脉者爲最兇惡能首平此亂脉愈亦最速

疫核有再起者

疫核之毒淺者祗起一核核愈不再發而亂脉雖起勢亦不甚惡若毒深者初核雖愈額心及手足四掌心尚留餘熱不退不久當復有一核繼起於前核之下繼核一起前核亦隨而再起身且復熱加前數倍亂脉亦倏起勢甚兇惡譫語倒牀險狀可駭救之稍遲害命甚速初核如愈而五心尚留餘熱勿遽爲害急製藥以防其再起可

疫核有所忌

疫核之起由於熱甚火熱甚則陰津必竭提補之固忌下瀉之亦大忌蓋提補之則陽火益熾陰津益涸下瀉之陽熱雖洩而陰津益亡常見核現上部方瀉一次者其症無救中下二部瀉一兩次還有救瀉至三四次亦必無救故現核症者於上提下瀉之藥皆大忌之惟核見下部而大便果結者尚可用增液益胃湯以瀉之若核症照法治之旣得痛息人醒身凉之後而大便尙覺結者則不妨輕用調胃承氣湯凡熱甚則必傷陰操醫者須步步顧陰爲要藥品中芪桂薑椒附子蒜頭之辛熱燥烈固不可服凡一概升上之藥亦皆禁用如升麻川芎厚朴當歸之溫升固忌卽寒凉如葛根柴胡人參雲連黃芩皆有升力服之尤足傷陰而增痛此已經徐靈胎吳鞠通許辛木三先哲言之詳禁之切矣奈世醫猶好違其誡忍悞衆生殊不可解今之刋布鼠疫類編一書藥多升品最足害人其或間有用彼方而愈者定非眞疫核也若眞疫核服其升品必不可救屢目擊之不可不愼熱當盛時凡米麵等有形之物固忌食卽治之已愈而膚熱稍未全消亦須禁食犯之必增病更忌過對時始覓醫及對時之前雖已醫而未得法

者皆不可救蓋是症過對時毒必穿臟壞腑傷陰下瀉雖有善法亦無如之何（如核在下部瀉已二次欲止其瀉可服二甲湯瀉止乃如法治之）

未完

醫案

余玉笙治驗三則

魯姓女爲陳家童養媳年十七歲。嗜食生冷。且飲涼水過多。滲於皮膚。周身腫脹。而經水已斷絕矣。此名水分。時醫以承氣湯加木香檳榔下之。而腹痛異常。四肢不用。延余診治。以手按之。其血凝而不散。擬五皮飲四物湯加桃仁紅花二味服之。腫遂消。下黑物半升許。後命常服八珍湯而愈

金君者。故友也。身體單弱。去歲六月間。患痢症。日夜數十行。腹痛作瀉。瀉後始減。排出之物不多。而色赤白相雜。診其脈沈遲無力。舌胎滑白。擬用六君子湯加枳實沉香肉桂荷葉燒飯爲引。命服一帖。痛減瀉少。改服參苓白朮散一帖。略進稀粥。病漸如失。或詰之曰。俗云痢症忌關門。覩子所用之藥。無乃不可乎。余曰。此補中州之藥。非濇腸之

品金君身弱病由飲食失調腸胃積滯痢之所由昉也不見夫甘君患痢狀況略同他醫投芎歸橘皮粟殼等耗氣破血固澁之藥痢病雖止飲食難進以致眞元虧損臥床數月兩兩相較不辨自知經曰治病必求其本殆此之謂歟。

漢上華景街張姓成衣店小孩約一歲强心火上炎肝木逞威兩目上視手足搐搦唇焦舌裂俗以急驚名之余擬錢乙之導赤散千金方之生脈散局方之二陳湯三者併用加鈎籐少許一服病去始知吮乳命其母節制飲食不數日安然無恙。

糾正

傷寒論校勘記【七續】

辨不可發汗病脉證篇

夫以爲疾病至急倉卒尋求按要者難得故重集諸可與不可與方治比之三陰三陽篇中此易見也又時有不止是三陰三陽出在諸可與不可與中也

此叔和語也。叔和既輯仲景之書復恐臨證者倉卒尋求不得要領。故集諸可與不之現象若係血熱舌應早絳尖之所以獨絳者乃小腸濕熱鬱廹所致不理濕濕何能化濕不化熱何能退斑色之不顯不化其明徵也擬宣痺湯另用通草二錢煎湯代水一劑而紫斑化作白㾦手足能屈伸加猪茯苓連進兩劑神清索食白㾦亦退數日後平復如常

糾正

傷寒論校勘記 〔七續〕

辨不可發汗病脉證篇

夫以爲疾病至急倉卒尋求按要者難得故重集諸可與不可與方治比之三陰三陽篇中此易見也又時有不止是三陰三陽出在諸可與不可與中也

此叔和語也叔和既輯仲景之書復恐臨證者倉卒尋求不得要領故集諸可與不可與方治列之篇後意亦可嘉比者竊比古人之意言仲景之書深奧難明故重集此易知易曉者以竊比於古人也又時有不止是三陰三陽者以此所集是泛論各

病。不必定是傷寒六經之病也。叔和雖妄。亦一代名流。其諸可與不可與篇。未嘗無一節之可取。且尤長於脉法。故又集平脉辨脉二篇。冠于本論之前。其後猶以爲未足。故另有脉經之著。要之諸可與不可與。以及平脉辨脉等篇。皆不專爲傷寒立論。其中精義。亦足羽翼聖經。惟行文艱澀。不能達意。而見理亦或有未明。以艱澀之筆。寫未明之理。故多牽强支離。瑕瑜並見。觀序例已見一斑。所附數篇亦然。今人誤以爲是仲景之文。爲之詮註。於其不可解者。亦强爲遷就。殊爲可笑。修園陳氏淺註刪去不錄。自是卓見。惟其書流傳已久。但置之不論不議。于彼毫無損益。不如明指其失。使作僞者。無地自容。而本論亦藉以磨光而刮垢。其近是者。則聽其與本論並存。或亦以補仲景所未備。蓋彼固亦有宗傳。未容一概抹煞。校勘之作。排沙正以簡寶云爾。

脉濡而弱。弱反在關。濡反在巔。微反在上。濇反在下。微則陽氣不足。濇則無血。陽氣反微。中風汗出。而反躁煩。濇則無血。厥而且寒。陽微發汗。躁不得眠此節語意重複雜沓。初不知其云何。令人閱之煩悶。乃彼猶自鳴得意於不可下篇重述一通。絮絮不已。而脉濡而弱三句。凡五見。其下文雖略有異同。然語意皆不可曉。歷代註家。費無數紙筆。用無限心思。終不能得一隙之明。眞是寃苦。（未完）

課藝

醫正心術論

庚戌夏課首藝一名　嚴國政　富春

醫乃性命精微之學。非慧心仁術。不足以維持。若論醫之軌範。必須正己。正己者。謂能正心明理以盡術也。間嘗瀏覽劉熙釋名訓心爲纖。謂纖微之道無所不貫。師古曰。術道徑也。心之所由也。蓋心通乎道。其合於道者爲達。術不合於道者爲無術。噫。心術兩方面與醫學大有密切關繫。詎不重哉。然天下之人所重者生也。生之所繫者醫也。醫之所切要者心理學也。心理學者。爲術之作用。而求其原理者也。心與術合則爲達道之人。理與心違則爲無道之人。大學言心正而後身修。殆即此義。夫心之原理。心爲體。術爲用。如舍體而恃用。其術必不精。有用而無體。其心必不正。是必正以處心。明其體學以達術利其用以此養身則壽以此治國平天下未有不昌大者矣人惟一心操之則存放之則失天地以生物爲心而吾身以天地生物之心以爲心自古興亡治亂之機皆由於心之存亡豈獨醫之正其心術也哉設有術精而未正其心吾當效越人剖魯公扈趙齊嬰之心投以神藥易而置之豈不快歟

以經理詮文心名言疊至妙緒環生 村識

三焦膀胱者腠理毫毛其應解

庚戌夏課次壘一名陸元復 介山

人身藏府經脈肌肉皮膚各有相應之理或以膜相連或以氣相求其中感應之微有條不紊雖所處部位遠近不同究之表裡陰陽相維相繫莫不有息息相通之妙三焦者少陽也少陽主半表半裡故腠理其應也膀胱者太陽也太陽主表故毫毛其應也然三焦一府前人解說固多或謂有形或謂無形聚訟紛紛莫衷一是祇得以如霧如漚如瀆描寫三焦之虛神以定三焦之名位而眞實所在終恍惚而難憑今得東西各國實行剖視始知三焦確有形質凡腔內之網膜網油皆是也腠理之間充塞網膜網

膜內連網油網油下接腎系腎系即輸溺管也是三焦之於腠理以膜相連觀於此而尤爲可據矣至於膀胱本有經府之別乃東西醫不分六經祇有六器故稱膀胱爲泌尿器然但曰泌尿器似與毫毛無甚關係雖毫毛根腠理腠理根三焦三焦轉遞於膀胱內外交通間接可達然拘形迹以實驗終覺層層間隔影響未免模糊不知其府原專司便溺無涉於毫毛而其經則能統一身之營衛以禦外界之風寒毫毛受邪膀胱與有責焉是猶肺臟之內司呼吸外合皮毛以氣相求同一理也故仲景著傷寒論雖分傷營中衛而風寒之受自毫毛者即以膀胱之太陽經名之及治雜病則金匱先講腠理謂腠者是三焦通會元眞之處理者是皮膚藏府之文理也由此言之則仲景之傷寒金匱已將三焦膀胱腠理毫毛示人以受病之道路授人以治病之法門果能卽其全書悉心研究自可觸類以旁通雖然此特區區一孔之見強借病理以分解其應耳若靈樞所云三焦膀胱者腠理毫毛其應重在發明生理故以腠理毫毛統應於三焦膀胱也蓋三焦膀胱皆腎所合無論腎爲水藏膀胱爲水府三焦爲水道皆有分泌

之作用排泄之機能第觀腎寓命火三焦亦具相火能助氣化以敷布衛外之陽揆之新學即所謂體內燃燒以調節體溫是也其論燃燒之力謂與時令寒暖有反比例時令寒則燃燒力强故尿多而汗少時令暖則燃燒力弱故尿少而汗多此即冬月伏陽夏月伏陰之義也執是以解非特於三焦膀胱腠理毫毛之間能得其相應之理由幷可藉此理由以證其相應之狀態觀外部之構造而內容之組織可想矣縱古昔時代未如今世界解剖之精然岐伯以腠理毫毛之厚薄疏密應三焦膀胱之緩急直結設當時未經目覩其所言焉能如是之鑿鑿乎抑豈憑虛理想悉從懸揣而得乎苟從懸揣而得何以與東西學說隱相符合乎可知中西醫學無異製器形雖不囿於方圓法究莫逃乎規矩其名或異其本終同也余因是而有感矣夫三焦即油膜處得以實膀胱有經府實難廢虛虛實谷有所宜學者當自理會余故以不求甚解者解之敢陳鄙陋敬質高明

中學西學生理病理詮發靡遺結處歸重內經尤不失尊聖之旨　村識

本社啟事

特捐申謝

前承蔡小香君贊助公報經費五十元馬逢伯君十元徐小圃君十元甘少農君五元林渭川蔡雲卿黃杏卿三君各二元又王雨香胡夢橋朱堯臣陶寅康汪利生周惟明諸君捐助公報刊費各一元合併申謝以誌 高風

投稿諸君注意

報界通例。所收來稿。凡經別家登出者。己成明日黃花。例不選錄。本公報忝爲首創八載於茲。遇事必精益求精。選文更愼之又愼。滄海遺珠。雖知不免。然或爲時期所廹。或爲篇幅所拘。來件果佳。詎忍割愛。所差者遲早間耳。我醫界因陋就簡。黑黯有年。自得本公報鼓吹之力。差幸醫智漸開。醫風亦漸振。熱心同志。知以公學爲心者。尤不憚肩鉅負辛。蹕織醫報。藉爲我人研究之資料。厥功偉矣。先哲有言曰。莫爲之前。雖美弗彰。莫爲之後。雖盛弗傳。本社披誦之餘。亦深爲醫界前途額手焉。維是學術固貴公同。報名顯然各立。選刊之權操諸公社。撰寄之權任聽個人。爲劃清界限計。敬以一言奉約。嗣後投稿諸君。無論大著已登未登。凡承惠本社者。幸勿再錄寄別家。其已交別家之件。亦幸勿混投本社。是則作者既有所專歸。而本社亦可無餘憾矣。謹佈腹心。諸維亮察。

曰叟再誌

社友題名

湯德字逸生江蘇蘇州府長洲縣附生年三十四歲現住角直鎮

王潤霖字純齡江蘇松江府婁縣人年二十三歲現住松江西門外誠濟祥藥號

論說

論温病

黎天祐庇留

內經云。冬傷於寒。春必病温。又云。冬不藏精。春必病温。又云。先夏至爲病温。後夏至爲病暑。是皆言温病之原因。及温病之時候。而温病見症。未有指出。宜庸妄之吳鞠通有温病條辨之作也。蒙故曰不讀仲景書。則內經未有著落。傷寒論云。太陽病發熱而渴。

不惡寒者爲温病太陽病指頭痛言凡太陽爲病以惡寒爲綱此獨不惡寒而渴爲温病之的症其頭痛發熱者太陽公共症也當認清頭痛發熱渴不惡寒四症多一症則非温病少一症亦非温病此症爲寒邪久伏醖釀成熱治法宜清凉以泄內熱寒散以解伏邪一切麻桂温散之劑俱犯發汗風温之禁乃温病條辨首列桂枝湯誣仲景以此治温病何狂謬若此至於條辨全書之作閱者謂其可與傷寒論並峙何一盲引衆盲也傷寒論者六經萬病之書也其中風寒燥火濕熱六氣俱有見證俱有主治太陽篇第六節已明指出温病見證及誤藥風温變症雖未出方然三百九十七節書無方者多耆讀者自能方外有方書外有書所謂活潑潑地非若後世庸劣印板方書也蒙二十餘年所治温病應手卽愈必認清温病見症不外用凉散之方斷難錯半點燥藥彼條辨所列實則六經各症乃盡認爲温病又增多暑温濕温冬温種種不通字樣噫鞠通爲仲景一大罪人後之無識者從而和之今日醫士互相藉口於是非温病而誤指眞温病而誤治殺人如麻何不將傷寒論細玩痛自猛省也蒙故曰宋後諸家書其

支離背謬當以温病條辨爲最無他各家俱未入仲景門無怪動引內經而多誤彼吳鞠通者宋元後之代表亦宋元後之罪魁也最可駭者近日更有以瘟疫惡核之瘟而濫引温病條辨作證無知妄作一至於此獨不思温病之温爲六淫正病瘟疫之瘟爲惡毒奇病乎因論温病治法特及之有志之士當知所從事也

論神昏

戴祖培 穀孫

有病神昏而自言無痛苦者此病之最危最險而難治者也夫神昏因與胃實之發狂不同而就中又有虛實之辨其辨正在知痛苦與不知痛苦知痛苦者爲實其病在血液其治在心其藥宜芳香辛竄不知痛苦者爲虛其病在神經其治在腎其藥宜甘潤鹹寒蓋人之知覺運動關係神經亦關係血液神經每起一種作用必血液流湊而効力始顯故神經病血液病皆令人神昏病在血液者因邪熱蒸熬炭酸壅聚而不散鉛毒阻遏而不行此正秦越人所謂陽脉下遂陰脉上爭之候破陰絕陽上下紛亂由是不聽神經之命令而自起野蠻之舉動或譫妄或痙厥或癱臥或罵詈不避親疎或歌

哭如見神鬼顛倒昏狂難以理喻然必有時呼叫呻吟自言痛苦夫痛苦之在身惟神經知之今知痛苦是血液病而神經未病但神經之命令不行故昏亂耳若神經一病則知覺胥泯並有不知其疾之在體者問之則似應非應呼之則似聞非聞言雖譫妄而有時甚清身雖癱瘓而有時狂亂此正神經受病中無主宰之候雖痛苦萬分咸自以爲無痛苦人見其無痛苦也以爲易治不知此乃神經虛極十難全其一二者也止病血液而不病神經者芳香通竅無不應手而愈惟兼病神經則爲內潰大勢已危難以救藥神經非他即腎所生之元精是也神經之白質灰白質皆由元精組織而成元精耗竭生意已漓故較血液病爲難治血液之病當治心心爲血液之源神經之病當治腎腎爲神經之根牛黃丸至寶丹之屬皆通心氣以流暢血液之方葉氏加減復脉諸法則滋腎精以榮養神經之治同一神昏而心腎之治迥別醫者不可不究心焉

論痙

顧培 菊屏

夫痙者強直反張之象也考經云諸痙強直皆屬於濕金匱曰太陽病發熱無汗反惡

寒者曰剛痙。發熱汗出而不惡寒者曰柔痙。此明言痙之初起必由太陽而發。以太陽主一身之表。其脈起於目內眥從頭下後項連風府行身之背並循督脈而行。故痙之見症。必有頭項强急口噤背反。其所病之位皆經脈所過之處。剛痙無汗以表實也。柔痙有汗以表虛也。表實者邪不能出。表虛者邪即能入。此得之於外。而有餘者也。又曰太陽病發汗太多。因致痙。蓋太陽爲腎之外府。若太陽之邪過于發汗。以致津液外脫。則少陰水虧。木少敷和。遂致燥而生風。風生則傷筋。筋失血養。而亦成痙。此戕伐於內而不足者也。又曰風病下之則痙。蓋太陽之接壤。即是陽明。若太陽之邪。誤於攻下。以致陰亡陽亢。則陽明土燥。土失培化。則變熱。熱盛則灼筋。而亦成痙。此又涸竭其內。而不足者也。既言風寒在表之有餘。復言汗下傷陰之不足。仲景於此可謂反覆推詳。補瀉之法流露言外。何與內經皆屬於濕一言以概之。意大相懸異歟。於以知內經爲萬世之規模。仲景乃發明其餘奧。吾見夫濕傷寒水而痙起於濕寒。濕鬱生熱。風淫火熾而痙起於濕熱。寒熱懸異。而其濕則一。殆如所謂屬者歟。夫至濕鬱生熱火熾風淫其脫液傷津亦所必至是內經不言燥而言濕言濕而燥已囊括乎其中直曰皆屬未可謂過若能干內經之模範乃仲景大而化之之意推廣其義則產後去血過多孤陽無依大傷衝任督帶奇經之脉以致反張强直口噤拳攣小兒之體稟賦盛陽陰分未充重感外邪以成急慢經風噤口不語諸症無不在先聖後聖範圍之內也神聖之道豈可以一管之見而謂已得其精義也哉

論夏月伏陰在內

本社義務編輯員戴穀孫擬稿

方書言夏月伏陰在內此語不知創自何人實治暑之要訣也丹溪解之曰此陰字有虛之義不得作陰冷看妄投溫熱景岳又引內經陰主寒之說駁之解伏陰爲虛寒內伏且引井泉冬溫夏冷爲喻予按丹溪之說既非正解景岳之說尤爲悖謬蓋此陰字指陰精言伏者潛藏之義其意蓋謂治暑熱證當保全其潛伏之眞陰也經言陽爲陰之使陰爲陽之守陰陽之道互相爲根夏月陽浮於外而不渙散者恃此潛伏之眞陰以爲之根也如煎水然薪燃於下氣騰於上水不竭則氣不盡氣陽也水陰也氣根於

水。陽根。於。陰。也。夏月伏陰在內。故雖六陽之氣。一時發越。大汗淋漓。而斷不至亡陽也。若眞陰虧損。不能接濟於內。或七情煽擾。不令潛伏於中。猝感于邪。則陰隨陽升。漸漸乾滅。陰亡而陽隨之矣。故夏暑燠蒸。流金爍石。而人得以安生者。豈非賴此伏陰之調護。與知此理則知治暑熱證。當步步照顧伏陰。不令隨陽氣以升騰。便是握要之道。丹溪詮釋不明。故致疑于世。景岳駁之。則又乖其義。而滋流弊。雖夏月間有寒症。需附桂薑朮者。亦要顧其眞陰。而斂陰。即所以維陽。觀古漿水散之用酸漿水煎冷香飲之用水浸冷飲。未嘗不照顧其伏陰也。奈何解伏陰爲伏寒。欲以辛烈耗散之耶。至井泉之喩。則尤未當。蓋井泉之冷煖。不隨時令爲變遷。特與地面之冷熱比較。故反覺夏冷冬温耳。景岳又烏乎知之。

中國通都大埠泰東西[illegible]房林立歲計漏卮不知凡幾應設何法以挽回之

本社義務編輯員林先耕擬稿

中國自通商以後。自外洋輸入者。以藥品爲一大宗。當此利權外溢之時。亟思設法以杜漏卮者。莫如速立製藥廠。此固、夫人、而能言、之。顧立製藥廠。其器械材料。仍必取自外洋。且必請藥學專家。實行化驗。此事非一蹴可幾者。況今醫學尙在幼稚時代。安能藥學遽造於精微。古者藥不入市。必醫家自取而備之。後世醫與藥分而爲二。藥肆製藥。悉本前人所傳。固守成法。不喜變更。至於今番藥盛行。惟有束手待斃。將利權付之他人而已。自恃中藥。萬不能廢。而其利日減一日。奈何是非改良製藥不可。然犀角始用鎊片。一變而爲磨汁。再變而爲研粉。石斛始必杵煎。一變而爲寸斷。再變而爲切片。諸如此類。皆一二名醫所提倡之。而一再改良者也。故今日藥學振興。非醫家提倡不可。醫與藥當聯爲一氣。設藥學會。以發明性質。責在醫家。設藥品陳列所。以供醫研究。責在藥業。大凡中土藥品。講求飲片。他如丸散膏丹。藥酒花露。亦有特效。專賣之品。而醫家所用。類以湯液爲主。故飲片爲一大種類。觀泰東西之藥品。無非藥水藥丸藥粉藥酒藥油藥冰。便於服用。利於取携。以少抵多。治法簡捷。取精去粕。效力加增。金雞納係植物之品。吾國患瘧者。久受其賜矣。西醫何以不爲飲片。而製之爲霜。卽此一端。已可概見況乎黃連大黃用每研粉草麻巴豆搾而成油薄荷可以爲冰鐵質可以爲酒返而觀之吾國藥品浸泡而切之烘曬而儲之及配合成方納之罐中汲水取火而煎之知原質改變分子飛散藥性之一減再減所得幾何其藥之頭尾則炒燥而磨爲末以成丸散其藥味複雜往往有多於煎方者每丸一錢以命分之法計之各味能得幾許而況乎藥味炒枯性質已變藥末粗糲腸液難消此事流弊滋大人苦不知中外比較眞有相形見絀而自歎弗如者吾非謂中土之藥無一可以比於東西也如六神丸珍珠丸蟾酥丸行軍散保赤散之類加工製造方且競稱於世界而獨至藥非珍貴之品則製造不良令患者服之滿腹藥渣而已不獨放棄利權抑亦諸多隱患當此西醫西藥流入中原若猶不自改良則是甘就於消滅吾是以有精製丸散改變湯液之議未始非今日挽救漏卮之一策也彼習西醫而用西藥者蓋亦不知自量也已

惡疫論治新編（再續）

疫核眞僞辨

生核之部位平時原有小核隱於內以為一身血液旋匯傳遞之作用身有熱毒多先於此留滯逼令本核漲大故無論常熱疫熱皆能起核其平常之熱核起於上部者俗所謂蠔腮又所謂鮓腮是也中部者俗所謂挾茄下部者俗所謂落騎經花柳場中所染熱毒而成者為橫痃為便毒此數種症雖為常熱核然熱甚者亦間有作寒熱作刺痛作讝語作膿爛始終如疫核但診之則左寸大於右寸若眞疫核則右寸大於左寸務宜細辨如辨之不確卽用本書所集之方治之亦妙兩無所誤何必用他升品之藥許楣先生論治癰疽亦戒多用升品況此核之由溫疫來者夫溫疫之熱起於上焦手太陰此病既在升位復從而升之是安有不重傷其陰者陳修園論治疫仍主用九味薑活人參敗毒防風通聖諸升品湯好違前哲之誡願知者勿為所惑

疫核治法

疫核由極熱而成故此症無不傷陰若核起過足一對時以及見瀉多次者多不可救以時久則毒穿臟瀉多則陰液竭也別症傷陰可用人參療此症斷不可用人參以人

參尚有升力故也。又不可多用苦寒湯劑。然熱盛甚。不多用苦寒湯劑。何以勝其熱。若多用苦寒湯劑。熱熄矣。然湯劑餘瀝。尚有留於臟內。斯時無熱承當。則必進而傷其陰矣。故治此症。從吳鞠通先生法。徒頻多服湯劑者皆無效。（僕計之熟）乃以質輕味重之藥品。製爲藥水。名之曰勝毒飲。服一小杯。可勝湯劑之一大鉢。斯熱退而餘瀝不留。能使陰存無恙。至爲盡善。且此藥水非獨能清熱解毒。更能逐穢殺蟲。然專恃內服而不助以外治。仍慮症愈遲。則服藥多。尚有傷陰之慮。故復製以平亂膏。由外敷之。以助其減熱解毒之力。復加以按摩法。以運動其筋骨血管。勿使熱氣積毒凝滯膚中。則症愈乃速。然核痛止矣。身熱除矣。核形必再加大。斯時臟毒已清。不用驚駭。亟以消核膏貼之。不過一旬。自然消滅。若不知貼此膏。則核成一巨瘡。漲膿潰爛。至其核脫下。大傷元氣。誤至此時。則宜服大補託湯。外摻去腐生肌散。蓋以琥珀萬應膏。不過半旬。自平復矣。

治核內外服用法

核初起而發寒熱者可先以桑菊飲合加減普濟消毒飲銀翹散三劑合爲一劑煎作二碗分三次服先服半碗探喉吐之以去毒痰卽接飲半碗勿吐隨依法服以勝毒飲所賸湯藥一碗隔兩時服完之勝毒飲亦須依法服之其不發寒熱而直起核者但用加減普濟消毒飲合銀翹散煎服可也卽合桑菊飲三劑同煎亦佳而勝毒飲及外治平亂膏亦須如法齊用但湯劑限用一二劑方可切勿多服而傷陰愼之（未完）

醫案

賈瑞甫治驗二則

僕不業醫而酷嗜醫籍故遠近之知僕者恆以醫之疑難來質問已酉冬有一婦人年四十七八歲陡患小便不通證其夫略知醫謂責在膀胱以利水之劑治之不應商治於甲醫甲醫謂責在肺引喻氏言凡物有肺者有尿無肺者無尿以宣肺之劑治之亦不應其夫與甲醫之技窮矣同來商治於僕僕曰曷不從肝臟施治乎經云肝主疏泄而於婦人尤有密切之關係蓋婦人以肝爲先天也補中益氣湯重用歸身加入川芎

以治之。一劑果通。僕閱黎君開端簡章以紀神效為社友應盡義務爰不揣謭陋。謹錄之以備採擇。

僕二第服買於滬。染煙癖六年。納寵妾二人。陰虛所不免也。明詔禁烟疊頒由正月以來。服林文正公戒烟加味丸。（原有炮姜、藥肆再加肉桂鹿茸等味、）按此丸於陰虛者殊屬不宜。適二月間雨雪交加。外寒束其內熱。以致發熱惡寒舌苔厚膩渴不多飲煩懊不眠此葱豉證也而醫以三仁合半夏秫米湯治之諸恙未減鼻衄。轉增易一醫治之以苦辛鹹寒之青蒿鱉甲飲。惡寒去鼻衄止反覺熱勢連綿汗出熱解。繼而復熱。再易一醫謂春溫挾濕證欲清熱則遏濕欲祛濕則礙熱顧此失彼證勢危險。擬宣肺氣為主。淡滲佐之。方用梔豉湯加牛蒡子、連翹殼、雞蘇散、茯苓皮、枇杷葉、淡竹茹。冬瓜皮二兩煎湯代水。疊請診視不外原意出入。證延二候有餘。舌膩而乾。口渴引飲。汗如雨下。小溲全無。大便溏解。二妾懼召僕赴滬。比僕至熱毒上行矣。喉痛。上腭痛。舌尖痛。口甜。僕診其脈。濡小而數。觀其舌厚膩而黃。察其起居頗類百合病。細繹其證。乃服戒烟丸。積温成熱。積熱釀濕而然。第此濕非固有之濕。專從熱治。則濕自安居無事矣。不然。風木司令。濕從何來。方用仲景甘桔湯。加川百合、金石斛、金銀花、細木通、淡竹葉、佩蘭葉、冬桑葉、枇杷葉、鮮梨皮、綠豆皮、西瓜翠衣。連進二劑。諸痛定。口甜退。舌苔宣化。小溲清長。惟剩午後潮熱。黎明盜汗而已。僕思先賢有言。虛火可補。改用西洋參爲君。以川百合、北沙參、川石斛、抱茯神、浮小麥、黑穭豆衣、生穀芽、橘白、枇杷葉、青蒿佐之。又進二劑。餘恙霍然。經云。診病不問其始。何病能中。是役也。僕一眼注定戒烟丸用藥。故奏效若此。質諸有道。未識以爲何如。

楊燧熙治驗一則

庚戌秋。鎮江城內中街呂氏女。患疫病。故其毋悲哀動中。臥床不起。延西醫某診斷。目爲不治。家人不忍坐待其斃。雜藥亂投。最後邀予一決。入其室。姜葱酒味逼人。察其症。神衰息細。自汗怔忡。吐利清冷。脉弱肢冰。渴不欲飲。腹痛喜按。螺癟爪枯。胎現紅色。滑潤有津。予曰。曾服他藥否。答以俗傳痧藥徧嘗矣。予曰。舌上之紅。苔受丹丸所染也。良由體質素虛邪氣乘入悲則氣消正氣更傷宜急健中氣爲主經云中氣不足溲便爲之變腠理開汗大泄切忌芳香丸散先飲以稀糜納而不吐予喜其胃氣尚存繼用獨參湯頻頻溫服汗漸收肢漸溫連進大劑溫斂諸恙悉減惟少食不寐小水不暢後以六君桂澤芪秫姜棗扁豆穀芽遠志合歡夜交歸芍木香等味出入互用更仿內經七情制勝之法迎機向導旬日竟奏全功凡遇重症我輩均宜盡力救治切勿畏難苟安爲同志勸若云借謗西醫則吾豈敢

章程

創立南潯醫學會簡章

一本會發起在南潯一方面故命名南潯醫學會稟請　分府劉牒移　府縣樹案

一南潯鎮麗於湖郡湖既設有醫會本會雖南潯獨立不啻湖屬分會倘湖會特別集議本會應舉代表赴會以表同情推及本省暨各地方醫會亦然丁此群雄角逐凡我同胞幸毋秦越

一本會志在改良通中西之鄙不敢狃於積習惟棄瑕錄瑜一以注重國粹爲宗旨
一本會會所暫租南栅廣惠宮北首邢宅逢九日期集議俟規模粗具再行擴充
一本會公舉會長一員總理會務書記一員主會中文牘函件會計一員主會中收支欵項庶務二員主會中一應雜事現在均係義務俟辦有成效量經費而給薪資
一本會首定入會費一元暫作會中零費俟成立後再籌常年經費以冀擴充
一本會儉於才尤儉於財若醫學報醫學堂治病院並圖書彝器等俟籌有經費次第施行現在先於會所逢五十期訂定四人試行輪流施診各盡一分子責不願者聽
一施診期會員有事不到或請庖代應預先關照以昭信實
一本會逢期施診除外症敷藥外現因經費未充暫不施藥所有本鎮施藥局聯單仍照向例就診概不越俎
一施醫期及各會員平日臨診遇有離奇病症無論已否治愈儘可到會研究集思廣益惟是其所是非其所非以理解無柄鑿爲主證之以書亦不得偏執新舊
一治病固操於醫而病家於居處飲食不慎醫亦難神其術故本會成立後擬續設衛生宣講所
一同道有未經入會倘願入會贊成本會不勝歡迎無限區域

一會外志士倘熱心贊助或代爲廣勸本會一概歡迎推爲贊助員及名譽員

一過渡時代醫學程度原知不一凡有研究不敢苛人所難惟期實心實力破除成見會員相遇無論在公在私以愛敬二字爲唯一主義

一各地來往函件公議由育嬰堂金厥聲君處暫爲收發

一本會章程倘隨時變通須會員過半數認可

發起人金厥聲李嘯雲李鶴訪蔡忻伯張雲谷宋穀宜公訂

來件

乖魚毒

庚戌十月朔下午八分鐘有吳姓與邱姓共食乖魚。卽鮭魚。至十二分鐘。吳姓舌捲囊縮。筋骨麻木。舟人誤認酒風。買藥冲服。昏迷愈甚。初曉。急尋魚戶求藥。以甕菜絞汁灌之。弗效。舟人懼。急舁回家。延醫。醫甫至。吳姓已斃。而邱姓適發。急將蓖蔴油灌之。大下黑血水三四次。其人暫甦。幸而不死。魚形似蝌蚪。皮色有青綠。大小不等。肉脆味甘。誤食皮臟。流沫昏迷。誤食膏胆。如此斃命。乞懇詳救治而登公報。是禱

漳州石碼醫學社同人公叩

勘誤

一百三十八期四頁傷寒論辨第一行四日太陽陰字誤作陽第十行太陽表實實字誤作處第十七行則不獨獨字誤作猶五頁論微胞第八行發育育字誤作肓一百四十期首頁題名錄用直鎭用字誤作角二頁論温病第四行温病條辨辨字誤作辦三頁論痙第五行又曰曰字誤作日第七行筋失血養失字誤作夫

述懷偶咏（步張君筱村原韻）

事防覆轍行還止心悟前非熱亦寒舊雨不來新月上幾回惆悵幾回看○中西醫學鬧分科漢派潛移痛若何頂祝同胞全國粹研將舊法試新疴　（曰叟）

社友題名

裴巨濟字用舟江蘇常州府武進縣人針灸科現住南京珠履巷督糧廳左首
陳仰尹字畝莘浙江寗波府鄞縣人年四十歲花翎同知住大來綳
張學海字頌清江蘇太倉州寶山縣人年六十六歲現住上海中虹橋老三官堂對門

顧　藩字霖舟江蘇松江府上海縣廩生年三十九歲住小南門外南倉街

論說

論細菌

戴祖培穀孫

內經生氣通天論曰自古通天者生之本本於陰陽天地之間六合之內其氣九州九竅五臟十二節皆通乎天氣其生五其氣三數犯此者則邪氣傷人此壽命之本也蒼天之氣清淨則志意治順之則陽氣固雖有賊邪弗能害也此因時之序故聖人傳精神服天氣而通神明失之則內閉九竅外壅肌肉衛氣解散此謂自傷氣之削也陽氣若天與日失其所則折壽而不彰故天運當以日光明

培按此段大旨言人身生理全賴天日之陽舉六合九州之人其九竅五臟十二節無不以吸受天日之陽爲壽命之本逆之則賊邪傷人順之則神明而壽夫所謂賊邪者何所指耶吾意必確有一物足以戕害生命者必非泛論八風之邪六淫之邪而茫無指實也嘗攷東西洋學說有所謂細菌者此內經所不載中醫所未詳然觀此段經文

言天氣清淨則賊邪不能害又言天運當以日光明天氣也日光也其力足以消滅細菌者也今論賊邪而亟亟以天日爲言然則所謂賊邪者雖未明指爲何物而吾竊疑其所指者必是細菌細菌非目力所能窺故混稱爲賊邪內經言賊邪處甚多賊邪雖不專指細菌而細菌可以賊邪二字該之此處所云賊邪正是細菌故有藉於天日之陽以消陰翳之毒也石之有苔屋之有遊非在在處處而有之也惟卑汙之地背陰之處空氣所不達日光所不到乃始見之否則不能生長而蕃植細菌之於人身何獨不然今夫坱然太虛之中幾無往而非細菌所充塞野馬也塵埃也生物之以息相吹也其勢力之伸張蓋自古而然矣加以風氣之傳送蠅蚊之媒介一呼吸一飲啄而卽不勝防一握手一接吻而卽能傳染悠悠塵世幾不可以一朝居然斯密亞丹之言曰人之居養至爲繁殊有灼然必傷之程而或冒由之以無罰者蓋人身盛壯之時其中生生之機自然有以相救而不自知雖起居飲食稍有乖宜其害不皆見也夫所謂生機者果何在耶何莫非鮮潔之空氣美麗之陽光有以煦之嫗之蒸化而摶翕之耶人在

氣交之中。日與微生物爭戰而得以幸脫而無患者。賴有是耳。今之講衛生者。首以吸氣納光二事爲重要。揆諸生氣通天論之旨。無一不合。故吾有取焉。

辨鼠疫

本社義務編輯員李雲年擬稿

鼠疫一症。前曾發現於閩粵濱海之區。爲最劇烈之傳染病。溯查中國醫書。夙無此症之名。殊尠良法。類皆委諸命數。如商埠都邑。嘗恃西醫爲萬一之希冀。若鄉僻與貧病。則亦不堪聞問矣。近年以來。東西洋醫書日漸輸入。頗資考鏡。所載調查世界傳染病有四十餘種。而最劇烈者有八種。然八種中之百斯篤鼠疫居其一也。近聞北方一帶蔓延甚烈。由是輪船交通之處。相率嚴防、雲年濫竽醫界。弇陋自慚。因悲同胞遽罹疫厄。謹以管窺之一斑。徵諸東西醫書備列病情治法。及中藥曾經試驗之特效成方。以便鄉僻貧病。按法療治。庶於是症獲微末之裨益。故不揣鄙俚。而作芻蕘之獻也。

一病名　此病十數年前曾發現於福建省。土人名曰老鼠瘟。以鼠先瘟斃而後人瘟也。閩人曾覩此病者。偶爾談及。瞿然色變。幾有談虎之概。亦可見是病之劇烈矣。纔流行於廣東省。土人名曰惡核病。言腋下股下頸下常現腫核。為此病之異點。曰惡核者。指此現核之病。其轉變多凶惡也。西醫譯為黑死病。想以意譯。殆為死後身黑乎。東醫譯為百斯篤。想以音譯。取其近似耳。以上四名。雖各不同。然視為極重極篤極危險之傳染病。則一也。江浙地方。未經傳染。幾何不河漢視之也。吾今正告之曰。此病一被染。及十人中常死七八。不下於爛喉痧。瘟螺痧。尤吾人所當注意者也。

二病狀　初起卽發大熱。頭痛不堪。目眩神暈。心煩口渴。遍身倦殆無力。時有嘔吐腰痛。及顏面蒸紅。眼多眵而赤。皮膚灼熱無汗。脈洪數。每咪呢可達一百二三十至。繼則有發腫核者。亦有不發腫核者。終則狂躁譫語。及脈息細數無力。虛脫而死。

三中醫病源　中醫書籍內。未見載有此病。不能明其源。唯廣東有惡核良方一本。亦祇載治法。未窮其源。但云此病未發現以前。鼠必先斃。又曰見有羣鼠渡河。口內啣草者。即此病之預兆。乃亦僅知病源於鼠而已。

四東西醫病源　東西醫於各種傳染病。均刺病人鮮血一滴。以顯微鏡窺之。見有各種細菌。有桿狀有球狀有曲狀。種種不同。染以標本。呈色亦復各異。以此為各種傳染病之確據。此細菌又名微生物。常著有人生與微生物交戰論。載在格致彙編。此法勘病。確見其源。已為各國所公認。鼠疫之細菌。雖存於鼠身內。而所以能傳染於人者。則以跳蚤為之媒介也。蓋鼠身跳蚤最多。蚤噬鼠血而茹細菌。蚤復噬人而吐細菌。一茹一吐。而細菌乃入於人身血肉矣。潛滋暗長。不過數日。人即發病。此東西醫以細菌為鼠疫之媒介也。

（未完）

惡疫論治新編（三續）

疫核製方列後　方中錢兩與原方或異不必相訶皆參訂妥當屢試不差切勿再改

桑菊飲　北杏二錢去皮尖打碎　連翹一錢伍分　薄荷葉八分後下　冬桑二錢　杭菊一錢　苦桔梗二錢

鮮蘆根二錢若無蘆根以茅根五錢代之亦可　甘草八分　水二碗。急火煎至一碗服。

訣曰　飲稱桑菊用翹荷。杏桔甘蘆效最多。

加減普濟消毒飲（原方普濟消毒飲有雲連黃芩川朴葛根等升品茲並減之加入熊胆一味故云加減普濟消毒飲也）

連翹二錢　薄荷八分　馬勃三錢　殭蠶二錢　牛蒡子三錢　銀花五錢　桔梗二錢

甘草二錢　藍根三錢　芥穗一錢伍分　花粉四錢　元參四錢　熊胆一錢後入和溶

水三碗。煎作一碗。和熊胆。候溶服此方凡毒瘡及平常熱核用之皆消。

訣曰　消毒翹銀桔馬蠶。荷熊參穗草牛藍。

銀翹散　連翹三錢　銀花三錢　苦梗二錢　荊芥穗一錢五分　薄荷葉八分　甘草八分

淡竹葉二錢　淡豆豉一錢　牛蒡子二錢

共九味。搗作粗末。先煎鮮蘆根濃湯。取一大碗。下藥末六錢。再以急火煎之。聞香味大出。即傾出乘熱飲之。此上焦藥。以苦香之味爲用。勿過煎。過煎則味失力薄。此原方之法也。若合桑菊普濟消毒而煎。則毋須搗末合用。重見之藥。則減除其十分之三可也。

訣曰　銀翹爲散並荷甘　梗竹牛荆豉共參。

勝毒飲　正陝西牛黄三錢研極細末黄如蛋黄者可用若瘀血者勿用　冰片三分研細　正熊胆四錢正者其味最苦取塗掌心舐掌背覺苦者便佳否則勿用　正犀角二錢其角底起蜂巢小孔以氣吹之通透角巔之外者佳　正羚羊角二錢角色白潤而角尖作勾形佳色黄明者非　正川射香四分其質潤須牛黄合研乃可

水四碗。先將犀羚二角。煎至二碗。以小酒杯取犀羚湯二十杯。把上藥末熊胆等和至溶勻。當惡核初起。先服加減普濟消毒合桑菊銀翹藥一劑。歇片時許。乃連飲此藥水三小酒杯。餘則隔半時飲一杯。自能深透血管絲絡之內。解毒而殺蟲。用此勝火毒而不傷陰。最爲善法。飲此藥者。於毒核過對時。雖昏迷已甚。用之亦醒。但毒已穿臟絡。不可挽。徒喜一時耳。歷試皆然。

訣曰　勝毒犀羚片與熊。　射黄加入殺瘟蟲。

平亂膏　大黄一斤八兩　黄連八兩　黄柏八兩　朴硝三斤　荆芥穗三兩　薄荷葉一兩

共爲細末。用冷水開作微稀膏。如麻糊狀。用五兩。餘團置於亂脈處。其餘手心足心額心亦各以二三兩而團置之敷畢以手候之如熱透膏面亟去之再團敷以新膏仍候熱透如前易之如此三四易則病者必言膏冷難當乃撤去膏以手候亂脉斯時亂脉雖定仍須候四五分鐘數如亂脉果不復發則不用敷膏如亂脉稍稍復起則速復敷膏至亂脉果不復作方止用此敷法雖病者倒床狂譫危急之極不過一兩時久其病若失其人立起此法係由西醫薹冰悟來但冰之性不能解毒而凍力且太猛銳以此施之如熱極之甑猝投以冷水則甑安能任之而不裂也係製此膏性凉而解毒其力不猛銳徐徐然以減其熱又聽病者言不能當其冷矣則亟撤之以免冷甚脉凝之害非如西醫薹冰限以鐘數任其人之號寒而不撤也然西醫此法甚高稍爲更變即見神妙亦不能沒其創始之功者故詳記之此膏之料須先預造恐臨時乃造尙帶火氣取效有不甚神若猝然未備於藥店購取三黃散代之亦可但須以朴硝對半和入用之此膏依法可除一切大熱

訣曰　平亂三黃芥與硝。　薄荷同末水開調。

解毒膏　取平亂膏之料。以勝毒飲調作膏。每取一檳榔子大。先敷於疫核上。再用冷水開成之平亂膏一茶杯之多。蓋其上。膏將乾則換貼新膏。以核痛已止。身及手足各心涼定。乃易貼消核膏。

訣曰　解毒膏原平亂膏。　代開勝毒奏功高。

消核膏　製甘遂二兩　紅芽大戟二兩　生半夏一兩六錢打碎　麻黃四錢　朴硝一兩六錢　殭蠶一兩六錢
白芥子八錢　藤黃一兩六錢打碎　生南星一兩六錢打碎　黃丹四兩

用蓖蔴油一斤。煎滾。乃下各藥。齊煎至藥渣皆枯黑。以疏布革去渣。再煎滾。投丹於內。徐煎徐攪。煎至滴水成珠。以手搓之。不過硬。不過軟。務令軟硬得中。即將膏瀉入水盤裏。冷定。取膏於水中。扯拔數千百次。屢次換水。仍扯作薄片。以器盛之。懸入井水中浸一兩夜。則火毒盡出。方堪用矣。如火毒未出盡。切勿用之。此膏用布剪塊。大於核瘡一半。乃開膏藥於布。厚如大銀圓。貼核瘡。五日一換新膏。此膏能消一切痰核毒瘡瘰癧。是前哲許楣先生自製。原用以治癧。其應如神。余移用以治疫核。其應亦神。

訣曰　消核膏星芥戟麻。藤硝蠶夏遂丹加。

去腐生肌散　三仙丹伍分　冰片一錢　孩兒茶二錢　輕粉三分

共研極細粉。又加研至無聲。方可用之。一有粗澁。則刺肉作痛。愼之。　先用此散些少。摻於腐肉上。乃加貼琥珀膏。

萬應琥珀膏　琥珀一兩研極細末切勿稍粗另包後下　黃蜜蠟四兩另包後下　當歸一兩　大黃八錢　黃芩八錢　頂紅血結八錢研極細末　雲連八錢研細末　甘草八錢　大楓子肉八錢打爛亦可　枯凡八錢研細末　黃柏八錢　小生地一兩六錢

將藥用蓖蔴油二斤煎之。至藥渣皆枯黑。乃以布革去渣。將琥珀黃臘入油內。以竹枝攪溶。傾入瓦甑內。冷定成膏。用紙一片貼膏面置水甕中浸十餘日出淸火毒。可用此膏。治一切瘡瘍。初起卽消。以治爛肉。生肌止痛去腐刀傷出血。用之立能止血息痛合口。若爛瘡爛脚。加入三仙丹少許。去腐生肌尤速。用時用軟綿紙開膏如銅錢厚貼之每日一換可也。如此膏未預造。臨時不及可用琥珀一兩舊熟石膏粉二兩。加倍研細極。以舊熟猪油合研成膏代之亦可。尙不如前膏之神效也。

訣曰　琥珀膏連草地楓。三黃礬血蠟油溶。

補託湯　北芪三錢　黨參三錢　雲苓三錢　炙草一錢五分　於术三錢　桂肉四分另局水半盅局和服

當歸三錢　阿膠五錢　附子二錢炮

水三碗。煎成大半碗服。兩日服一劑。服至五劑可也。仍每日用北芪黨參燉牛肉作飯。送此方。乃治肌肉冷而脉遲者。則服此可煖其血氣而肌乃速生。如身熱脉數。及舌胎色黃者。勿服此湯。宜服清凉解肌湯。以消內熱而肌自長。不可不察。

訣曰　補託參苓术桂芪。歸膠草附最溫肌。

附清凉解肌湯　雲連八分　柴胡二錢　白芍三錢　陳皮五分　甘草一錢伍分　白茯苓三錢

川朴一錢　銀花二錢　葛根三錢

水二碗。煎成大半碗服。一劑熱退。勿用再服。每日以猪粉腸猪瘦肉等煲大生地。洋參作飯送。（未完）

訣曰　解肌柴葛茯連陳。　朴草銀花解熱神。

課藝

論夏月伏陰在內

庚戌夏課三藝一名胡文梓

昔賢有云夏月伏陰在內。此不過通論乎平人而已。何以言之。人稟天地之氣以生。與天地同一橐籥。知天地之氣。即可知人身之氣。知人身之氣。正可以驗天地之氣也。如天地之氣。在夏至之月。陽氣盡泄於外。而一陰來伏於內。其陽爲亢陽。其陰則稚陰。人身一小天地。故當其時。宜滋其稚弱之陰。以和其亢極之陽。孫眞人嘗云五月宜常服五味子。以其酸性能瀉火。補庚大腸與肺金也。其云五月宜常服。則亦但爲平人設法可知已。自後世無明理之人。遂以夏月伏陰在內。爲有病者言。且不知伏陰在內之義。

認爲寒冷之證。往往夏月臨證。輒曰伏陰在內。大順散爲必用之藥。夫伏陰果寒冷之證耶。而以大順散溫熱之藥治之。非惟不能解表。勢必反增內煩。所謂差若毫釐。謬以千里也。丹溪氏明知其故。乃欲破庸愚之見。則又不得不爲庸愚設法。故論曰。世言夏月伏陰在內。此陰字有虛字之義。若作陰冷看。其誤甚矣。丹溪斯言。一則申明伏陰之義。一則破除庸醫之見。亦可以無訾議矣。而孰知後之人。尙有不信其說者。張景岳曰。丹溪以陰冷二字爲誤。而夏月禁用溫熱。此則予所不服也。豈可因夏月之火。令遂可謂之無寒。而禁用溫熱乎。又曰氣實者熱也。氣虛者寒也。夏月之陽。盡浮於外。則陰伏於內矣。陰盛則陽衰也。非寒而何。陽浮於外。則氣虛於中矣。氣虛卽陽虛也。非寒而何。景岳之言如此。吾讀而知其主人身陽少陰多之見。乃欲推翻丹溪之論。以伸其溫熱之用耳。夫丹溪果何嘗以夏月無寒。而禁用溫熱哉。特謂內伏陰之人。則不可以用溫熱耳。丹溪之論具在。可以發而觀焉。且景岳此論。正多大謬。請申言之。景岳以夏月伏陰。擬爲陰盛陽衰。而用熱藥。若至冬月伏陽。則當爲陽盛陰衰。而用寒涼矣。景岳以氣虛。卽陽虛。擬爲寒冷而用熱藥。不知氣虛。當用參耆。若誤爲陽虛而用熱藥。必且愈耗其氣矣。何不思之甚也。尤可怪者。景岳立論。往往以陽少陰多。扶陽抑陰爲宗旨。一言之中。無不三致其意。如長至之月。一陰始生。自古聖賢。莫不遵訓。而景岳則欲并其一陰而剷盡之。乃曰一陰之生。譬如一賊。此誠千古以來所未有之奇談也。若果陰可謂賊。則如內經所云。陰精所奉其人壽之謂何。又何不思之甚也。蓋陰陽二氣。根於太極。必不可偏勝。偏勝則偏絕。而太極亦毀矣。故易云一陰一陽之爲道。內經云陰平陽秘。精神乃治。平者不可偏絕之謂。秘者不可發越之謂。此卽吾所謂夏月伏陰在內。當滋其稚弱之陰。以和其亢極之陽之意也。景岳不明於易。而自詡明易。不明於醫。而自居明醫。膠柱刻舟。妄詆前哲。此葉天士先生所以作景岳發揮。而虛谷老人論景岳書中。不能不謂其牽憑臆見也。

滋陰和陽百刼不磨之論曆曆辨難張氏當亦啞口無言　村識

中國通都大埠泰東西藥房林立歲計漏巵不知凡幾應設何法以挽回之

庚戌夏課末藝一名王懋吉仲孫

自環球大通以後外人挾其製造之長技貿易之方針航海來華踞吾要地奪吾利權者始有泰西繼有泰東藥房其一端也攷其建築藥房之始莫不以醫院為前鋒凡華人一切疑難危險之證中醫所不能治者一經昇入醫院施以手術飲以藥水不難著手成春是有醫院而藥水之名乃大著藥水既著名然後藥房愈設愈多而中國通都大埠幾於無地無之每歲藥水一項實占漏巵中一大部分亟宜設法以挽回之矣今籌得治標之法二治本之法二姑先言治標之法一宜改良中藥也中國神州沃壤物產充盈藥物一項多至數千種凡寒熱溫涼浮沈升降攻補斂散之性質無一不備浸假用化學法鍊成各種藥水去渣滓而擷精華其功力之偉必有突過西藥者而乃積習相沿炮製不精修合未善往往有對證之良藥不能盡著其功用加以藥肆售偽魚目混珠用之非惟無益而反有害欲其愈病不亦難乎病家為所蒙蔽遂歸咎於中藥之無靈不得已而欲乞助於西藥此泰東西藥房所以得乘間射利也為今之計亟宜

鼇頭藥肆嚴懲欺僞尤須將重要之品改製藥水使吾國抱沈痾者有所倚賴不至仰鼻息於東西洋此挽回權利之一法也一宜研究西藥也西藥輸入中國其說始於英醫合信氏嗣後有西藥略釋西藥大成泰西新本草萬國藥方等書莫不備言其功效然第閱其文而不能施諸用非臨淵羨魚乎必也按圖索驥將西藥之原料一一實地試驗精心剖別孰則爲重要之品孰則在淘汰之列孰則名目雖佳吾中國亦有藥可以代之孰則獨出冠時吾中國誠無藥可以尙之評隲既眞然後仿伊製法化分化合凡泰東西藥房所有之藥水吾皆取其長而舍其短選藥較伊爲當定價較伊爲廉遍設中國藥房於通都大埠而權利不收回者未之有也此又一法也至於治本之法奈何一宜廣設醫院也西人來我中國以基督教士爲先導而教士侵略之主義卽以醫院爲第一著手法故凡通都大埠旣建福音堂必附設醫院延醫施藥藉以宣講福音觀基督教之所以蔓延者皆醫爲之也日本述西人之言曰治文化未開之國當從醫之一方面入手故其治臺灣治南滿皆不惜巨資建築大醫院以爲統一之機關近且

與泰西爭勝輸同仁醫藥於中國日新月異遍於各埠外人之處心積慮又不僅奪吾利權已也若中國不自設醫院則華人染病必仍入泰東西醫院必仍購泰東西藥水雖中國改製藥物建築藥房其銷路之不暢可預知也此治本之法必以設醫院爲急務也一宜設醫藥兩校也東西洋醫生皆從醫學校畢業給憑始准行醫故於生理解剖黴菌等學無一不精其製藥也必入藥學校窮年搜討凡礦物植物動物以及聲光化電等學無不講求故製成一種藥水皆經多數人之攷驗始售出以問世中國如不欲改良藥物則已中國而欲改良藥物非設醫學校培植醫生溝通中西無以得用藥之標準非設藥學校研求物質博習理科無以得製藥之權衡此治本之法尤以設醫藥兩校爲先著也具此四法苟能切實辦理自可得環球之公認東西人雖譎應亦無異詞以之普救疾厄造福神州中國四萬萬同胞其庶有豸乎若此者豈惟補救漏卮强種强國將以是爲嚆矢焉

慮周藻密法美意良治本二義尤能力透題背楷法亦工整絕倫村識

醫界要聞

中國醫業學會准用鈐記

中國醫學會已由蔡小香先生禀奉　蘇撫憲程批准刊用鈐記並於醫字下加一藥字。以爲研究藥物之證明。簽吉月之二十八啟鈐。不日即將正式通告矣。

籌辦醫學講習所招生廣告

溯自開辦醫學報、醫學公報本所施診局、虹口分診所、以來。雙方合進。成效昭彰。然有以萃通才。無以獎後進也。有以惠一方。無以謀遍及也。返諸擴充醫學普救同胞之志願。仄然未安。竊維中國醫途淆雜。醫識迷蒙。揆厥由來。不讀聖經。慣鈔歌訣。假名傳鉢。溷跡懸壺。自誤誤人。貽害匪淺。鍾駿鑒此頹風。力圖補救。聘請淹貫會員。按鐘說法。招集聰穎子弟。負笈聽經。畢業不限時期。考驗酌分差等。議決籌辦簡章十則列左。

一宗旨　以創立醫學堂醫院爲宗旨。爰先籌備講習所以端根本。施診所以助觀摩。植醫學堂醫院之基礎。

一經費　開辦伊始。經費浩繁。幸由本社贊助員錢君谷馨擔任。不另勸助。

一地址　本所開辦施診。就診者日繁有徒。殊形紛擾。爰設虹口夏海廟東薛家浜錢君谷馨新建洋房內。起坐寬敞。空氣新鮮。尤於衛生有益。

一資格　不限年齡。以中文清順者爲合格。

一學額　權以二十名爲足額。

一課程　靈樞素問、難經、傷寒論、金匱要略、神農本草、長沙方論、按期分班講解。拈題課試。一準程度高下爲衡。

一學費　以半年爲一學期。每學期收繳學費、饍宿等費大洋三十六元。入學時先行繳足。半途退學。概不給還。若資質魯鈍。性情乖張。不堪造就。由教員飭令退學者。除照扣外。餘均算給。以昭平允。如學有心得。調入診局。堪資實驗者。各費減收半數。以示鼓勵而造成材。

一插班　本埠附近學生。不寄饍宿。或願補習中文者。可向本所監院酌訂學費。收入補習班俾免向隅。

一敎員　聘請本公報總編輯員張明經筱村主席本所監院董茂才鯉庭副之。

一報名　各埠介紹入學者信知上海英界老閘萬福樓後蔡小香醫寓以便彙冊存記。

發起人蔡小香錢谷馨仝啟

論說

人參補陰說

褚召浸 願盦

參古作蓡。從艸浸聲。浸古浸字。取浸漸之意。李時珍綱目云。年深浸漸長成者。根如人形。謂之人蓡。据時珍說。當作蓡字爲正。俗以參星字代。不過省其點畫耳。一名人銜。因其成有階級也。一名鬼蓋。因其背陽向陰也。生於上黨山谷間。其品最良。紫團山所出呼曰紫團參。今所用皆遼參。產自遼東。黃潤纖長有鬚。俗稱黃參。噫。人參者久服可享遐齡。神農經列於上品中也。其本草經曰。氣味甘微寒。主補五藏。安精神。定魂魄。止驚悸除邪氣明目開心益智云云陳修園注提綱云主補五藏以五藏屬陰也精神不安魂魄不定驚悸不止目不明心智不足皆陰虛爲亢陽所擾也五藏得甘寒之助則有安之定之止之明之開之益之之效曰邪氣非指外邪言陰虛而壯火食氣火卽邪氣也五藏得甘寒之助則邪氣除修園此注在主補五藏一句悟出人參之性嫥於補陰道破此關後人讀其書自不惑於補氣回陽之說厥功誠匪淺哉無如邪說之行倡自宋元盛於明代沿至今日醫皆曰人參回陽不知人參性寒功在補陰葛可久之獨參湯治陰虛而致陽脫者誠以眞陰虧乏元陽不固重用人參一味補其眞陰則陽氣堪留非補其陽氣也修園又云一切回陽方四逆湯白通湯通脈四逆湯皆不用人參而四逆加人參湯利止亡血而加之也茯苓四逆湯用之者汗下後以救津液也陸九芝廣其意曰新加湯小柴胡湯用人參則以桂胡達表而以人參和陰也白虎加人參湯竹葉石膏湯則以石膏退陽而以人參救陰也可見陰柔之品反綏陽剛之力所以仲景補陽之方不入補陰之參其增人參者均以養陰存液理中附子吳萸三湯佐以人

參殆取以陰配陽歟而人不悟也以人參爲溫性昔王好古有肺熱還傷肺之歌然本經曰甘寒並無溫性之語其性寒潤補助肺中元氣則人參爲補肺要藥肺虛火旺服之何傷仲景於欬嗽病去之者言肺寒而作咳也凡欬嗽之病多從形寒飲冷而起經曰肺惡寒飲以寒潤之品必增其欬故肺寒作欬忌用人參之寒如肺燥乾欬實由腎水已竭虛火不得水制上刑肺金而有嗽無痰宜用人參之甘潤以滋其燥人參之陰寒以清其熱喻嘉言清燥救肺湯最爲合法喻自注云諸氣膹鬱屬於肺者屬於肺之燥也諸痿喘嘔屬於肺者屬於肺之燥也其意以辛香解鬱非燥證所宜以苦寒降火亦非所宜乃獨運匠心製出此湯所以然之妙內有人參一物也名曰救肺實則補胃人參能化胃中之津上灌輸於肺則肺中之陰氣賴以存肺主一身之氣此乃陰之氣非陽之氣渾其詞曰補氣則尙可若以血屬陰而氣屬陽變其詞曰回陽則斷乎其不可要之人參生於北方厥性屬陰但其味甘中略苦別含一種生陽之氣於是唐容川本草問答以人參爲陰中之陽也

論肝病當補脾陰

戴祖培 穀孫

人類至不一也而性情之最相反者莫如胆汁質人與黏液質人之兩大種類胆汁質人肌緊面蒼而性急卽內經所謂少陽之人也粘液質人肌鬆面白而性緩卽內經所謂太陰之人也此兩種人爲友則不能同心共事則不能協力雖有韋弦之佩終釁氷炭難投此賦稟之各偏而病卽緣其偏以起惟上工能補偏救弊調劑而使之平何則上工知胆汁質人肝火必横粘液質人脾濕必盛蓋肝之用在胆汁脾之用在粘液誠於中者發於外望而知其病情者也得其情而補瀉之法可施焉惟自生民以來偏於肝旺者尤多而尤易致病蓋天地之間陽常有餘陰常不足人稟其氣肝陽恒旺脾陰多虛故胆汁質人占優數粘液質人居少數而物競爭存優勝劣敗之故又惟胆汁質人感觸最易經云肝者將軍之官謀慮出焉胆者中正之官決斷出焉故人之有爲也皆肝胆之謀慮而決斷之也然形體勞於外憂患攻於中六淫之邪五志之火亦惟肝旺之人無可倖逃而頭暈脘痛嘔吐心煩痰咳不寐之證尤覺千人一例如根賦稟而

來若脾盛之人粘液質多肝陽靜謐類能頤養天和無所事事雖在貧寒而怠惰性成亦相安於得過且過外不勞形於事內無思想之患渾渾乎無懷葛天之民故病魔無從犯之其為病也大抵寒溼居多薑桂朮附投之而自愈無足深慮者仲景知其然故緣金匱一書首詳肝病之治舉其多者難者而言也其曰肝病實脾者言肝病之人皆緣脾陰不足而肝陽又能耗其脾陰故當用甘涼濡潤之藥補脾陰之不足制肝陽之有餘蓄借物之粘液質以為胆汁之調制也昔人傳扁鵲能易人臟腑此其術與問何以知肝病實脾是補脾陰蓄實者填實之意陽藥以氣勝以氣勝者不能填實此云實脾可知是用味甘質厚之藥填實脾中黏液也昧者不知實脾是補脾陰妄用四君薑桂等升其脾陽脾愈燥而肝愈橫使賦稟之偏者造其極偏肝火內燔多致不救吾見肝病之死於升脾陽者屢矣可不慎歟要知人身只有一陰一陽非此臟一陰陽彼臟又一陰陽故肝陽旺則脾陽亦旺助脾陽即是助肝陽脾陰充則肝陰亦充補脾陰即是補肝陰而四君薑桂之藥之必不可以治肝病也明矣然而卒無一人能悟者則東

垣脾胃論誤之也。夫東垣之時何時乎。主弱臣弛。中原淪陷。爲之民者。困之以兵荒。加之以疫癘。終之以苛征。殘喘苟延。俯首聽命。未聞有能振作者。殆無一。有肝胆人也。故其時脾病必多。肝病必少。良醫如良相。東垣殆救時之相乎。

辨鼠疫〔續〕

五中醫治法　有惡核良方一本。係廣東省所刊。書內祗有一方爲治鼠疫良法。已愈千萬人。好事者廣爲施送。扳已五刋。似乎可信。其方係取王清任解毒活血湯加減。余隨編歌訣。今尙記之。歌曰。鼠疫蘇翹柴葛中。草歸芍地朴桃紅。羔黄加入犀羚角。重劑十分方奏功。云蘇木、連翹、柴胡、葛根、甘草、歸尾、赤芍、生地、厚朴、桃仁、紅花。此王清任氏原方也。若治鼠疫。加入生石羔、大黄、犀角、羚羊角。又必重劑方能奏效云。

附按此方的是治鼠疫之良方也。其加入之石羔大黄二味。乃治疫之妙藥。且宜重其分兩。方能奏功。無徵不信。請還質之醫書。有疫疹一書。桐城余師愚氏所著温緯第三。治疫疹沿門傳染。身熱頭痛。大渴煩躁。其方名清瘟敗毒散。重用石羔。輕者四兩。重者八兩。二三劑。傳至京師。百發百效。（見閱微草堂僅曰桐城醫）此疫症重用石羔見效者一也。又嘗見其書中紀兩國交戰凱旋之日。後軍載大黃數十車。人多噉之。後疫發。悉以大黃愈之。此大黃治疫之一徵也。惡核良方內稱愈瀉則愈。用大黃服至不瀉而後已。而西醫稱大黃有濇性。少服能止瀉。此與西醫相合也。又服大黃後令小便色黃。能澄降血分濁質由小便而出。此所以爲治疫之良藥歟。又痘疹正宗一書。亦專用石羔、大黃、以治天花。無方不以石羔大黃爲主。此治痘疫之石羔大黃並用也。今移治鼠疫。古方今方。均相符合。又何疑焉。

六東西醫治法　東西醫於各種傳染病。近十餘年來。均以新發明之各種血清治之。爲不二法門。據云傳染病之細菌入人身內。日以滋長。殺人氣血。而人身血內亦有白輪具抵抗力。撲殺細菌。若白輪戰勝。則細菌死而病瘳。若細菌戰勝白輪戰敗則人死。此抵抗力有強有弱。人與人不同。若牛若馬若兎。又更不同。如天花一症。染人甚危險者。染之於牛。則平易焉。於是取牛之痘漿種於人身。而人亦得平易之善果焉。此牛具天花抵抗力之專長者也。友如爛喉痧險症也。今以爛喉痧之惡液種於馬身。馬染此症。亦覺平易。於是取馬之血清種於爛喉痧者之身。而十可愈九。此馬具爛喉痧抵抗力之專長也。推之恐水病有血清。牛疫亦有血清。日本政府現設血清醫院。專造各種血清。以應醫生之用。現在上海工部局有鼠疫血清出售。每管約洋三元。吾人現正研究此血清功效。再行報告果能有效。中藥也吾用之。西藥也吾亦用之。吾取有效而已。遑問其他古語云在門牆則揮之。在夷狄則進之。言在門牆者不必是。在夷狄者不必非也。

七雜論　鼠疫盛行於冬春之候。與他疫盛行於夏秋者不同。　鼠類一染此疫。必族滅無遺。故連羣而逃。吾人或有見鼠連羣而逃者。即當嚴防鼠疫。如以疫斃之鼠。嗅犬。犬即斃。棄草野間。馬偶嚙草亦斃。故死鼠須埋在地下三尺深。　廣東鼠疫盛行時民皆移家避疫全城幾空其半不下于避寇亦可想見是病之劇烈邇來杭省輪電交通傳染極易吾醫界尤宜大聲疾呼以救護云 猫爲鼠之天然勍敵勸居家多養猫及備捕鼠各器 未病之前宜持素食主義如各種獸肉均不可食自死獸之肉尤當嚴禁萬勿入口 生冷瓜生梨甘蔗等均可恣意啖之茶湯水漿切須煮沸而後飲之 房食被褥衣服均宜潔淨以避蚤虱 每日洗浴一次 嚴定公共及個人之衛生規則 （已完）

醫案

姚嵩甫治驗三則

一婦人新產後小便無尿但時出黃白漿汁如猪粉腸中之物結形儼如鴿糞兩月餘不愈越南諸醫皆束手適僕再至越南遽來邀治僕亦不知何症但見其脉並細數之甚知其熱甚傷陰寫以清燥救肺湯加龍又意度其粉物由小腸來或者產時壓傷其小腸致小腸通滑不能收澁耶於外又用吳萸蛇床龍骨五倍子芥穗等煎水令薰洗

其陰。僅此一服一洗而症愈。

一黃爵田新會人。於越南做大雜貨行。得病甚危。經羣醫理之益劇。邀僕治之。已身不能起坐。其兩弟夾扶之起。而兩目半睡狀。兩手十指頭。不停屈伸。如數數焉。口作鄭聲。含糊中如半讝醒。所奇者兩足脛如用重淡墨水搽之。不腫不痛。僕前十六年未學醫時。曾見一世誼得疾。一足黑亦如之。卒不可治。僕見此狀甚驚。及診其脉細數而實。雖危而脉清。即謂其弟曰。諸醫以爲何如。曰皆謂其必死無救矣。僕曰。彼衆云無救。我或能救。僕在越南時。筆單上標明限日速愈。其二弟乃請限期。僕曰。兩日愈全病。七日精神如舊。並戒之曰。僕用方法。須一一依之。勿改。改則不能如限。乃寫藥方二紙。一調胃承氣。令先服。服後半點鐘。服人參湯半碗。一人參白虎。令後於承氣四點鐘服。乃朝藥而暮起矣。翼日以吳萸白芷浮萍芥穗各二兩。令煎二甑。早晚薰洗。內服清燥救肺加平胃散。明日足白而精神振。足脛作全黑。究是何解。各書皆歉說。寔是何病而成之。袁枚謂鬼手摩人則皮黑。其然歟。

一賣猪客得狂疾。輒打人。誌醫皆無效。僕治之。方欲診時。狂者立起。奮拳相向。衆執捺之。乃得診。診得遲脉。方悟諸醫以犀羚寒藥無當也。乃向其家曰。彼雖欲打人。而拳未到人身。彼身先跌矣。家人皆曰然。以苓桂芪草四味與服。一飲而愈。夫狂而打人者。皆陽燥之症也。何陰寒之症亦有如此。寔不知何解。記當治此症時。其家人皆謂是邪鬼之降也。僕診之。奇其脉狀。據脉治之。仍未敢決其必愈。如其不愈。恐不到再請。其愈亦必不來報。乃以筆假作一符。與之拌食。曰此符治邪最妙。若明日病之愈否。可以香一枝到館謝神。蓋欲其必到報。俾知其情狀也。明日果來報愈。知者皆嘩僕狡。

糾正

傷寒論校勘記（八續）

辨不可下病脉證篇

太陽病。多者熱。下之則鞕。

多者熱。當作熱多者。鞕大抵指結胸痞鞕。即病發于陽而反下之。熱入因作結胸之意。而詞語晦澀如此。閱者如何能了。本篇謬妄極多。其文又最繁冗。每節有多至二三十句者。予亦不暇逐一細辨。惟此節只兩句文。尙且如此費解何耶。

無陽陰强大便鞕者下之必淸穀腹滿

陰者陰柔也。縱使其人陰氣太盛。不得以强稱。人生全賴陽氣。無陽則去生已遠。斷無便鞕之理。而便鞕亦斷無忽然淸穀之理。此種證不知從何處見來。

辨可下病脉證篇

下利脉遲而滑者內實也利未欲止當下之宜大承氣湯

遲滑之脉。如何便云是實。如何便用大承氣。此眞誤人不淺

問曰人病有宿食者何以別之師曰寸口脉浮而大按之反濇尺中亦微而濇故知有宿食當下之宜大承氣湯

濇脉不主宿食。如何便云當下。況尺中亦微而濇。先天陰陽俱虛。如何反作大實治。眞是囈語。

下利不欲食者以有宿食故也當下之宜大承氣湯

下利總是不欲食者居多。一概斷爲有宿食而用大承氣。眞殺人不轉睫矣。

病腹中滿痛者此爲實也當下之宜大承氣湯

腹中滿痛。其因甚多。概以爲實而下之。醫亦豈難爲哉。

傷寒後脉沉者內實也下解之宜大柴胡湯

辨脉法云。其脉沉者榮氣微。此傷寒後脉沉。正是榮氣微。如何云是內實。又按勞復篇云。傷寒差已後更發熱。小柴胡湯主之。脉浮者以汗解之。脉沉實者以下解之。此節似從此文套出。然仲景所云下解者。是沉而且實之脉。今但沉而不實。亦以下解。豈非大謬。（未完）

雜俎

瘟　凌志雲述

李時珍以爲始於馬伏波征武溪蠻染此疾。歸名曰虜瘡。不名瘟也。瘟科諸書論瘟由胎毒而發。王清任獨言痘非胎毒。係胎內血中之濁氣。若遇天行瘟疫。始觸引而發。其說頗近理。

羣仙液

奉聖夫人客氏。命美女數輩。各持梳具。環侍左右。偶欲飾鬢。遽挹口中津用之。自云此方傳自嶺南。刷之令人老無白髮。說見天啟宮詞註。

物性

食物中性最固者惟蜜。故蒸玉面貍及黃雀。必以蜜塗之。雖沸煠而其膏不走。最融者惟酥。故烹熊掌。必佐以酥。以其柔而善入也。

來件

甯垣醫學研究會發起稟稿

代表會員江甯鄭宜壽嵩厓甫撰

爲研究中醫。保存國粹。環求提倡。軫恤生民事。竊維醫。教源自伏羲。流於神農。注於黃帝。行於萬世。本乎大道無窮。法乎自然之理。中古競尚巫祝。舉世莫能覺悟。漢南陽張仲景。傷宗族淪喪。憫生民橫夭。因攷古經。博采伊尹。以述傷寒雜病方論。此醫家之鼻祖。自晉王叔和撰次。降及唐宋。名賢代出。註釋集書。其門多。其方衆。承訛襲謬。有得有失。雖有仁人之心。未備聖人之意。金元四子傑出。闡明內經。法宗仲景。各擅專長。極醫門一時之盛。有明諸家。學推喻氏。迨至 國朝錢塘張高。註內經本艸傷寒金匱。各出手眼。發前人所未發。爲漢後第一書。柯氏著傷寒論翼。功彰古聖。啓迪後人。高宗純皇帝。勅修醫書。以正醫學。有 御纂醫宗金鑑。壽世壽民。即未經坊刻家傳良方。一得之長。并邀採入。洵爲 聖朝昌明醫學。重視醫林之盛德也。乾嘉而後。間出名家。醫門之靈素傷寒金匱。即儒門之孔孟四書。俱爲先民矩矱。譬諸梓人。不能逃繩墨。治者不能出規模。繩墨規模者。聖人之所制作。天下之通用。古今之不易。習斯道者。取法上乘。洄溯古今。窮通變化。識天地之經緯。亦中西之大同。未嘗宜於古。不能宜於今。第胥明古人之法。勿泥古人之方耳。若僅謬託師承。專恃新方。小技虛聲。徒獲曷可言工俗尚時醫於今尤烈醫之一道腐敗極矣入格一途流雜衆矣有志之士感世風之下趨。雖磨礪有年。亦不屑以問世。前歲 端督憲振衰起廢。特行考試。重以陳前學憲木天清望。博通醫學。臨場扃試。鄭重優容。應試者踴躍爭先。聞之者懽忻鼓舞。其有托跡遠方。尙以未躬與其盛爲憾。因思在上者旣已整飭於前。在下者亟當研究於後。同志前曾發起。就曾文正公所建崇祀醫聖之天喜長生祠。朔望團集研究。公推三人。平日在所送診貧病。迄今數年未輟。惟經濟問題。各有個人之家計。製備書籍品物。在在需資。醫藥兼施。擴充未逮。冀蒙 大人提倡而振興之。俾中醫研究之所、專其名而玉其成。不特保存國粹。實足以軫恤生民。素仰我 仁憲激濁揚清文明敷化。㑺念寗垣爲省會要區。舉動繫中外觀聽。考試乃 國家功令。榮譽繫於一時。研究重自治精神、瑕瑜公諸衆論。如此則賢者增其智。愚者精於勤。養成醫學之人格、開聖道之昌明、盡醫界之義務。播 憲恩之愷澤。普窮黎之寔惠。數善備矣。爲此公同酌擬分條。繕摺附呈。環求 大人電察。訓示祇遵。

計併呈清摺一扣

論說

醫者意也辯

姚邦杰嵩甫

吁。醫何事。可以意爲耶。醫所以寄死生於病也。千診萬察。於藥也。千嘗萬辨。猶恐病不切藥。藥有礙病。一有不愼。性命所處。吁。醫何事。可以意爲耶。世有醫者意也之說。起蓋緣庸醫不諳藥之性味。偶以藥之形色所合病狀。徼倖得效。遂造此說。而名醫許胤宗。妄取其說。後人益惑。卽聰悟如歐九。猶信檜柄之語。噫。可怪哉。夫藥所以能入藏府。透經絡。療疾厄者。在性味耳。形色何與焉。如謂杞子色赤。宜於補火。西瓜亦赤也。何不以之補火。而轉資除熱。地黃色黑。宜於滋水。牽牛子亦黑也。何不以之滋水。反爲抉潰之用。兎絲之形似腎。以故補腎。百合之形似肺。以故補肺。然則柹子之形似心。何不以之補心。海帶之形似腸。何不以之補腸。椽之形也似手。何不以之補手。椰之形也似顱。何不以之補顱。或以。或不以。以此間彼。彼亦啞然自笑。而不可解。持此蒙昧不通之意。妄以藥。人其倖而愈者。不知何功。不幸而死者。不究何毒。尙容以醫者意也之稱謂耶。卽謂杯蛇之愈。曾以意推。亦因疑解疑。切病發藥。初非泛意爲之也。要之秦漢以前無有此說。尙寔學也。唐宋以後醫學日浮。競創新說。此說乃興。迄今牢不可破。雖名醫輩出。亦附和不厭、西醫之敢議我中國醫術者。以此。西人每藥測以化學。亦猶神農嘗藥之愼。無敢妄談形色。泛意誤人。願吾國醫士。務崇寔學。此後醫者意也之語。勿挂口脗。貽笑西人可。或曰醫者意也之語、肇自後漢名醫郭玉。似爲不謬。不知郭玉謂醫之爲言意也。腠理至微。隨意用巧、鍼石之間。毫芒卽乖。存神於心手之際。可得而解。不可得而言也云云。此不過論鍼醫之術。須小心活潑。勿得呆滯。當知此意字之中。具許多學問。許多悟性耳。豈今日俗傳泛泛之意。妄談藥之形色耶。望醫者須善讀古人書。

按寸不及尺握手不及足人迎趺陽三部不參解

仲師傷寒論敘。中有按寸不及尺。握手不及足。人迎趺陽。三部不參數言、蓋罵旹庸醫之痛語耳。今人不悟。遂每於診病時。必診手而復診足。乃囂然自鳴曰。吾遵仲師之敎。不敢效庸醫之率爾也、遂自以名醫許。人以其有握手及足之小心。亦共以名醫許。嘻、何不善讀古人書。夫既曰三部不參、三部在手已。何診足爲。且足趺陽穴屬胃。脈聚於關。足太谿穴屬腎、脈聚於尺。診手之關尺足脈備知矣。何診足爲。至云按寸不及尺者。今人診脈。三指齊下。安有不及尺。無如誤讀難經所云獨取寸口以決五藏六府生死吉凶之法。遂執寸口一部、以診而關尺棄焉。猶自詡得越人訣、不知寸口以下通謂之寸口脉也。不觀夫二難曰、陰得尺中一寸、陽得寸內九分。故曰寸。然則謂之寸口者。而關尺統之矣。豈專言寸口一部。足定五藏六府生死吉凶歟。想仲師見當時有泥難經言。致專診寸口一部。特發是語以警之。非要人下診其足也。讀古人書。不可不善會

我粵東省垣中。現有某名醫。以一指診關位而已。以關脈浮中沉、作寸關尺。醫名反大噪。余友陳靄蘭受其教。以誇於余。且謂某名醫、常罵世間無會診脈者。嘻。某之以一指診、又怪誕極矣。今時猶有其人、知仲師茲語。蓋非無因者。噫。醫之不考。其草菅人命爲何如也。

惡疫論治新編 （四續）

按摩法

按摩之法。所以引熱外出。且可以舒筋絡之鬱火。而行血管之毒滯也。其法先用手掌將病者脚心之湧泉穴處。著力摩擦五六百次。額熱立退。再摩六百餘次。週身頗快。乃徐徐然按其兩足而遍摩之。至膝處及尾閭骨之督脉處。務著力摩擦。督尾腰脊。摩擦須加十倍。然後徐徐按兩臂而摩之。至手心亦摩擦加倍。即胸脅肩膊頸柱骨等。尤須加倍摩擦。但各處既須勻摩。而獨著意於湧泉穴處。務要另爲多擦。

窨花茶　銀花二錢　甘草一錢五分　蜜糖一兩五錢

三味同入壺中。用水二碗。煲滚冲入壺內。作茶常飲。人多則多造之。當疫症流行之時。此茶必不可少。若探看疫病者。歸時亦須飲此茶。乃能解傳染之患。家有疫人。其家同住之人。能常飲此茶。皆免傳染。此（僕在越南時經驗不爽。幸勿輕視。）

增液益胃湯　元參一兩　麥冬八錢　玉竹八錢微炒　蔗糖二兩　細生地八錢

水八碗。煑取三碗。口乾則飲之。此方治温病大渴。若傷陰便結。不能用承氣更衣

等劑用此湯多飲飲至便通爲度疫核忌瀉而便久結者亦用此湯通之爲妙

訣曰　增液還加益胃湯。參冬地蔗合煎良。

清涼解肌湯（凡損傷之肌肉發熱者用服此）柴胡三錢　葛根三錢　雲苓三錢　黃芩三錢　法夏錢半

梔子三錢　白芍三錢　神麯三錢　香附三錢　甘草錢半

水二碗半煎成大半碗服如傷口之旁腫硬者加雲連錢半發渴者加正花旗洋參三錢大便結加大黃三錢朴硝三錢硝冲溶服勿和煎和煎則硝無力也

訣曰　解肌柴葛夏和梔。芍草香苓麯合之。發渴參連加入妙。便如秘結朴黃宜。

一甲湯　牡蠣粉一兩　滾水調服

訣曰　一甲湯將牡蠣磨。水調治瀉奏功多。

（未完）

醫案

王葆年治驗一則

吾里胡姓夥陳某素有烟癖一日忽右耳赤腫燎泡大痛身灼熱形倦便秘煩渴殊甚醫者不察或曰鼠疫或曰耳疔或曰蝦蟇瘟議論紛如莫衷一是予友胡君邀予診至則見病者形態雖憊神識尚清惟身熱甚熾脈洪數已達極點舌紅中白耳腫甚劇詢其腰痠否少腹脹否曰有諸索閱羣醫之方則平胃散達原飲等服之殆遍矣予曰耳爲肝腎之區域驟發赤腫顯係肝胆二火燔灼於上蓋肝胆爲表裏也腰痠少腹膨乃火炎於腎遺累膀胱蓋腎與膀胱又爲表裏也肺爲五臟之華蓋肝胆腎膀胱居其下既有燎原之勢安得不爲之薰蒸其氣機何由利乎且壯年尚未適耦情志必多抑鬱河間所謂五志過極皆爲火丹溪所謂氣有餘便是火因擬以疎肝清降法方用左金丸四錢元參三錢柴胡七分枳殼一錢五分焦梔一錢五分靈磁石五錢黃鬱金一錢廣皮一錢桔梗八分青木香五分赤苓三錢澤瀉一錢五分石決明五錢竹茹一錢五分一劑而熱退痛減溺利腫消氣暢神舒脈平舌化腰腹之痠脹悉除續用鹽水炒川連五分磁硃丸三錢金銀花一錢知母川柏連翹黑梔橘葉枳殼各一錢五分木香八

分麻仁三錢。二劑霍然矣。

董鯉庭治驗一則

某嫗年六十三。患瀉經年。清晨日中均數次。備嘗淡滲及溫中湯劑。瀉愈甚。形削食減。就治於予。並告以食蔬轉增。食肉則減之故。予曰得之矣。察其脈細軟。舌本色。知爲血虛之症。書不云乎。血行利止。可見血不行則利不止耳。行者指不乾澁而言。血澁不能溫體。猶水涸不能載舟。遂疏八珍湯。加黃芪。溶入阿膠三錢。一劑晨瀉止。日中亦減。數劑後積病竟瘳。無他奇也。不過世俗類以瀉病忌腥。詎知有食腥而轉愈者。錄之以供同志研正

傷寒論校勘記（九續）

糾正

辨脈法

問曰脈有陰陽何謂也答曰凡脈大浮數動滑此名陽也脈沉濇弱弦微此名陰也凡

陰病見陽脉者生陽病見陰脉者死

此節語意頗覺通順惟所舉十種脉雖有陰陽之分然只是病脉無主死者何得云陽病見陰脉則死此亦不無可議

按陽病見陰脉有由失汗而經絡不通者有由失下而榮氣內結者有過用寒涼强遏其熱致邪結而脉不行者此正吳又可所謂脉厥非死候也更有壯火食氣脉細無力或沈伏不見此壺仙翁所謂火盛則伏尤非死候今云陽病見陰脉則死豈非誤人

問曰脉有陰結陽結者何以別之答曰其脉浮而數能食不大便者此爲實名曰陽結也期十七日當劇其脉沈而遲不能食身體重大便反鞕名曰陰結也期十四日當劇

問是問陽結陰結之脉而所答乃是陽結陰結之證論證雖不誤然不免所答非所問按下文有云脉藹藹如車蓋者名曰陽結累累如循長竿者名曰陰結何不舉此二語答之即此可見叔和文法絕少剪裁

問曰病有戰而汗出因得解者何也答曰脉浮而緊按之反芤此爲本虛故當戰而汗出也

此論戰汗之脉頗有可采然不如仲景之精仲景云太陽病未解脉陰陽俱停必先振慄汗出而解停是停伏凡當戰汗之時其脉必先停伏觀猫之捕鼠欲進先退便知脉停戰汗之理仲景又云但陽脉微者先汗出而解但陰脉微者下之而解微字承停字言言於停伏之中而見其微微欲動也其動先見於陽部卽從陽而汗解其動先見於陰部卽從陰而下解此義更密非叔和所能夢見

寸口脉浮而緊浮則爲風緊則爲寒風則傷衛寒則傷榮榮衛俱病骨節煩疼當發其汗也

風寒之邪無不由衛以及榮斷無風只在衛寒直入榮之理此言風傷衛寒傷榮誤也成氏不知乃竊其說以註本論始則一唱百和繼則和者既多閱者生厭則又欲翻舊案羣起而攻其失由是聚訟紛如莫能解决不知風傷衛寒傷榮二語實非仲

景原文乃是叔和僞撰既不足爲據亦不足深辨述之且足以汚口何苦費紙費筆與之較量短長哉

趺陽脈遲而緩胃氣如經一節

此節凡二十九句玩索再四究不知其云何余亦不暇深論惟中有邪熱不殺穀及數脉不時則生惡瘡二語頗有可取特表而出之然此亦尋常佳語耳東坡讀孟郊詩云初如食小魚所得不償勞予於此節亦云

師曰病人脈微而濇者此爲醫所病也大發其汗又數大下之其人亡血病當惡寒後乃發熱無休止時夏月盛熱欲著複衣冬月盛寒欲裸其身所以然者陽微則惡寒陰弱則發熱此醫發其汗使陽氣微又大下之令陰氣弱五月之時陽氣在表胃中虛冷以陽氣內微不能勝冷故欲著複衣十一月之時陽氣在裏胃中煩熱以陰氣內弱不能勝熱故欲裸其身又陰脉遲濇故知亡血也

此一證也在夏則寒甚在冬則熱甚天下安有如是怪病耶如云是以醫汗下陽微

陰弱所致。不知夏欲複衣。陽微而陰未嘗弱也。冬欲裸身。陰弱而陽未嘗微也。然則夏欲複衣冬欲裸身。自是偏陰偏陽兩證。安得視爲陰陽兩虛之一證。況夏欲複衣有由熱厥者。亦得曰陽氣內微乎。冬欲裸身有由亡陽者。亦得曰陰氣內弱乎。以兩證混爲一證。而以陽微陰弱四字含糊妄斷。僞託聖言。遺誤後學。眞不知是何肺肝。又陰脈遲濇云云。與上文絕不連貫。直是不通。

脈浮而數。浮爲風。數爲虛。風爲熱。虛爲寒。風虛相搏則洒淅惡寒也

浮爲風是也。數爲虛則不可解。彼惟恐人之不解也。因又益之曰虛爲寒。則更無一線之通矣。（未完）

章程

蘇州福音醫院學友課餘研究會簡章（張稷孫君來稿）

（一）定名　蘇州福音醫院學友課餘研究會

（二）宗旨　增進學識敎勵品行

（三）事業　分學術品行兩部

（甲）學術部　分研究編緝兩項

（子）研究性質　凡關於醫藥學上新發明之學說無論採諸同志之傳說或見於東西醫學之雜誌皆須窮其底蘊徵諸實驗然後施行

（丑）研究事項　凡本院課程未及之學理如中國藥物則由化學分析法實驗之近今新發明之器械藥物如上野氏之聞診筒某氏之迷蒙藥則由理學的化學的檢察之

（寅）研究書籍　除本院藏書處所庋藏外凡近今新發見之著述無論本國外國著作譯本皆須擇尤購備原文有不解者請質之譯本有謬誤者訂正之

（卯）研究時間　除星期六星期外每晚八時至十時

（辰）編緝性質　全科總綱（德文）內外科（英文）皮膚病花柳病學（法文）精神病神經病法醫學等（日文）

（巳）編緝事項　凡關於醫學上之知識以及各會員研究所得或近今新流行之譯本已經本會譯員訂正者皆須錄簿以備查攷

（午）編緝時間　除星期日每日一小時

（乙）品行部

（子）對於社會者　不攻擊漢醫不毀謗西醫不存門戶之見不交無益之友

（丑）對於本院者　尊敬師長友愛同學詳究學業勤侍病人

（附說）　本院同學皆已成年當能束身自愛本會亦不立種種名目以及調查檢察等員如果非分妄爲經會員十人以上之呈請由本會職員調查確實開會談判公決是非不服則由本會全體呈請本院監督斥退我同學宜共勉之

（四）職員　正副會長評議長編輯長各一人評議員二人英德日法譯員各二人書記員四人庶務兼會計員二人演講員無定額

（五）職任　正副會長　總理本會全綱

評議長　承正副會長之命令議決本會改革事宜

評議員　評議本會改革事宜

編輯長　總理學術部全綱以及改削譯稿選擇譯本等事

譯員　譯述學術部之學科以及訂正坊間譯籍之誤點

演講員　演講譯員所編譯之講義或臨時新發明之學說

書記員　繕錄學術部之講義以及各處醫校醫會往還之函件

庶務兼會計員　管理本會出入欵項承辦會中一切庶務

（附說）各職員得兼任學術部之職員

（六）資格　正副會長　須品學俱優至少在本院肄業四年以上者任之

評議長評議員　須明白事理至少在本院肄業三年以上者任之

編輯長　須學問優長至少通外國文二國以上者任之

譯員　須學識明通至少通外國文一國以上者任之

演講員　須學理透亮足增長會員之學識者屬之

書記員　優於國文者於謄寫者屬之

庶務兼會計員　信用素孚辦事勤能者屬之

會員　凡本院學生皆得爲會員

（七）選舉　凡本院同學具有以上之資格者得有被選舉權不具以上之資格者無被選舉權其選舉期每逢大會時行之連舉者得連任

（八）會期　每一學期開大會一次每月開常會二次

（九）會費　本會不取會費

十附則　（甲）本會著譯各稿不得私自刊行（受人請託非本會之講義不在此例）

(乙)本會著譯各稿其版權歸入本會著譯者無著作權
(丙)本院同學程課餘隙旁及漢醫學者不得阻撓
(丁)本院同學國文恶劣者迫令每日練習國文一小時星期停習
(戊)非會員捐贈本會書籍報章者不得儘自攜去
(己)本會章程增損之處俟大會時訂正之

雜俎

李笠翁頤養法

一曰行樂。二曰止憂。用老子退一步法。以不如己者視己。則日見可樂。以勝于己者視己。則時覺可憂。三曰調飲啜。食色性也。愛食者多食。但有調劑之法。食雖多不使勝食氣。是怕食者少食。怒時、哀時、倦時、悶時、勿食。凝滯胸膛不能尅化。即是病根也。太饑勿飽。太飽勿饑。饑飽相搏。而脾氣受傷矣。四曰節色慾。一快樂過情之慾。二憂患傷情之慾。三饑飽方殷之慾。四勞苦初停之慾。五新婚乍御之慾。六隆冬盛暑之慾。五曰卻病。病之起也有因。病之伏也有在。絕其因而破其在。只在一字之和。所當和者有氣血臟腑胃筋之種種務本之法。然止在心和。心和則百體皆和矣。客帶三分拙。兼存一線癡。微聾與暫啞。均是壽身資。三復斯言。病其可卻。一病未至而防之。病雖未作而有可病之機。與必病之勢。先以藥物投之。使其欲發不得。猶預發以制人也。二病將至而止之。病形將見未見。與久病乍愈之人同一意況。此時切忌猜疑。須問其是疾與否。苟作二歧之念。治之不力。轉盼而疾成矣。三病已至而退之。其法止在一字之靜。此際主持之力。不在醫而全在病人。不肯自述病源。徒使按脈定方。是以性命試醫也。病人之心專一。則醫之心亦專一。病者二三其詞。則醫者雜藥亂投。不能愈人而反能害人矣。六曰療病。一本性酷好之物。可以當藥。二其人急需之物。可以當藥。三心所鍾愛之人。可以當藥。四一生未見之物。可以當藥。五平生契慕之人。可以當藥。六素常樂爲之事。可以當藥。七生平痛惡之物與切齒之人。忽而去之。亦可當藥。愈疾之法。得其意而已矣。

笠翁學術淵博。讜論名言。每發前人所未發。後之人僅以小說家目之。末矣。閒情偶寄一書。爲其得意之作。書中頤養部所言。多與西醫學說無藥療病法相合。茲摘其大綱表而彰之。使知近世競言之新醫學。而我國儒者。已發明於二百年前矣。

酒

內經云。酒入於胃。則絡脈滿而經脈虛。蓋酒性猛烈。能經入循環之血內。使心跳加速。脈管漲大。其血一時升至表面。故表面之細絡反滿。而裏面之經脈反虛也。凡人飲酒面呈赤色。卽絡脈滿之故。酒後有發寒者。卽經脈虛之故。西醫驗得各種食物消化時。熱度皆升。獨飲酒則熱度漸降。正以精華外泄。內反虛寒也。此與冷水浴身之理正相反。冷水浴身而身反熱者。熱逼於裏。力能反動也。飲酒禦寒而身反寒者。熱散於外。不能爲繼也。以此類推。則知風寒化熱。與冷浴身熱無殊。暑汗亡陽。與飲酒身寒何別。又內經云。西北之氣。散而寒之。東南之氣。收而温之。亦是此理。蓋西北地寒。用藥本宜温熱。然或熱逼於裏。熱深厥甚。又以辛寒爲宜。東南地温。用藥本宜清涼。然或熱散於外。遂漏不止。又以辛温爲宜。所謂假者反之也。

冰罨

李時珍言傷寒陽毒、熱盛昏迷者。以氷一塊。置於膻中、良是氷罨法本中醫所有。惟其法不純。故後世罕用。仲景云、病在陽。應以汗解之。反以冷水潠之。若灌之。其熱被刼不得去。彌更益煩。肉上粟起。夫誤以冷水潠灌。尚有此種壞症。況以氷罨乎。西醫治傷寒及咯血吐血酒傷等症、皆用氷罨。誤人甚多。而世多不悟。輕於嘗試。以中醫鄙棄之法視爲海外新方。何其愚也。

敬謝維持本報諸君

前月二十八日。敝社特假北京路會所。開藥皇紀念會。先期由社董蔡小香丁甘仁二君柬邀本埠諸名醫讌會。集籌進行方策。是日到者。計費訪壺、金百川、薛逸山、巢崧亭、徐馥蓀、徐薪蓀、夏應堂、殷受田、呂子珊、谷幼香、張禾芬、余伯陶、馬逢伯、林渭川、王雨香、徐小圃、張頌清、錢谷馨、施顯卿、任際運、吳仲虎、顧霖周、董鯉庭、蔣雲洲、戴榖孫、張筱村等三十餘人。濟濟羣英。頗極一時之盛。酒至數巡。復由蔡丁二董報告會旨及維持公報辦法。在座者均表同情。迨酒闌席散。已鐘鳴十下矣。　臨時書記王問樵謹誌

本社啟事

特捐申謝

昨承湖南時中醫學專科捐助本公社墨銀五元。湖南善化畢伯勤先生一元。均照收領。又彙收社友黎庇留君贊助公報經費十元。馬逢伯君二十元。張頌清黃曉初錢谷馨諸君各一元。合併申謝以誌高風。

社友題名

李官城字春門江西南昌府南昌縣人年三十九歲法政脩畢生現住寗波縣東巷
郭濟仁江蘇鎮江府丹徒縣人年三十六歲現住本邑大港坦王村
姚　惆字葯孫浙江杭州府仁和縣人年二十二歲現住蘇州撫署東首姚公館
余振元字筱鴻江蘇常州府荆谿縣人年三十一歲現住常熟大東門外
凌　詠字永言浙江湖州府安吉縣人年六十二歲現住上海浙江路洪德里
張雲桂字少卿江蘇太倉州嘉定縣人年六十一歲現住上海裏虹橋老街

論說

疾病盛發於夏秋論

林大燮先耕

天空之下地球之上氤氳鼓盪亘古以來人物之大氣海也地球圜日而成四季於是分黃道赤道經線緯線南極北極地球中帶上下四十七度分爲二十四節卽黃道限地球圜日其體常欹故黃道限亦欹爲日影四季往來之差其夏至之時卽日影直射之時也是以晝長夜短空氣炎熱日光射入空氣而空氣爲之變遷於是乎分時令人在氣中受空氣以生而何爲有疾病以空氣與人身有息息相關之理風寒暑溼燥火六氣實一空氣所變化而成入於人身又復隨體質而變爲疾病疾病萌於春盛於夏極於秋衰於冬人第知地氣之升降使然而不知冬令空氣清潔故病症較少夏令空氣最濁但云暑溼不足以賅之試觀夏秋之月蚊蠅螻蟻等蟲最爲蕃衍此猶目所能見者其目不能見之微蟲正不知恒河沙數如蠅之遺穢卽蟲入腹則患瀉蚊之喙有微蟲入血則病瘧此乃蟲又生蟲昔人謂蟟蟭巢於蚊睫始以爲寓言今參觀西洋微

菌學而信之矣況乎夏秋空氣之不潔酸化發酵莫此爲甚昔人謂吳楚之地暑溼薰蒸多毒蟲東坡以雄黃礬丸治之藥雖淺近頗有深理俞嘉言云暑溼爲濁陰之邪以暑溼性質爲水土穢氣雜合而成覆合醞釀化生微蟲薰灼蒸騰散布天空聚集食品遂成患病之媒介此穢濁化生細菌之原因也合信氏亦云乾熱不傷人惟溼熱最傷人可見溼爲有形粘膩之邪西醫不爲無見人在氣中生命極爲危險有無數微蟲終日與人相爭戰塵中土中水中皆有之溼爲水土之氣固微生物所寄生之藪而塵埃亦卽爲疾病根源世界稱爲紅塵以塵得日光所照隨光線而飛其色爲紅此莊子所謂對馬奔騰者是也道途中謂之風塵塵每隨風而起往往風捲沙颺卽如一室之中窗戶屋梁每多塵積彼一切微生物隨空氣飄蕩藉塵土寄生纖微之塵能致絕大病症嗚呼人人在塵世中過生不離乎塵世死復歸於塵土何塵之不利於人如此古人用麈尾爲拂塵每談話間必拂拭之誠隱寓衛生之至意方今世界雷動車馬風馳交通日繁疫病蜂起加以夏秋之日光直射於地球人民之處於溫道熱道中者安能

免疾病而保健康西人深知此理每屆夏秋擇海濱山野空氣淸潔之區爲避暑之舉誠有見於夏秋空氣過熱地面在在皆病種有防無可防者曾考葛洪肘後等書有溪毒射工沙虱毒三種溪毒中人一名中水一名中溪一名水病頭痛惡寒二三日則腹中生虫食人下部漸蝕五臟注下不禁又名溪鬼蟲此殆由飲食而入者也江南射工毒在山間水中人行或浴則此蟲含沙射影初得如傷寒如中惡山水間沙虱甚細人入水中或陰行草中此蟲多着人鑽入皮裏如芒刺三日後入骨則殺人此殆由皮膚而入者也今之所謂微生物所謂病原蟲所謂細菌黴菌桿菌隨氣所至孳生蕃衍其惡毒者傳染蔓延能滅人種較溪毒射工沙虱而過之人僅以飲冷貪涼爲戒而不知夏秋暑溼鬱蒸塵中有蟲土中有蟲水中有蟲不知不覺中有許多危險之機暗伏可不畏歟

六氣偏見說

李鶴訪述

宇宙一大氣之流行也周流六虛包舉無外人身處氣交之中偏感一氣而病生雜感

間氣而病益生。爲醫者不能法天之時。因地之宜。順人之性。挽其偏而一歸於正。烏足爲一方司命也哉。何則。大化生成之理。稟之於一元。而兩儀摩盪以來。散之爲六氣。隨時即發爲時氣。過時而發爲伏氣。名雖有六。不外陰陽二氣之進退而已。陰陽之進退。太極之一動一靜而已。是故寒。陰也。濕亦爲陰。火。陽也。燥亦爲陽。風。陰中之陽也。暑。陽中之陰也。暑由濕火相合而成。燥因風寒風熱所化。推之主氣出於地。（註一歲始風木次君火次濕土次燥金次寒水）客氣降於天。（註子午年始寒水丑未年始風木）主運動而不忒。（註每歲始於木終於水）客運動而無常。（註甲己化土乙庚化金）主客運氣。流行天地間。而人身之災病作。乃六淫之偏見者也。此其說備載內經。獨是經文簡質。歷代詮解。有未盡當者。試據理而陳之。張長沙以六氣傷人。惟寒爲甚。著傷寒論一書尙已。乃後人編輯。既將傷寒溫熱。牽混莫辨。河間參天人之變。謂六氣皆從火化。故主用寒涼。但此祗六氣之邪。未可概六氣之病。如黝瘦人感暑邪。隨火而化燥。白胖人感暑邪。隨寒而化濕。豈容一例混治。（註後人反斥河間爲妄而禁用寒涼背理更甚矣）丹溪以君相分天人二火。又援一水不勝二火。以伸陽有餘陰不足之說。（註抑知以君相分體用不可以君相分天人名雖有二實則一火而已 景岳謂世間火少水多。假易說以扶陽抑陰爲宗。註君子道長小人道消可以喻治理不可以喻醫理若人身陰陽貴兩得其平耳 東垣曰、相火元氣之賊、註壯火食氣之說也景岳曰、相火元氣之本、註少火生氣之說也 抑何冰炭相反若是哉。註東垣論其變景岳道其常耳然只發明一節未究全經之旨歷數古大家名宿。尚未免於偏。矯在時流。嗚呼。不識陰陽。焉知六氣。不明六氣。焉知治法。吳又可憫傷寒之多淆也。乃著瘟疫論以辨異傷寒。然不究經旨。伏氣爲病之理。混指一切溫病爲瘟疫。病輕藥重。貽誤良多。吳鞠通溫病條辨。亦欲發明六氣。仍將風溫瘟疫。幷爲一類。反譬又可論爲未善。戴麟郊廣瘟疫論。亦未將風溫春溫暑溫等分清。而概稱時行。至謂大青龍。註病熱從內發豈可溫用青龍猛發其汗 九味羌活、註一派辛燥雄烈夾入生地引邪入陰眞雜而不精之方也 皆古治溫病之方。尤在涇貫珠集。將黃芩白虎證。列入太陽傷寒正治內。註黃芩白虎可治傷寒則麻桂等湯將治何病乎 又如痧脹衡。未究病源、多列名目。概用耗散之品。均未明六氣變化。天人合一之道也。惟吳門天士葉氏。風溫二十則。生白薛氏。濕熱條辨三十五則。隨症施治、左右逢源、與千百年前之仲景心心相印、目爲一朝司命。夫奚愧哉。要之一者。太極也。二者。陰陽也。六氣者。易之六爻。八風者。八卦也。庖犧畫八卦以垂象。軒歧論六氣以明病。同出陰陽太極。用不同而體則一耳。有司命之責者。苟非法天因地。順人貫三才而無忝於儒。安得爲明理之醫。

按此篇係同治年間潄清居士稿。亦不知何許人也。余得而藏之久矣。頃整理書簏。得是篇而讀之。觀其研理甚精。學識淹貫。非淺嘗者所能道其隻字。特錄呈之。以公同好。

吸煙與生理之關係說

梅舒蕚 詠仙

芳香辛辣之物。耗血耗精。世人不知省悟。日躭於濃雲密霧之中。以爲趨時者必需之物。消遣者利用之品也。或嗜芙蓉。或啣雪茄。或吸各種菸葉。隨個人性情所喜愛者而配之。久則成癮。如飲食之一日三餐。莫可間斷。日積月累。視若恒業。孰知臟腑已暗受其害矣。血輪日漸消滅。精神日漸頹廢。腦汁日漸枯竭。筋骨日漸脆弱。麻木眩暈之病。紛至沓來。肩聳肉削之形。在所不免。損於內者。必形於外。因是作事無恒心而畏勇往生子多瘦弱而少健全既自誤其身又貽誤其子而家資稍裕者日供滋養品以補生理之不足然此乃舍本逐末之計不謀其本而務其末欲求身體之康强永安無事竊恐戞戞乎其難之哉嘗攷人之一身內爲營外爲衛內營者藏血之所也外衛者藏氣之地也血之源生於心氣之源生於肺氣爲血帥血隨氣行不受烟霧薰灼則氣機流利血脉活潑內之臟腑安和外之毫毛緻密而發血廻血兩管循環不已其發也如長江之水滔滔不竭灌漑全身感覺器因之靈動其廻也隨氣折入達於肺之中央所含之炭氣由口鼻呼出復還於心房則周行不息人得以安由是精神充足若龍馬之不倦面華體胖氣象光昌而生子必强壯健全此不嗜煙之有益於生理也豈不大哉若同胞中有好烟霞之癖者當亟亟以猛省焉

論乖魚有毒及解救方法

鄭奮揚 肖巖

食物衛生之不講久矣瀕海者享水產天然之利恣意適口亦不辨其物之有毒與否應如何修治而後可及至毒發斃命咎雖自取亦可哀已吾閩石碼醫學社所登公報

有吳邱兩姓共食乖魚。吳不及救而死。邱則得救而甦。世所謂捨命喫河豚者。此也。雖有命存焉。抑亦人事有未盡耳。按乖魚是漳州土名。故不見於載籍。唯該社有云乖魚即鮭魚。由鮭魚而參考之。乃知鮭魚即河豚矣。豚一作魨。攷開寶本草名河豚。日華名鰗魚。拾遺名嗔魚。北山經名鯆魚。山海經名赤鮭。注今名鯸鮐。爲鮭魚。一名鯸鮧。一名鯢魚。俗又名吹肚魚。一作氣包魚。形如蝌蚪。大者尺餘。背色青白。有黃縷。無鱗。無腮。無膽。腹下白而不光。率以三頭相從爲一部。暮春時羣游水上。食絮而肥。吳越人有嗜食之。脩治得法。去肝血脂子及眼之五毒。以菘菜蔞蒿荻芽三物煑之。鮮有中其毒者。其腹甚腴。味甘而美。故又呼爲西施乳。憶梅聖俞詩云。春洲生荻芽。春岸飛楊花。河豚當是時。貴不數魚蝦。蘇東坡有句云。蔞蒿滿地荻芽短。正是河豚欲上時。足見古人嗜好所至。形諸歌詠。不及料後世中河豚毒者之不乏其人也。又攷雷公炮炙論。鮭魚插樹立使枯乾。狗膽塗之。復當榮盛。陶覽云。河豚魚雖小。而獺及大魚不敢啖之。則不惟毒人。亦能毒物。王充論衡云。萬物含太陽火氣而生者。皆有毒。在魚則鮭。肝殺人。陳藏器有云生海中者大毒江中者次之。又云入口爛舌入腹爛腸。李瀕湖云。吳人言其血有毒脂令舌痲子令腹脹眼令目花故諺有油(卽脂)痲子脹眼睛花之語。輟畊錄云。凡食河豚一日內不可服湯藥恐犯藥忌而殺身。李氏有言性與荆芥菊花桔梗甘艸附子烏頭相反。並忌煤塵落入。洗冤錄有云昔有人招友晨餐者烹河豚爲饌友以故不食遺歸餉妻。妻方平明服藥不以爲嚴啜之甚美卽時口鼻流血而絕蓋藥內有荆芥故耳。世傳其毒者以至寶丹或金汁水卽糞精或甘蔗汁或蘆根汁或橄欖汁灌之如無鮮橄欖卽以橄欖核磨水服之。或用龍腦浸水皆可解毒。重者惟以槐花微炒與乾胭脂等分同搗水調灌之。靈效異常。凡此解救之法皆採取載籍經驗良方而類書之。以告世之衛生家。轉相傳布已。嗟夫生身至貴何苦貪饕毒物甚微偏能害命安得有心人組織食物衛生會以保全同胞之健康而不至誤中食毒也耶

惡疫論治新編（五續）

第二莫難於瀉症

瀉症似不慘於毒核。然輪年而起。是症者不少。因是症而傷人者亦不少。甚而霍亂之症亦由是成。要知是症有三等。其一純寒瀉。其二純熱瀉。其三熱因寒瀉。其變症而成霍亂者還有四等。其一曰濕霍亂。其二曰乾霍亂。其三曰熱霍亂。其四曰寒霍亂。務須細診脈色。分辨症狀以治之。斯不謬誤。

純寒瀉脈色

寒瀉之症、於疫病中無多見。然偶一見之。則傷人最急。往往有不及救者。此症脈遲。甚則沈。探口內則冷。如水。惡寒畏風。舌胎色白。如抹粉。無粒象而濕潤。唇色淡白。週身肌肉涼而不熱。屎瀉無力。屎色白而無臭酸。小便亦不黃鹹。或瀉清穀。或瀉清水。此皆由血氣不足、五內虛寒。一時感觸時行寒氣、遂為此純寒瀉。甚或聚臍切痛。痛一陣瀉一陣。或腹不痛而單見瀉者。此症最急、命懸須臾。救藥切勿稍緩。

純寒瀉治法

遇寒瀉症。辨之既確。即以吳萸湯合漿水散。急煎飲之。如症當急。甚不暇煎藥。急用桂便飲速飲之。若桂不便。可用薑便湯飲之。並即用布三四層。貼臍上。急取熨斗熾炭熨布上。使逼薑之熱氣。由臍透腹。以逐寒邪。若熨斗不便。可用灸艾法行之。以薑片隔臍竅。而團艾灸之。連灸六七壯。急令瀉止。則慢服吳萸合漿水散以補之。猶可及也。

純寒瀉症製方列後

吳萸湯　吳萸二錢　麗參二錢炒黃　生薑二錢　大棗二枚　桂枝尖三錢

水二碗。煎成大半碗服。

訣曰　吳萸湯煑棗薑參。加桂祛寒效稱心。

漿水散　玉桂二錢此味後下若另局和入亦可　乾薑三錢　炮附子五錢　地漿水一斤四兩

上藥研爲散。合漿水煑滾和服。用上藥作煎劑。煎至大半碗服亦可。

附造漿水法

擇黃土地掘一坎。用淨水瀉入坎中。取原土十餘掇入水。攪勻。待凝清。取水爲用。

如猝然不及掘坎。可取灶心土一兩。打碎。入藥同煎以代之。此方即附桂理中丸

之類若事急可卽於藥店中買附桂理中丸六個童便和或滾水沖開飲之亦可

桂枝湯　桂肉二錢　童便一碗或半碗

將桂肉咀極爛入童便和飲此方遇急極之寒瀉症煎藥不及待用此亦便如煎藥可及待則不必用此服此湯止瀉後能多用理中丸服之尤佳　（未完）

傷寒論校勘記（十續）

糾正

平脉法

設合向壁臥聞師到不驚起而盻視若三言三止脈之嚥唾者此詐病也設令脉自和處言汝病太重當須服吐下藥針灸數十百處

詐病試醫古臺曾載其事今世亦多有之醫者不可不知彼以詐病我以詐治以詐破詐用意亦巧然此等事豈可載諸簡編垂訓後世哉況以詐破詐卒且以詐召詐而詐端且百出而不窮又將以何法防之

師曰伏氣之病以意候之今月之內欲有伏氣假令舊有伏氣當須脉之若脉微弱者當喉中痛似傷非喉痺也病人云實咽中痛雖爾今復欲下利

此節今人以爲是仲景論伏氣溫病之文予按伏氣溫病發自少陰故脉微弱而見喉痛下利之證此節所論甚是然實非仲景手筆仲景文法簡潔斷不如此文之累贅就此文而論假令舊有伏氣句及病人云實咽中痛句皆可删存之則意反不達

問曰經說脉有三菽六菽重者何謂也師曰人以指按之如三菽之重者肺氣也如六菽之重者心氣也如九菽之重者脾氣也如十二菽之重者肝氣也按之至骨者腎氣也假令下利寸口關上尺中悉不見脉然尺中時一小見脉再舉頭者腎氣也若見損脉來至爲難治

經說者難經之說也問者既知是經說則經所已言者不必言也經所未言者急當闡發也吾意叔和既設此問必另有一番見解今觀答語不過抄襲難經支吾抵塞毫無發明且又遺漏皮毛相得血脉相得等語不知何意其下忽又增入假令云云

則又不知說向何處去叔和眞妄人哉

東方肝脉其形何似　三節

但曰肝脉何似可矣何必曰東方肝脉但曰心脉何似可矣何必曰南方心脉明明易解之句必挪東扯西令不可解而後已獨何爲耶

寸口脉弱而遲弱者衛氣微遲者榮中寒榮爲血血寒則發熱衛爲氣氣微者心內飢飢而虛滿不能食也

弱脉不主衛微遲脉不主榮寒榮是血中之氣不可便以爲血衛是衛外之陽不可便以爲氣血寒則與死爲鄰斷乎不能發熱氣微則去生已遠豈其尚能知飢

寸口脉微尺脉緊其人虛損多汗知陰常在絕不見陽也

寸微而尺反緊是陽往乘陰陽有消亡之象何得曰陰常在尺緊而寸反微是陽氣下陷入陰中且又多汗必然發熱何得曰絕不見陽此種囈語張隱菴反稱其妙以爲是歸於太極靜而不動渾然合一之義此殆所謂醉者扶醉其勢彌顚而無反者

（已完）

與。

雜組

形色 〔穀孫〕

丹溪云凡人之形長不及短大不及小肥不及瘦蓋人身全賴陽氣短小而瘦者氣勝形長大而肥者形勝氣也又云人之色白不及黑嫩不及蒼薄不及厚蓋色生於色油色油卽是陰液色黑蒼厚者陰必旺色白嫩薄者陰必虛也然有形色相符者有形色兩歧者如短小瘦之人又見黑蒼厚則爲陰陽兩旺長大肥之人又見白嫩薄則爲氣血兩虛此形色相符者如長大肥而見黑蒼厚又爲强健之徵短小瘦而見白嫩薄又爲早衰之質此形色兩歧當舍形而從色者也形以驗其陽色以覘其陰陰陽雖並重而陰實爲陽之根陰旺陽亦旺故黑蒼厚之人不患其長大肥如充盈之家支用不妨於浩繁也陰虛陽亦虛故白嫩薄之人無取乎短小瘦如貧乏之家雖節儉猶苦不足也。

黃連

近人但知黃連爲瀉火清熱藥。而不知其有健胃之用。仲景治嘔吐痞滿。多用黃連。即是此意。東垣長於治脾胃者也。亦言心下痞須用黃連。宿食不消須用黃連。又云中滿者倍黃連。是黃連雖苦寒而實能健胃。今人疑其傷胃而不敢用。其誤甚矣。

僞藥弊混

陸企園述

古之聖人。著本艸。立湯液。皆爲存心濟世而設。數千年來。代有發明。亦蒼生之幸福也。無如近今小鎭市之藥肆。不顧人命。慣以僞藥塞責。致人不死於病而死於藥。良可慨也。曩閱　貴報論台醫坐店一篇。感吾中懷。爰將平時所知。擇其尤者數則錄供　衆覽。

犀角、出自暹邏。價貴品高。時症熱入營分。服之有立竿見影之妙。乃市鎭小藥肆。或用交趾角。或用天麻角代之。交趾角出自交趾。天麻角大約是雲貴等處所出。性熱氣腥質靭。與暹邏角性寒氣香。質脆得人氣能碎者不同。其價約賤二百倍之間。喪心造孽。

莫此爲甚。

羚羊角靈活者。片上起竹節紋手捏之柔中帶有剛象色白有神。黑閙藥舖、代以山羊角。片上無竹節紋手捏之純柔而無剛象色次無神、與眞者適成一反比例每斤約三四元。害人性命。何可勝道。

清膠、係釘鞋舖中剪下之皮頭皮角。煎熬而成。印以虎骨、鹿角、驢皮、龜版、等名目。以代諸膠。

西洋參、另有一種副貨代之。價賤十倍。眞者有橫紋直紋而鬆。贋者有直紋而無橫紋而堅。以此爲辨。

川貝、敲碎者。雜以象貝山藥。尙無大害。整者亦有次貨。甚或以生半夏漂淨用圓口小刀雕挖而成。虛勞症用之。未有不增咳咯血者。因歎世風日下。人心不古。而以人命爲兒戲。言之痛心。恨之無極。

川朴、贋者出自溫州平陽。係枳殼樹皮也。枳殼出自江西。故江西亦有所産。（未完）

本社啟事

遷移廣告

啟者。本公社僻設城南。交通頗不便利。因循同人之請。改賃房屋於英租界三馬路直西瑯嬛里。業定月之初二日遷入辦公。（敝寓亦合遷一處）嗣後社友投函。希按新地址標封。免致郵誤。諸君或有惠教。亦改請逕臨該處接洽爲盼。再本年報中經濟。悉歸社長蔡小香先生擔認。（計除同志捐助外。籌墊已達二百餘元）鄙人雖奉命服勞。勉承斯乏。實不負責任。亦不與聞財政。合併聲明。　問樵特誌

春謎揭曉（村代閱）

首藝　計取十名列左（題係辨鼠疫）

盧則鍾　育和　揚州甘泉人　評曰病情治法縷析條分亦樸實亦精微彼牽爾操觚者烏能夢見

周漢舫　小舟　揚州甘泉人　評曰引作氣毒的有理由是不爲羣言所惑者

胡文梓　少菴　松江金山人　評曰論症論治確鑿不移足破西人臆說

孔昭錩 培年 寧波慈谿人　評曰二四三症累變復發逐層推闡精細入微間有小疵不掩大純也

任養和 桐軒 揚州甘泉人　評曰疫症本於炭氣不易之理論治亦妥貼易施

錢祖繩 杏孫 松江金山人　評曰苦心分明得辨字頂上圓光是爲文不負題

梅舒蓼 詠仙 松江金山人　評曰中後証佐的確質之西醫當亦啞口

韓　溥 杞良 嘉興平湖人　評曰鼠族熄疫每後於人類中段辨理甚精

沈紹基 瑞孫 松江上海人　評曰視空氣之通塞定疫氣之重輕確論也

賈　鎰 瑞甫 鎮江丹徒人　評曰文筆清通日光風氣二語尤較切

附批備卷六名如下

淩志雲　順理成章　李鶴訪　考核詳明　金惠卿　專就東省立論以爲必屬尋常瘟疫與閩粵所發之鼠疫不同然則閩粵之鼠疫作何症狀篇中絕不言及似屬疎漏中段歷數種疫之弊見解自高　張堅園　懸而不斷紘外音也　李　韶　見理極眞但字句間似欠修飾　羅煒彤　無甚發明

二藝　計取二名列左（題係漢書藝文志載五苦六辛之說顏師古謂皆無註解戴人引作五積六聚之治法然歟否歟試衍其義）

胡文梓　見前　評曰見得到達得出足徵識力過人

賈鎰　見前　評曰敷佐得法疏解明通

附批備卷一名如下

孔培年　苦解作痛辛解作艱貼合積聚則可於引作治法四字似無着落篇末亦未補出殆未讀班氏之原文歟至歷考積聚根由苦心自不可沒惟篇中戴氏二字費解

三藝　計取十名列左（題係仲景著傷寒論後人遂謂長於治傷寒短於治溫熱其說然否）

盧則鍾　見前　評曰題中應有之義節節相生絲絲入扣非學有根柢者不辦○火氣治之之火字錯其餘間句畧加删汰祈諒之

任養和　見前　評曰運全書於尺幅中淺顯明白望而知為老斲輪手

俞本立　道生　松江金山人　評曰將本論寒字認眞謬說不攻自破此謂讀書得間

凌慶餘　志雲　湖州烏程人　評曰越人傷寒有五二曰傷寒可知提綱之寒字非指寒邪言以治寒之法治溫者越人不誤人人自誤之耳篇末數語足以破惑

梅舒葶　見前　評曰初病方多化熱方少雖非長沙著論本旨而新穎自覺可喜餘亦羅羅清疏應有儘有

周漢韜　見前　評曰以病因爲病名創論實確論也至謂其所立之方偏於解表似差一黍

賈鎰　見前　評曰入後發明六經見症數語自是扼要處

錢祖繩　見前　評曰明辨以晰卓爾不羣

甘沛 少巖 安慶懷甯人　評曰寥寥數語題蘊畢宣

李宗陶 鶴訪 湖州烏程人　評曰指論溫數段爲防誤而設的確不磨然謂以論中之法治溫熱莫不僨事未免爲吳王諸書所蔽

附批備卷十名如下

陳畝莘　傷寒論統六經而言深造者用治六淫左右逢源綽有餘裕後世溫熱諸書不過竊取其意以推廣之示淺嘗者之易於識別未便厚非誤在吳氏序例竟將傷寒溫病兩書對峙陰竊緒餘陽匡不逮印入後學腦筋致啓紛紜聚訟是思作仲景功臣者轉爲仲景之罪人矣尊作命意極是但前路蹈空入後未嘗專著溫熱一語猶未免有人之見存也忝承不棄故敢妄言識者正之　金惠卿　文氣通暢　孔培年　中權立方療病數語精當絕倫不可多得餘則瑕瑜參半前路尤覺支離　李　詔

傷寒論爲萬病之書一語中的再將支詞修淨則得矣　羅煒彤　命意不差文筆多欠條暢　沈瑞孫　後賢溫熱諸書均竊傷寒緒餘指爲易地皆然未免誤會　韓圮良　謂傷寒水之藏見地特高但詞多枝葉故抑之　俞景琦　用意中肯措詞欠圓

姜　烽　見理甚明惜詞不足以達之　李彬甫　說醫以簡明了當爲上乘篇中語多複雜雖同一義意不得不讓人先步矣

宋藝　計取三名列左　（題係學醫人發論）

梅舒蓴　見前　評曰學術經驗相輔而行自是醫家要訣意亦猶人妙在筆足以達

賈鎰　見前　評曰筆情奇特妙語解嘲

姜　烽　松江金山人　評曰理明詞達引喩處尤得眞相

附批備卷五名如下

俞道生　大致清妥處字多欠斟酌　俞景琦　有中肯語　陳畝莘　解題獨眞惜文氣不能條暢　孔培年　有精到語惜不能純　李彬甫　文通字順

論說

國民衛生議

林大燮 先耕

中國不潔之名。譽遍傳各國矣。推其原在於風俗習慣。不能逐漸轉移。縱人人有衛生思想。尚不能施之實行。我國鑒於各國衛生公債動輙億萬餘磅。占內政之一大部。近亦有衛生計議。然往往限於經濟。而不能收衛生之效果。予謂國家即使經濟充裕。亦無非糜費款項而已。於實濟上毫無裨益。不如各省設立中國國民衛生會。先從風俗習慣上入手。凡職業上。嗜好上。衣服上。飲食上。房屋上。各就風俗中之流弊。隨時演說。隨時通告。設法改良。俾個人衛生。即個人受其益。公衆衛生。即公衆受其益。不必悉仿洋人。即極貧極苦之家。茅屋布衣。菜羹疏食。也可以講衛生。於生計上。無妨礙於習慣上。宜革除於工業上。漸改造。從極淺近極簡單上。設施。庶人民易於樂從。無扞格不入之處。無勞法律之干涉。不然。方今民食維艱。日講衛生而生計日形其蹙。人民且苦之。不暇。尚何計及衛生。縱使禁令維嚴。恐民間妨害衛生者。不勝其干涉。利益未見而怨

謗隨之語是以有改良風俗之議

工場衛生學校衛生軍隊衛生皆各有特別性質自當仿外洋之制需費浩繁獨至國民衛生則宜從儉設衣食住三者事事必步西洋則須人人有財產而後可人將藉口於世界人滿之患謂中國不講衛生人種之蕃殖日益盛外洋日講衛生常聞有疫種之傳播今衛生之書充於書肆購而讀之誰不稱善取而行之適足以擾害民生如各埠之檢疫商民受其困矣研究疫蟲其說充於腦盈於耳騰於報紙喧傳於各省俯而察諸人心衛生之思想如故也風俗之習慣如故也吾於是爲國民推原其故在國民心中以衛生爲生計外一事謀生者無暇計及衛生不謀生方可言衛生恐衛生反有妨於謀生也今日以謀生爲急務當先其所急後其所緩設以生命爲寶貴謂身體健康方可營業謀生然聞之人言常有以生爲苦以死爲安者當此民不聊生斷不能枵腹而講消毒防疫之事吾於是以衛生謀生兩事合而爲一先勸營業者存公德心勿妨礙人之衛生衣則衛生衣食則衛生食住則衛生室卽各種器具無一不有衛生之

名從此因衛生而獲厚利豈不善歟是國民衛生會當聯合市民工作而成一團體調查其未改良者獎勸其改良即以其已改良者報告會中代爲傳說鼓舞人民一般衛生之知識

中國人不講衛生亦未嘗無暗合於衛生者衛生宗旨一清潔而已矣嘗入大寺院中其清潔實無可比擬彼以清淨爲宗不准涕唾窗明几淨洵可樂也人家有婦女小孩安能清潔床頂壁角堆積許多鞋桶竹簍所藏之物不是破爛衣服定是零綢布角塵埃滿積糞穢盈地一經天氣潮溼霉腑蔚蒸即釀出病來改良之法凡人家用具須要清潔愈簡愈妙其無用者棄之有用者洗之自然心目皆清

人常說暗房亮灶殊不知許多病種多伏於暗處暗則不見日光必多潮溼穢氣微生物遇有暗處必潛伏易犯疫病實在可怕務須設法通光洞開戶牖萬勿信暗房之說致礙衛生

論哈爾濱致疫之由 〔觀〕

（未完）

周禮儺以逐疫。又古人飲屠蘇酒以避疫。是中國之於疫症。自古迄今。何代無之。卽泰東西各國。亦何代無之。原夫疫症之起。實由於天地間癘氣之所結。楊栗山曰。毒霧之來也無端。烟瘴之出也無時。兼以餓殍在野。觜骼之掩埋不深。死尸連牀。軀殼之臭腐已甚。遂使癘氣升降流行於上下之間。凡在氣交中。無可逃避。雖室女童男。以完潔之體。養尊處優。以富貴之身。亦不能免。互相殘染。而辛苦之人。可知矣。而貧乏之不能溫飽者。更可知矣。今哈爾濱傅家甸一帶。染疫者死亡枕藉。約以萬計。而長春。而吉林。而奉天。東省全境。皆爲蔓延不靖。其侵擾之廣。罹禍之速。慘死之多。幾于十室九空。誠巨災也。可不懼乎。於是鼠疫之越關渡海。而波及他省也。京津已嚴爲之備矣。京漢火車每日開駛。亦恐疫及漢皐。亦預爲之防矣。上海一埠。江海通道。爲中西互市之區。客冬工部局檢查鼠疫。頗爲詳密。新章六條。取締綦嚴。經四明沈仲禮觀察。一再婉商。始獲刪去。爰設公立醫院於虹口北河南路。分設時疫醫院於天津路。兩院不但治疫。凡普通病。均可踵院求診。猶恐華人不慣西醫西藥。日前宴會中醫。請爲輔治普通各症。同道僉元義務並演說哈爾濱疫症初發身熱相隔三日吐血卽亡般般下問治法其婆心苦口見義勇爲晚近來絕無僅有者不才學問淺薄況脉象既無從診氣色又無從觀疫之深淺更無從詢其本末僅據所聞未敢妄參末議致蹈空疏躊躇者數日幸有友自都門來客歲曾商哈爾濱者細詢哈地風土及病疫情形稍有端倪不揣鄙陋而縷陳致疫之由一癘邪之早伏也昔年中東之役俄日之戰槍礟往來適當其衝語云大兵之後必有大疫惡雜之氣與天時不正之氣俱蓄於深山窮谷如毒物之蟄居一經感觸雖年深月久亦易中疫此疫之感於天時者也一濕熱之久積也哈爾濱水道發源松花江或八年或十年必發水患上年夏秋之交該處又遭是刧雖水勢經旬卽退然田廬之衝沒人畜之傷亡已屬不輕北地於秋間坑下卽生火藉以避寒一家長幼皆臥處其上比戶大都如是試思水淹之禍未消火燥之毒又乘其薰蒸之惡穢正在無由發洩悉染之於人身此疫之繫於水災者也一衛生之不善也松花江不發水患淺處曾不容刀居民取水維艱往往鑿井而飲開濬七八丈或不得清泉大抵濁水將

就且貧戶居多求一飽脫粟不可得魚餒肉敗皆可充肌至於街道之狹窄糞穢之堆積居室之卑淺猶其次也積習相沿創深痛鉅此疫之由於自取者也疫之外感大率賴此已詳明矣今更論病疫之內容其初發身熱者何也曰邪由鼻吸入鼻竅屬肺肺乃五臟之華蓋人身氣化總機關部受邪則氣不淸肅宣布失權雖見身熱表症皆裡症鬱滯浮越十外先賢吳又可之逐穢葉天士之解毒爲第一要義蓋客邪貴乎早治乘其氣血未亂肌肉未消津液未耗病人不致危殆投劑不致掣肘若以治傷寒之方治之辛溫表散一發汗而內邪愈熾不可救藥矣其疫病延三日而吐血者何也曰嘗考病傳篇病先發于肺三日而之肝又晋王叔和脉訣肺臟歌云魂將魄共連蓋肝藏魂肝屬木受氣于申肺藏魄肺屬金受氣於寅故曰連又云肝舍血肝乃藏血之所而爲血海今邪留肺臟三日肺氣大受其侮勢燄鴟張竄入於肝所謂魂魄相連耳肝爲將軍之官受毒則血海橫溢上逆而吐血其吐血即死者何也曰肺主乎氣氣陽也肝藏乎血血陰也人生於世具此陰陽亦卽具此氣血是血爲營營行脉中滋榮之義也

氣爲衛衛行脉外護衛之道也氣行則血行氣止則血止氣通則血活氣滯則血凝今疫病先傷及肺繼害及肝氣血爲之崩裂營衛爲之壅遏陰陽爲之乖戾魂魄爲之喪失於斯時也症已危絕雖盧扁重生恐難挽救是在於三日之中未吐血之前治療或可施救於萬一爰謬擬方於左

初起身熱或喉痛舌燥

銀花　三錢　連翹　三錢　生草　八分　輕馬勃　一錢
鬱金　一錢　佩蘭　二錢　製蠶　三錢　熟牛蒡　三錢
板蘭根　二錢　象貝　三錢　杏仁　三錢　枇杷葉（去毛）　三片

二三日間見血疫重方

犀角尖　一錢　羚羊片　一錢　大青葉　三錢　鮮生地　四錢
鮮石菖蒲（另打汁沖）　五分　生石決明　五錢　西瓜翠衣　四錢　甜川貝（去心）　一錢半
鬱金　一錢半　白金汁（另燉服）　二兩　生石膏　五錢　捲心竹葉　一錢半

鮮茅蘆根（去心）各一兩　至寶丹（研細藥汁調下）一粒

右論於今春二月作。就應中國公立醫院董沈仲禮觀察所囑。以備刊入鼠疫良方彙編者。會王君問樵傳其師。蔡小翁之命。徵論於僕。因不揣冒昧。聊作芻蕘。以就正於海內有道。

徐元芳馥蓀氏又識

釋脈大病進及治驗

趙鑄鼎 芷汀

內經脈大必病進。朱丹溪謂其病得之於內傷者。陰虛爲陽所乘。故脈大。當作虛治之。其病得之於外傷者。邪客於經脈亦大。當作邪勝治之。是說也。均誤解內經含糊武斷而貽禍後人者也。夫脉之所以大。豈得以陰虛爲陽所乘及邪客於經二語括之而已哉。平人之脈。所以大小得中者。乃血旣充足於脈管之內。外受陽氣壓束。所謂陰陽和洽。故不現漲大之形。倘內傷之症。陽氣虧一分。卽壓束之力減一分。而脉管卽漲大一分。是則脉大爲陽虛。不能壓束脉管之故。而非陰虛爲陽所乘可知也。試證諸物理學。用猪膀胱一具。以玻璃罩罩之。其時罩內空氣。尚未抽出。則猪膀胱大小如常。及將空。

氣漸次抽出則豬膀胱亦漸次漲大而膀胱內原有之些少空氣未嘗加多祇因外間空氣壓束之力愈小則漲力愈大脉大之理亦當如是但脉管既漲大非由眞血以充之管內仍虛故脉現軟弱無力之狀以云陰虛蓋以此也然所謂病進者蓋謂病得大脉不可視爲緩圖倘不善調治則病必進云爾治法當於陰陽兩補之中而施以陰三陽七之劑斯爲有制之師若夫脉大得之於外傷者乃邪客於陽分而非客於陰分經言虛之所在邪必湊之雖不分陰陽立言而脉大者必爲邪客陽分以虛在陽分故也治法當用辛温萬不可用辛涼宣統庚戌嘗治一吐血症前醫均以爲陰虛愈治愈壞後病人來診脉大頭暈身微熱而面色蒼白懶於舉步斷爲陽虛如法醫治數日漸次見效月餘復原如仍斷爲陰虛是一誤再誤陰魂莫訴矣書此以質同人是否有當伏祈　正謬

陽常有餘陰常不足論

趙鑄鼎　芷汀

朱丹溪論人身陽常有餘陰常不足歷舉天地之象及內經男女精通天癸至精絕經

斷之期以證之使人收養身心以存陰液以保天年此衛生家至理名言誠不可易至於引用內經陽者天氣也主外陰者地氣也主內故曰陽道實陰道虛之言而不明白解釋以俟後人未免千慮一失夫內經陽道實陰道虛之言繹其詞意乃所謂陽道易實不可犯之以實陰道易虛不可犯之以虛耳詎得直指爲陽道便是實陰道便是虛哉且內經以天氣爲陽則蒼蒼者天何嘗是實地氣爲陰則闤闠大地誰謂其虛如以物理學論則固體液體與氣體並峙爲三均以體名無分虛實然古人既以陰陽分虛實則陽道無形陰道有象無形者虛有象者實此通例也故堪輿家所論陰陽其大旨亦以生氣爲陽山川爲陰其視形勢也乃借有形之山川以驗無形之生氣故凡山之凸處曰陰謂其隆起不受陽氣也山之凹處曰陽謂其開窩易受陽氣也卽以臟腑論腑爲陽臟爲陰而腑形中空臟形中實頭頭是道處處皆然若丹溪所引苟以陽道易實不可犯之以實陰道易虛不可犯之以虛解之則庶乎近焉

辯陳修園據經論血症言

姚邦杰　嵩甫

吐血之症。有寒有熱。安有徒吐於寒者。修園先生公餘醫錄中論治血症一條。偏注於寒。且據經言血者喜温而惡寒。寒則泣而不流。熱則消而去之兩語。遂特讚楊仁齋高鼓峯。張景岳等。以桂附治吐血爲得神妙法。苟使後學者執而宗之。一投於熱症之人。其何以堪。修園者番不特不善論血症。且不善解經。經之本意。寒熱原作兩平講。修園乃側重於温。經言泣與流。是謂血之性。修園遽作論病看。誤甚。夫血發源於心。遞傳於肺，乃貫注於週身支管孫管。循環週轉。一有阻礙。則管爲之抉。而吐衄下泄諸血症因之以起。然必察其阻礙之由。因熱因寒。未能偏視。虛寒之人。氣冷而肌凍。血管近外者凝於寒。致阻在內運行之血。內一運不順。必抉管而出。故喜得温藥以消寒凝。俾遂運行。血症因之而愈。經所云血喜温。温則消而去之。以此。彼大熱之病。熱度太過。蒸逼血海。血浪沸騰，飛奔倍迅。欲速不達。亦抉管而出。於此而投以所惡之寒劑。泣之而節其奔。斯運行協度。血症因之而愈。經所云惡寒。寒則泣而不流。以此。修園不此之解。而妄談誤世。豈仁者之言歟。當仁且不讓於師。共爲濟衆。烏可以不辯。

雜俎

僞藥弊混（續）

野山高麗參僞物中之黃城門、石居子、淤泥溝、新開河等、皆近韓國之地。名種參出參之處也。用毋連黃栢龍胆草燕熟而成。

川連、一物。近來貨少價貴。藥肆僉用毋連以代之。價賤五六倍。或十餘倍。色帶火黃。性熱。與眞者有天淵之別。

霍石斛、近各處用者。大都來自廣西。或四川。與川石斛仝一性質。若眞耳環白毛霍山石斛。每斤價約八十元左右。

西潞黨參。眞者價貴。小鎭中大概用以獨支黨參、文元黨參。次者用漢黨參、巷黨參。乃數年前新發明一種高麗黨參。頭大尾小。價極低賤。若粗眼視之。與眞者相伯仲。唯皮內色白。中心帶青。不如眞者之水灰色也。服之能令人作瀉。大傷腸胃中和之氣。其爲寒性之物無疑。今市鎭小舖。以其本輕利厚。咸趨用之。不但無益。而反有損。

龍骨。五化者價極貴。咸用土龍骨以代之。故內科外科用之。均無效驗。錦紋大黃。眞者絕少。大概用以次貨。故服之無榮辱。若下劑中。不如用燕醫生補丸較妥。

其他如丁香研細代麝香。膏滋藥渣滓。煎劑藥渣等晒乾合丸散。及前胡之有十八味可代。種種弊端。筆難盡述。吾中國人民之不興病死無論矣。每年遭醫藥之殞命者。何可勝計。不欲改良醫藥則已。如欲改良醫藥。焉必先考試醫生。幷設醫學校於中。備列各種藥品。以爲實驗之地步。俾藥肆奸商。無所用其伎倆。而良醫良藥相得益彰。疾病豈有不瘳者乎。

述懷偶詠 〔步張筱村先生原韻〕

羨他順境豐衣食。惟我閒居度暑寒。可恨世情趨熱路。躑躅搔首對天看。

岐黃公認是專科。調爕陰陽奧若何。大道本非庸俗事。媿無學術拯斯痾。

金山梅舒蓴 未是草

本社啟事

特捐申謝

昨承馬逢伯君捐助本公社墨銀十元。徐小圃君八元。黃杏卿君五元。蔡雲卿、王雨香二君各四元。黃曉初君二元。張頌清君一元。又徐楚材、汪利生、湯逸生、淩永言、胡夢橋諸君例助本公報刊費各二元。合併申謝以誌高風。

收繳社費姓氏錄

王潤霖　沈瑞孫　裴用舟　楊鴻年　陳畝莘　李春門（各二元）　王藎臣

韓圯良　姚荊孫（各補繳一元）

社友題名

楊汝霖字鴻年湖北武昌府江夏縣人年五十三歲現住南京城內柳葉街

周青士字德梧江蘇蘇州府吳縣人年三十六歲現住上海福州路華西藥房

社課

本年夏季課題

醫學首在改良今擬以日本六器官易手足六經其六經可議之處及六器官學說完全與否請諸君一決之以備實行改良通告吾國醫界（林）

古有內癰名目如肺癰肝癰心癰腎癰大小腸癰脾胃三焦癰謂胸[illegible]腹凡十一募而內癰僅九胆與膀胱無癰其說然否試逐一發明之（林）

西醫論腦筋爲百體之主令內經論宗氣統轄三焦營衛運行於身其說相同否（濮）

吐血症有因陽虛者有因陰虛者有因外邪阻擾經絡者以如何分別施治（濮）

右題以二藝爲完卷。願全作者。聽本季公舉林先耕、濮鳳笙、二君值課。儘下月杪截卷七月二十揭曉。

論說

國民衛議生 【續】 【先耕】

人家最喜啖臭味。如臭豆腐乾。臭乳腐。臭醃肉。臭醃蛋。余初亦甚愛。一日食臭豆腐。用銀箸插入。頓變黃黑色。知其臭滷所浸。極爲穢毒。合後毒入臟腑。發爲病症。人多未知。因此戒絕。此須勸令豆腐店中。永遠停售。改製鮮美之品。未必無利。然使人人皆知有毒。不去購食。彼亦必不製也。

凡店舖製熟之物。如醬鴨醬肉熏魚之類。不用紗罩。引聚蒼蠅。恐不免遺穢食品。人購食之。難保不生疾病。若夜起霍亂。頃刻垂危。豈不可怕。卽如飯館菜館麵館及糖食舖。毫無遮蓋。天熱時塵市空氣。最爲不潔。粘着食品。目力不見。人出錢購之。送了一條性命。人財兩失。勸人莫購市上食品。而市店宜一律改用紗罩或紗廚碗盞器具。十分淸潔。如是而不食。客盈門。利市三倍者。吾不信也。畢竟人人怕死者多

一種醬缸。日晒夜露。且造醬時。先令罨出霉氣。生毛寸許。及醬熟之後。放入生瓜之類。蒼蠅攢聚。蛆生無數。眞是不可入目。造醬者應思設法改良。否則衞生醬油奪利之人在其後矣。

夏秋空氣不潔。物易腐敗。隔宿所剩之飯。每必變味。甚至有朝炊暮已不可食者。人爲

愛惜五穀起見。不忍傾棄。祇云吃得擸㙮。做得菩薩。自爲寬解。一到腹痛脹時候。救命王菩薩不來保佑矣。五穀固宜敬惜。但物已腐敗。養命之精華已失。喪命之病種已存。雖棄之。上天決不罪我。尤須存公德心。勿與貧苦人。祇可喂犬。若與貧苦人。則是視之如犬。於心何忍。

人家留客餐膳。魚肉葷腥。必須多備。恐怕慢客。且必勸客多食。挨三挨四。此最惡習。常聞有人席散起病。致不能救者。實非敬客。是以口腹送客之命。公德之心何在。余家留客。隨意餐膳。從不苦勸多食。非吝物也。爲公德也。

茶食點心。以油麵爲最難消化。吳俗中秋前後。月餅盛行。爲餽送禮物。是時菱角鮮藕芋艿瓜果極多。家家購備。兼以天氣新涼。往往暴發霍亂痢疾。俗云過了七月半纔是鐵羅漢。吾以爲必過了八月半纔是鐵羅漢。奉告茶食舖中。仿西洋茶點。用牛乳製造衛生月餅。勿用油酥。豈不可。

露天喊賣西瓜。風吹日晒。生水淋漓。蒼蠅俱集。他如冰嗬囒水。冰麒麟。涼粉。無非生水製成小民以此營生本小利多欲自顧生計獨不顧人之生命乎雖足以解熱解渴而腹瀉痢疾發熱之病起矣國民無知無識不明其害有賣者而食者自來有食者而賣者更盛風俗之習慣可勝慨哉轉移之權當操之自上

凡人貪小便宜即有大喫虧上年己酉七月閶門永昌莊司務購爛苹果一筐歸而人皆食之患霍亂者十人死者八人戊申八月丁香巷潘氏有人自天津回帶苹果一簍歸贈家人食之俱患霍亂死者三人此調查確實之証也苹果化疫實在可危警律上有不准銷售之權豈以程度未到不能實行乎

宴會應酬酒筵拇戰此最惡德一時興高采烈大聲疾呼最傷聲管酒有酒德談笑暢飲本具樂趣何舉席若狂致能飲者不飲不能飲者强飲傷肺傷胃傷腦爲害匪淺余友患酒病而死者甚多內有一友以拇戰而失音後遍求名醫服藥無效歷半載而死余家有喜慶事任人自由概不强勸飲酒

麻雀一事終日悶坐絕少運動多有自晝至夜自夜達旦以麻雀爲愛癖者殊不知勞

神傷腦莫此爲甚不獨耗財廢時也吾家立法甚嚴不准有賭具入門是以余年四十三歲竟不識麻雀牌爲何物且骰子骨牌花色名稱無一能識從未寓目及此也深得其中之益省了應酬浮費不知凡幾

立夏秤人一年一舉沿爲風俗殊不知泰西各國檢查身體視爲重要之事原不限定立夏今必立夏秤人是爲夏令之第一日知身體之重量即當講究衛生免生疾病致減體重應過夏秋再秤重量比較衛生之優劣惜乎一年一度僅於立夏日秤之此風俗之不可解者也講衛生者應一季一秤視爲檢查身體之舉勿以兒戲視之

我俗喪死人家其座枱之上杯碗皆覆若尋常即以覆碗爲不吉詎知今日事事步趨西法均用白布平鋪桌上上覆茶杯其義何在蓋白則稍有塵埃目即能見如有穢處自能勤洗茶杯之所以覆者以空氣中微生物飛塵一粒竟有數千覆則塵埃或可少入此事亦不甚難但風俗習慣上頗有嫌其不吉者因思吾國講求衛生多於死後講求死則白布用矣杯碗覆矣吾爲之下一語曰生前不講衛生安能不死死後縱講衛

生安能再活不如破此俗見視吉者爲凶凶者爲吉

凡人家喪事尸親環坐其旁臭穢之氣觸鼻死者已矣生者其何以堪人身本是個臭皮囊如係癆病疫病易傳染者棺殮愈速愈妙病人之衣有穢氣者焚之或用石灰洗淨萬不可循俗留至眚回病人房內速用硫黃熏之器具亦用石灰水洗之

凡人家遇有患天花喉痧霍亂等疫症須門外貼條令人莫入此是公德心即親戚骨肉尚須避忌如不得已必入病房須携帶避疫之品留心勿用其器具病室內切不可多人切不可密閉

凡人家藥渣切不可潑於路中令人滑跌在病家以爲行人踐踏病可速愈沿成風俗然招人咒罵已屬不吉況妨礙公德乎

凡寺院中每貼字條云清淨佛地禁人涕唾吐痰一事最爲穢德今凡演說會場亦有禁止吐痰四字吾以爲尋常人家萬不能禁人涕吐當多備痰盂或洋鐵木匣均應盛水留爲吐痰之用此事極有關係豈佛地會場應當淸潔乎現在上流社會多置痰盂

而茶樓酒肆及食物之店尚未開通亦一缺典

人身上有肚兜一物所以擁護腹部使不受害夏月裸臥時尤屬相宜惟製造尚不合用睡時易於離腹不如用絨布作帶圍腹謂之圍腹帶寒暑勿去男女皆宜但女人名爲肚兜實以裹乳胸部呼吸頗有關係是當改良爲實行兜肚

浴堂洗浴每多疥瘡毒瘡癬癩諸疾易於傳染日本於浴池外另有浴場先取水冲洗然後入池過淸池水自不至渾濁此法期吾國仿行之

人家嫁娶花轎最爲不良每有悶暈之弊新人既多穿衣服頭又覆巾四面懸燈門又關閉不是好看實是受罪是宜開通勿循陋俗

吾國桌櫈器具亟宜改良形式儿席過低故背脊彎曲者多且有左右傾斜者宜仿日本几几案坐椅悉隨年齡大小製之務使合於所用免有流弊

凡店鋪染色糖食糕餅亟宜禁絕茶壺酒壺改用磁料

課藝

計錄春課首藝三篇

辨鼠疫

一名盧則鍾 育和

鼠疫一症。古代無之。醫經不載。自國朝海通而後。此症始由他域傳至吾華。光緒紀元。盛行於粵。比年以來。又由粵而閩而滬而東三省矣。其流行之速。傳染之廣。爲禍之烈。死亡之慘。逈非他疫可比。醫者能不汲汲乎研究而籌一補救之策哉。今將此症原病因病狀與夫治療之法。辨之於左。

一原因　考鼠疫之原因。中醫主氣。西醫主菌。主菌之說者。謂受疫之鼠身含百斯篤毒菌。鼠身之虱。一吸鼠血。毒菌卽傳於虱體。虱嘬入肌。毒菌卽侵入人體之血中。不數日而發是症。主氣之說者。謂或因天氣之乖戾。或因地氣之穢濁。或因炭氣之濃烈。人在氣交之中。一經吸入。輒患斯症。合觀以上二論。由中之說。則氣爲生疫之根。由西之說。則菌爲傳疫之原。蓋一宗理論。不可厚非。一從剖驗。似占優勢。雖然。蒙尚有惑焉。試問此疫爲何物。究人先受之抑鼠先受之。抑人鼠同時受之。恐西人檢查雖密。亦尚在可知不可知之間。蒙敢據理以詳其說。曰疫者乃穢濁之氣合炭氣鬱蒸。混於空際。能使清鮮之養氣。悉變爲毒氣。斯氣也。異常酷烈。人中之。則人病。鼠中之。則鼠病。人鼠俱中之。則人鼠俱病。然亦有人先病。鼠食病者之餕餘。遂傳於鼠。或鼠先病。人觸死鼠之腐氣。即染於人。復有體弱之人。接受患者口中穢氣。因之亦病。更有病疫而死。其襯衣什物所遺之毒氣。亦能禍人。由此可知氣爲生疫之根。並爲傳疫之原。不得專咎鼠身之毒菌者矣。謂予不信。請觀粵滬各埠。行疫極盛。此非因烟火稠逼。地卑濕濁。以及嵐瘴諸毒氣。感受於人。而成疫症之明證歟。抑更有顯見者。邇來煤炭暢銷。火油通行。凡燒煤之人。頭腦必暈。燃火油之家。鼻孔必黑。此非因炭氣受重。而爲疫根之明證歟。匪特此也。近世人口繁殖。而不講求衛生。居處陰鬱。風氣不宣。窗戶密閉。日光難透。甚至便溺滿地。垃圾遍街。臭惡冲天。不可嚮邇。以故城市之中。瘟疫必篤。山林之際。縱患亦輕。此非因空氣之潔與否。而與疫症有密切關繫之明證歟。故西國衛生家亦云。清潔者。健康之母。污穢者。瘟疫之媒。是則清潔必有清潔之氣。污穢必有污穢之氣矣。若不言氣。而僅以鼠虱傳毒菌立論。則往往患疫之地。尙隔重洋。受疫之區。相距數省。鼠虱能播此毒菌。何以如斯神速哉。審是、豈非因空中之疫氣。隨風鼓蕩。或入身中所伏之疫氣。隨旅行以遞至之明證歟。蒙論至此。蒙意以鼠疫二字。易作惡疫名稱。似覺切當。何則、蓋以是疫之起點。實非由鼠所生。亦不盡由鼠傳染。獨患是疫者。則較諸他疫而尤惡也。

一病狀　鼠疫之病狀。因毒邪從口鼻吸入。經過肺胃。分布臟腑。而身中氣血。多受其壅。故初起必有寒熱頭痛。狀類傷寒。但傷寒之邪。從外客於皮毛。寒熱並作。此則邪自內遏。營衛之氣不能外達。故先惡寒、而後壯熱。傷寒之頭痛。由寒氣上衝。其痛如裂。此則因濁邪上犯。痛必兼暈。或首如裹。目如蒙。且傷寒之脉浮緊。此則脉多洪數。傷寒初起。精神清爽。此則沉倦異常。又腹痛脹滿。或吐或瀉。狀類霍亂。但霍亂之症。多因寒濕內盛。所吐冷痰。所瀉清水。此則因毒穢壅於中焦。充斥脾胃。吐必酸濁。瀉必臭惡。又煩渴溲秘。苔黃發癍。狀類溫邪。但溫邪之口渴不黏。溲短而赤。苔黃不膩。癍色多紅。此則口黏而渴。苔黃多垢。小溲或秘或短。癍色焮赤。或兼紫黯。又結核腫痛。生於項下。或兩脇兩胯之左右。皆因毒火內熾。肝經氣燥血滯。爲斯症中常見之證。又初起即昏厥。或兩手撮空。或發狂不寐。乃邪熱陷入心腎。眞陰被傷。穢毒上衝於腦。神經迷塞。爲斯症中最篤之候。速則頃刻告變。遲則一二日必死。死後身現黑色者。亦由疫毒深入血分所致。此外兼症尙多。總不出乎穢濁熱毒。互釀而成。醫者能從此着想。可以得其治法焉。

一治法　鼠疫之治法。大旨以辟穢利竅。解毒清熱爲要。考舊傳飛龍奪命丹一方。急救時症熱閉。頗著神效。若以之治此症。亦合機宜。方爲硃砂二錢、明雄黃、燈草灰各一錢、煅人中白八分、明礬、青黛各五分、梅片、麻黃各四分、珍珠、麝香、牙皂、月石各三分、牛黃二分、蟾酥、火硝各一分五厘、飛眞金三十頁、共研細末。每用一分。以涼開水和服。孕婦不忌。（讀曹錫疇先生麝香辨自知）或少許吹鼻亦可。至煎服之方。審其身有寒熱。而寒輕熱甚。頭目昏蒙。宜用辛涼透散。如銀翹散、涼膈散之類。若見腹痛脹滿。或吐或瀉。宜宣中化濁。如藿香平胃散、梔豉湯加牛蒡甘草之類。若見結核腫痛。宜疎氣活血。

兼於敗毒。如仙方活命飲、普濟消毒飲、連翹散堅湯之類。若見煩渴譫語發癍。宜清火涼血。參以解毒。如消癍青黛飲、犀角地黃湯及孟英解毒活血湯、茺蔚湯之類。若見發狂不寐。或昏睡。或兩手撮空。急宜瀉熱救陰。如紫雪丹、白虎湯、大承氣湯之類。外治之法。一細看病人頭上。如生紅髮。必拔去。有紅疙瘩。必挑破。或胸背等處有長毛數根。必盡拔之。此熱毒深入營分也。一病者若肢冷無脈。唇爪皆青。神情躁亂。或昏迷不省。但驗其舌苔黃膩。或白而粘濁。此疫毒犯臟。臟氣閉塞。經腧不通。死亡瞬息。是爲閉症。急以痧藥。或通關散、吹鼻取嚏。一取嚏不論有無。繼以磁碗口蘸菜油。刮病人肩頸胸背脇肋兩肘彎兩腿彎等處。自上向下刮之。見血跡方止。景岳云。凡毒深病急。非刮背不可以五臟之系。咸附於背也。一刮後見有紫筋梗起。或露出紅點。即以銀針挑破出血。一刮後復以針法刺手足十指尖。並百會、（在頭頂陷中、容豆許、刺二分）少商、（在兩手大指內側爪甲後角上一韭葉許、刺一分）尺澤、（在兩肘彎約紋上動脈中）委中、（在兩腿彎中央陷中）凡刺尺澤委中、先用溫水拍打、看有細青筋現出、刺入二三分、兩旁硬筋不可刺、）諸穴。以瀉毒血。一身有結核。亦須用針刺入患處。取出惡血隨以（蟾酥、全蝎、蚤休、製乳沒、毛菇、籐黃、明雄、西月石、硃砂、內金、銀硝、輕粉、元寸、梅片、共研細末、）摻萬應膏上貼之。以上外治諸法。皆所以通其經隧、利其氣機、洩其疫毒用之得當。自可化逆爲順。轉危爲安。竊願吾同志毋惑於西人謬說。謂此症無善治之法。而誤我同胞生命也

病情治法縷晰條分亦樸實亦精微彼牽爾操觚者烏能夢見　村識

辨鼠疫

二名周漢舫　小舟

夫疫者。乃天地間四時不正之癘氣也。喻嘉言有云。感之者、初不名疫。因病致死。病氣尸氣。混合不正之氣。始爲疫矣。然於疫字名詞上。每多加一時字。曰時疫。或遇春分節以後。至秋分節以前。天有暴寒。則加一寒字。曰寒疫。俾後之臨證者。得一識症之方針耳。至蝦蟆瘟、大頭瘟、疙瘩瘟、瓜瓤瘟、絞腸瘟等名。特世人指其形證而云之。而治之者。仍必求其本而治之也。考之歐洲十四紀。新發明一證。名曰百斯篤。即鼠疫之謂也。於

疫字上加一鼠字。謂鼠身之蚤虱嚙人爲傳染之媒介。遂以搜羅鼠子爲急務。蒙竊有所不解。按鼠之所以爲患者。吾國則有鼠瘻一證。因人食鼠餘之物。以致項生瘻核。患之者能經數年不死。雖有同其宿饍者。亦未見其傳染也。是蓋个人之病而未聞舉室同患斯證者。且也人食鼠餘之物。較蚤虱之轉嚙於人也重矣。而其爲患也僅鼠瘻而已。至於通都大埠。售食物之家。鼠餘之物頗多。而誤食者亦不少。患瘻者有幾人哉。是鼠子不足爲患也明矣。蒙謂鼠疫即吾國之所謂氣毒也。外科正宗云。氣毒因四時殺厲之氣感冒而成。其患耳項胸腋驟成腫塊。令人寒熱頭眩。項强作痛。即其證也。論者不察。昧中醫之理想。而甘與外人另立名詞。隨聲附和。致東三省人士大受恐慌。厥至往來行人裹足不前。何不思之甚也。或曰。如是言之。鼠無疫矣。何當時之留學東西學堂研究醫理者。皆不敢闢其非乎。曰。世人好奇。不顧其本而逐其末。經不云乎。風雨寒暑不得虛邪。不能獨傷人也。因人自感召。始爲疫也。研究醫學者。不事衛生之理。而以捕鼠爲要務。豈不謬哉。今也必先舍其鼠之疫而究人之所以受疫。斯爲中的也已。如近來人家日用。如煤油燈煤油爐。以及火車火船。製造諸機器等。無不恃乎煤也。煤有毒。盡人皆知。人在煤霧之中。不自覺。毒由口鼻吸受。如吸烟桶。然久則油垢堵塞。人受煤烟亦如之。日積月深。堵塞清道。而核之胎胚已成矣。蓋烟霧之邪爲陽邪。經曰。陽入之陰則靜。其證未即發。必待其感冒而始發。由陰復出乎陽。經又曰。陰出之陽則怒。故其證之來也。驟其變也速。此疫之所由來也。其他形證論瘟疫者。已詳言之矣。總之明醫理者。必究其疫之所以盛行。與疫之所由發見。參考中醫之書籍。以定其名稱。即借外人之實驗。以施其藥餌。則異說可除。而效果自在。何好事者竟甘執外人之糠粃也。吁可慨也已。

引作氣毒的有理由是不爲羣言所惑者　村識

辨鼠疫　三名胡文梓少卷

鼠疫乃傳染病之一。朝發夕死。最爲劇烈。西醫謂是證。皆由鼠族毒虱傳染而發。此說殊。不足信。若鼠疫果由鼠族毒虱傳染而發。則內經之論鼠瘻。何竟不云由鼠毒傳染而生秀水陸昌年先生言鼠疫一證並不由於鼠毒之染人其論足以破愚今日論疫之書可謂汗牛充棟矣或曰黑死病或曰核子瘟以盲引盲茫無道路況黑死病核子瘟就中又自有辨今如病人死後身黑則爲黑死病病人身上有腫起之塊核則爲核子瘟蓋核子瘟卽從前之疙瘩瘟黑死病卽從前之黑骨瘟也按張飛疇傷寒析義云南方氣候水土皆泄而不收縱有大頭瘟蝦蟆瘟等疫悉屬陽邪其毒亦易解散非若北方地脈堅厚陰邪積而不發發則旦發夕死夕發旦死如疙瘩瘟黑骨瘟等證之易於暴絕也據此則南方多大頭瘟蝦蟇瘟北方則多黑骨瘟疙瘩瘟今之黑死病多起於西北各地病證名稱又與黑骨瘟相脗合蒙故謂核子瘟卽疙瘩瘟黑死病卽黑骨瘟也然則近日之黑死病核子瘟等證果全由乎陰邪蘊積所致歟則又不然誠以年來燃煤太多火車輪船而外人家日用炊爨靡不有賴於煤煤爲水土之精多含毒質吸其氣者莫不惡心人食其爨長氣於陰中之陽所以力能壯火傷陰毒蘊臟腑之中積久而泄必有火炎竭澤之處此實爲今日黑死病核子瘟之原因東西各國其燃煤

早而多故當十四紀時已經發現此證中國然煤遲而少故惟近數十年來始有此等病證張飛疇雖有黑骨瘟疙瘩瘟之論而不詳其治法林羲桐類證治裁云疙瘩瘟發塊如瘤遍身流走旦發夕死急用三棱針刺入委中三分出血服人中黃散取其芳香闢穢清熱解毒此方與近日煤毒所發之症雖不必盡合然予謂一切疫症總不外芳香闢穢清熱解毒之一法惟藥味當隨症進退各有攸宜耳西人論證好爲臆斷即如病名鼠疫思想遂不離乎鼠其拘泥多如此本無足怪獨怪我中醫不乏通儒乃人云亦云毫無定識何與

論症論治確鑿不移足破西人臆說　村識

詞章

讀曰叟述懷詩有感率成兩絕以和之　安慶甘沛少農氏未定草

蒼松翠柏依然茂晚節由來耐歲寒底事英雄豪氣減從今熱血借人看

未爲良相未登科國計民生痛若何要仗道心戰隱患全憑藥石起沈疴

（大清郵政局特准掛號認爲新聞紙類）

宣統二年正月元旦第一期　第一版發行

醫學報

每月兩期

總發行編輯所在上海新馬路昌壽里無錫丁寓

本會緊要告白

本會自組織以來海內志士慨然樂爲會員者聯袂偕來本會前途之發達定可翹足

而待當世君子苟有願入本會共謀膨脹本會之勢力者請將籍貫住址台銜年歲事業等逐細開示寄至會所本會一律歡迎并登報表揚其事績如有關於醫學上之新學說願登入醫學報中者請錄副本寄總編輯所謹當擇尤選錄不入選者原稿恕不奉還

中國醫學會啓

宣統二年中國醫學會新會員題名錄

王復培字子栁年五十三學世習醫學專精內科一門前錫金醫學公會會長本會調査員住無錫北門外布行弄內

謝濟蒼字幹生年三十七歲爲王君子栁高足弟子錫金醫學公會會員兼通中西醫理住無錫北門外灣巷內

謹賀新禧

惟宣統二年元旦之吉。爲　今上御宇紀元之二歲。國號異焉。歲時更焉。爲本

恭賀醫界大進步

報革新後發行之首日。今年之庚戌。是進步之庚戌。非退化之庚戌。卽今年之庚戌。是我醫界進步之庚戌。非我醫界退化之庚戌。本社同人。躬覩斯盛。謹陳管見。質諸明哲。吾國醫學之價値何如耶。醫小道也。賤工也。工商之亞。士夫所鄙。吾儕小人之所爲也。去年醫界所稱名醫者流。類多吸嗜阿片。今年醫界。深望戒除阿片。爲本社恭賀大進步一。去年醫界所稱名醫者流。數多脅肩弓背。今年醫界。深望棄此惡現象。爲本社恭賀大進步二。去年醫界。所稱名醫者流。數多肺臟疾病。痰涎亂吐。今年醫界。深望棄此惡習。爲本社恭賀大進步三。去年醫界。所稱名醫者流。類多不知解剖生理。詢以全體骨數。瞠目結舌。詢以腦筋何物。茫然莫解。今年醫界。深望獵涉西書。以開茅塞。爲本社恭賀大進步四。去年醫界。所稱名醫者流。類多不知病源。迷信陰陽五行諸盲說。今年醫界。深望破此迷信。涉獵病理學。爲本社恭賀大進步五。去年醫界。所稱名醫者流。類多不知細菌學。輒用糞清馬勃諸穢劑。使細菌營其作用。殄滅同胞。今年醫界。深望以慈善爲懷。棄此種藥物。爲本社恭賀大進步六。

醫學報

發刊辭

中國醫學會會長　蔡鍾駿　小香

歲在甲辰孟夏之初。周子雪樵、始組織醫學報於海上。雪樵去而吾徒王生問樵繼之。於今六年矣。王生自知輇材。弗克負荷。覩報載啓事。知其亟於交替。閔閔焉如農夫之望歲。己酉冬十一月。醫學會開二次大會。紹興醫藥研究社長何廉臣先生自越來。宣言近年本報之內容。純然爲課藝之變相。餼羊僅存。告朔云亡。醫報編輯之謂何。雖欲殿諸報之後。而不得。將何以慰羣情。饜衆望。爰與副會長丁仲祜先生等。公推顧子鳴盛爲主任。掌本報編輯事。時評議員俱在座。無異辭。廉臣之議遂決。今日爲本報鼎革後第一期發刊之日。鍾駿不敏。敢爲之詞曰。

天演之源。導於物競。物競之極。終於天演。東西之士。皆守積極的主義。事事欲今勝於古。故有古人。有今人。此進化之機轉也。中國之士。皆守消極的主義。事事謂今不如古。故有古人。無今人。此退化之現象也。以進化與退化相競。退化者。得不爲天演所淘汰哉。在昔神農黃帝。於上古野蠻酋長時代。而作內經本草諸書。其人實非常之人。其事實非常之事。然後人之心思材力。詎必不逮夫古帝。而四千年來。若張長沙之論傷寒。劉河間之明類中。徐之才之創十法。李東垣之重脾胃。朱丹溪之治痰火。吳又可之論瘟疫。薛生白之論溼溫。葉天士之論溫熱。王孟英之論霍亂。王淸任之論瘀血。雖各有發明。要皆尊二帝爲萬世不祧之祖。奉內經等爲歷刦不磨之論。五行生尅之談。操如鐵券。淸濁陰陽之辨。守若金科。一二卓犖之士。欲起而摘前人之罅漏。撤往籍之藩籬。則痛詆之曰。生乎今之世。反古之道。其罪不容誅。於戲。抑何所見之小也。自頃歐文美化。挾太平洋之潮流。奔騰澎湃而東。漸而新奇之醫術。亦與之俱至。先後數十年間。凡屬通都大邑。幾無不遍設醫院。隱操我黃人生命之權。而我岐黃家。排外之思潮。方旋渦於胸中而莫之或息。且變夏於夷。又爲通人所詬病。於是睡獅沈沈。冥然罔覺。二十世紀之曙光。竟莫麗乎震東。庸詎知他山之石。可以攻玉。禮失求野。先賢已詔我後人。矧世界大同。必有其日。又惡能執我陳編舊說。敵彼嶄新之學識耶。試近徵諸日本。當第四世紀以前。允恭帝病篤。廷議始徵金武於百濟。是爲漢醫輸入時代。第十四世紀末葉。得孫思邈千金方於我國。遂爲治療之標準。自四世紀後至十六世紀前。皆爲漢醫全盛時代。千五百三年後。曲直瀨正慶守李朱萬病脾胃虛弱之說。倡用甘溫滋補。是謂方今派。勢力最盛。後五十餘載。後藤艮山香山秀庵吉益東洞之徒。崛起。皆復用仲景古方。是謂復古派。黨同伐異。互相水火。爲日本漢醫一大變革。然兩派俱不能無弊。方今派譬猶文治。文治極則流於姑息。復古派譬猶武斷。武斷甚則失諸暴虐。於是和田東郭。多紀藍溪等。遂折衷古今兩派。是謂折衷派。自十六世紀以來。爲漢醫與漢醫競爭時代。千六百六十一年。長崎民人西吉兵衛。始習西洋醫術於葡萄牙人。杉本忠惠。踵之。從學於番醫野澤忠庵。遂以洋方爲幕府醫官。吉兵衛之子。及西玄甫。皆以南蠻流爲侍醫法眼。栗崎道有。桂川甫筑。皆以西洋醫術爲外科醫官。自十七世紀以來。爲西醫輸入時代。千七百十六年。將軍宗吉嘗召西川如見進講洋書。蘭學驟盛。逾年。幕府命桂川甫筑製洋方藥品。五十七年。杉田玄白唱行西洋外科術。更譯述解體新書。六十五年。平賀源內著電氣學說。九十九年。植蘭清欒苗於蝦夷。是時漢醫家之排拒科學的思想。一如吾國今日。是爲漢醫與西醫競爭時代。千七百五十四年。至六十八年間。漢醫山脇尙德。始解罪人之屍體。觀其臟腑。發憤而作一書。名曰臟志。又立再春館醫黌於肥後。聘吉益東洞爲敎授。多紀安元、同元孝等。更設躋壽館於江戶。網羅當代之名家。分任敎務。多紀桂山授素問講義。山田、桃井授傷寒論講義。目黑道琢授素問難經講義。服部玄廣授靈樞講義。加藤俊丈授難經講義。田村、太田授本草講義。小阪、岡田授經絡講義。井上、龜田等授儒籍講義。於是漢醫之徒。始得受秩序的敎育。後二十有六載。幕府復命立江戶醫學。以陶冶人材。千七百六十八年。賀川玄悅研究產科。頗著新論。以是阿波侯徵聘之。是爲漢醫進取時代。十九世紀初葉。德意志人希保爾德至長崎。宣講醫學。千八百三十年。足立長儁首唱西洋產科。四十八年。吉益圭齊再興種痘法。五十八年。建私立種痘館。六十年。派國民留學於和蘭。又二年。再派國民留學於英俄法三國。由是以往。下逮於今。爲西醫全盛漢醫式微時代。一盛一衰。

天淵相判緬彼扶桑可爲殷鑒今吾國當新舊交關之際誠宜淬厲精神冒險進取納西方之鴻寶保東國之粹言詎能故步自封漠然置之耶醫報負振聵發聾之責導以智燭警以晨鐘溝而通之合而鑄之此開幕者之本恉也

祝辭

南洋大臣考取優等內科醫士　俞鼎勳　伯銘

莽莽坤輿人種錯雜碧眼虬鬚大地紛遝惟我黃胄泄泄沓沓道路不治溲穢充衢疫癘所至慘逾戈殳詛咒解禳大巫小巫十萬岐黃相顧眙愕陰陽水火知是穿鑿迺刊報章以爲醫鐸衛生有術胡不蔭年生理既明越地通天進究醫化斯得眞筌瞻維君子力挽陽九醫報革新以啓以牖歐鉛亞槧神智之藪片紙風行煜霅騰煇一語萬金傳誦九圻不行而至不翼而飛學戰汲汲日昃不遑醫聖可作遠駕扶桑文明祖國病起膏肓一躍登堂神明之裔震東日麗一掃陰曀醫界萬歲醫報萬歲

中國醫學會開會頌詞

前錫金醫學公會會長
中國醫學會調查員　王復培　子柳

歲己酉仲冬蔡君小香謀改良醫學大會同志於滬上博徵羣議訂新章凡若干條爲進行方針醫界前途勃勃有生氣甚盛舉也鄙人不敏忝與末席獲聞諸君子讜論宏議其欣幸何如曩者亦嘗憫心於中土之言醫理者恒蹈虛而不務實就無錫設醫學會集中西醫士日相討論亦少少覩成績矣顧力薄不克遠大以此例彼曁乎其後豈海上地當衝要聲明文物所薈萃故唱和者衆歟將醫學進化之速有一日千里之觀歟抑亦賴大力者有以發揮而光大之也蔡君粹於醫夙有志溝通中西一旦出熱心毅力以爲之倡又得諸君子以相協贊造端宏大粗織完備其尤犖犖大者如購儀器設講習所類皆別具手眼非僅僅空言塞責已也世有侈言保國强種者盍於是覘之

鄙人雖不文而心往神馳烏能已已爰拜手而爲之頌其詞曰

我國醫學軒岐是追派別紛糾厥緒中頹名存實亡同室戈矛庸醫殺人風雲黯愁觥觥蔡子精研寡儔中外方劑博采旁收力團散沙納我範圍登高一呼響應四周旁設講席別具鑪錘義析毫芒殊途同歸鎔歐墨亞爲一爐滙東西洋爲一流胡疾癘夭札

之是憂

論文

醫學流派略論

中國醫學報總撰述　顧鳴盛　叔惠

本草作自神農素問靈樞著於黃帝故古今來談醫藥者咸以兩聖人爲鼻祖然徵諸史乘闕焉弗載是本草必後人之所作而素問靈樞亦爲僞託黃帝岐伯之名無疑自茲以降文獻難稽其間醫事若何後人亦無由知之逮姬周開國始置醫官掌衆醫之政令分其職爲疾醫瘍醫食醫獸醫等然先儒謂周禮一書自秦漢以來諸家率以意損益非周公之完書也或曰劉歆附益以佐王莽者也其說亦近似自春秋訖戰國四百餘年則有醫和醫緩扁鵲等遨遊於百二十國間祖龍既帝遣方士徐福至蓬萊山

求仙人不死之藥。案蓬萊山卽日本東京之富士山孝靈帝七十二年秦人徐福歸化說見日本國史是爲與海外交通之始徐福墓在日本丹鶴城下隴畝中有老松三四株蔭之立碑刻秦徐福之墓五字碑碣暫見如古木撫之則石也蓋楠樹所化云雨森精翁十八史略標纂曰肥前有童男童女村相傳徐福昔嘗留此於是仙人道家之方術始溷迹於醫學之中。迨其後醫學與仙術竟涇渭莫辨矣。漢興陰陽五行之說又雜入醫林。獨漢之張仲景。三國之華元化不與焉。西晉王叔和著脈經。論脈之有專書自此始。又編次仲景之傷寒論。推闡五行之理。葛洪著肘後方。又作神仙傳。以嗜仙方喜養生故也。梁陶宏景宗之。增補本草之殘缺。更附有別錄。皆以神仙不死爲言。隋巢元方著病源候論。亦据素問靈樞之義。力守陰陽之說。且羼入道家之事。唐孫思邈以名進士隱醫卜間。作千金方。則又入釋氏之岐途矣。其千金方有云凡四氣合德。四神安和。一氣不調。百一病生。四神同作。四百四病同時俱發。蓋卽佛經之餘唾也。案釋氏六帖曰。四大者地水火風。亦名大種。維摩經曰。是身爲災。百一病惱。官函寶積經曰。百一風病。百一黃病。百一痰病。百一總集病。總有四百四病。從內而生。百緣經曰。人死之時。四百四病同時俱起。五王經曰。人有四大和合而成。一大不調百一病生四大不調四百四病同時俱作塵添壒囊鈔曰四百四病之起必以四大不調爲緣是非一念之妄也以地水火風建立世界金銀銅鐵者四大之精也沙石集曰南山大師云四百四種之病以宿食爲根本三途八難之苦以女人爲根本醫籍中古無四百四病之語有之實自思邈始趙宋以還儒者皆講性理之學故醫之言五行者復熾若金之東垣李氏元之丹溪朱氏或以脾胃爲諸病之源或則專注重於痰火固自成一家言而其論病理也則仍循王叔和巢元方之故轍守陶宏景孫思邈之窠臼蓋自有書契以來謬說流傳積重難返而更濟之以煉氣燒丹之虛妄益之以人身四大之荒唐譫言淆亂變本加厲無惑乎眞道之日漓也故日本吉益爲則舉吾國數千年之醫家別爲三派一曰疾醫本周禮疾醫之義謂斷定病毒之所在乃處方以治之扁鵲仲景之類是也二曰陰陽醫謂不察病毒之所在但以陰陽五行之相生相尅與經絡等立論不能應手而愈漢之倉公是也三曰仙家醫謂但以神方仙術炫入治病無效亦無害葛洪陶宏景孫思邈之類是也其然乎其不然乎敢以質諸當世

論中西醫學宜求其會通

南洋考取最優等內科醫士中國醫學會副會長 丁福保 仲祜

百川派別咸歸於海羣言淆亂折宗諸聖會通之義大矣哉自書契以來醫籍之最古者爲素靈難經傷寒金匱集周秦以前之大成孫思邈之千金方王燾之外臺秘要集隋唐以前之大成自茲以往作者飈興入主出奴每多拘執子和務瀉實之方丹溪持補陰之劑紹興南局香燥偏多完素北人寒凉彌癖氣虛者宗東垣陰陽兩虛者宗景岳斗火盤冰迄無一是蓋以所見異辭所聞異辭所傳聞又異辭莫能得其會通也自咸同以來海外之醫學家來吾國者踵相接不絕而國人之習其術者或留學東西洋或肄業教會醫院每歲畢業者頗不乏人及至爲人治病每與中醫相遇彼此互相非難若水火若冰炭若鑿枘之不相入甚矣夫中西會通之難言也雖然余力求中西之會通歷有年所略知一二有可述者焉惟株守舊學之儒每謂一切西學皆出中土謂電學出於周易化學出於洪範代數出於四元微積出於招差堆垜綴取禹貢之精

而爲礦學竊取黃鐘之義而爲聲學竊取周官之火射枉矢而爲火學竊取墨子之臨鑑立景而爲光學竊取冉求之藝而爲幾何之學竊取管子之奧而爲商務之學此種穿鑿附會得毋爲通人所笑而吾之所謂中外醫學之可以會通者則異於此

腸窒扶斯者舊譯作小腸壞熱症爲傷寒論中之溫病吳又可謂之瘟疫素問曰熱病者傷寒之類也發疹窒扶斯者金匱謂之陽毒外臺秘要謂之斑爛隱疹虎列剌者萬病回春謂之濕霍亂瘟疫論謂之瓜瓤瘟醫林改錯謂之瘟毒痢張氏醫通謂之番痧赤痢者素靈謂之腸澼難經謂之大瘕泄又有滯下天行痢休息痢熱痢膿血痢魚腦痢疫毒痢瘴痢禁痢等名格魯布與實扶的里者巢氏病源謂之馬喉痺後世謂之馬脾風明樓英醫學綱目曰小兒肺脹喘滿胸高氣急兩脇動陷下城坑鼻竅脹悶亂嗽渴聲嗄不鳴痰涎閉塞俗曰馬脾風即指此二症言之也醫學正傳之天行喉痺儒門事親幼幼新書之纏喉風吳醫彙講之爛喉丹痧皆指實扶的里而言猩紅熱者包括於古醫書風疹丹疹癮疹之內心臟瓣膜病者傷寒論謂之心動悸醫學正傳謂之怔

忡肺結核者金匱謂之虛勞巢氏病源謂之肺勞及骨蒸又有風勞損勞勞咳勞瘵瘵疾傳尸勞等名食道狹窄者內經謂之膈巢氏謂之噎隋唐時有五膈五噎之別至後世則噎膈並稱爲同一之症胃加答兒者巢氏病源等皆謂之食傷卽靈樞所謂飲食自倍腸胃乃傷也留飲之名出於金匱千金方而淡飲爲留飲之一種巢氏病源曰淡飲者由氣脉閉塞津液不通水飲氣停在胸府結而成痰又其人素盛今瘦水走腸間漉漉有聲謂之淡飲其爲病也胸脇脹滿水穀不消水入腸胃動作有聲身重多唾短氣好眠胸背痛甚則上氣欬逆不得臥其形如腫巢氏又謂癖者脾胃爲水穀之海食不消偏僻一邊故名爲癖夫飲也癖也皆指慢性胃加答兒而言也胃擴張者金匱謂之胃反千金謂之反胃腸加答兒者素問謂之泄又謂之洩後世謂之泄瀉腦出血者素靈謂之中風歇私的里者仲景謂之臟躁毘剌毘埵里者金匱謂之心氣不足後世謂之心風糖尿病者仲景巢氏千金外臺謂之消渴俗名三消病也中外病名之可以會通有如此者

近世通行之鬱血療法其原理本於凡百臟器之治愈及發生之際必顯局部之充血蓋充血則發生愈速其營養組織之作用抵抗黴菌之能力亦愈强盛是以患肺鬱血者可免肺結核此乃天然之血淸療法也考吾國古時謂之角法以火納於竹筒以竹筒覆蓋於患處筒內之空氣燒盡則患處之壓力減輕故能鬱血俗謂之打火罐若患處積腐敗之血則先刺破而以角法放之案角法始出於肘後方外臺有角療骨蒸法又古今錄驗載蠍螫人以角療之之法又療金瘡得風身體痙强口噤不能語瓠𤬏燒蔴燭薰之證類本草引兵部手集方治發背頭未成瘡及諸熱腫痛以靑竹筒角之蘇沉良方載治久嗽火角法其他瑞竹堂經驗方吸筒濟急仙方竹筒吸毒外科正宗煑拔筒方並與鬱血療法之理同

人身無論何處瘀血停聚熱痛紅腫者先淨洗腫處有毛髮處剃去之着水蛭數條任其咬咂飽滿自然脫下若不落以鹽少許摻之卽縮落若血不止者以指按住之卽止若其不咂者擦膚令熱着之卽吮此西法也證諸於古其法亦同陳藏器曰患赤白遊

瘺及癰腫毒取水蛭十餘枚令啗病處取皮皺白肉無不差也冬日無蛭蟲地中掘取暖水養之令動先洗人皮醎以竹筒盛蛭綴之須臾便咬血滿自脫更用飢者外科精要載洪丞相蜞鍼法凡癰疽覺見稍大便以井邊淨泥傅瘡頂上看其瘡上有一點先乾處卽是正頂先以大筆管一筒安於正頂上却用大馬蜞一條安其中頻以冷水灌之馬蜞當吮其正穴膿血出毒散是效如毒大蜞小須三四條方見功腹傍黃者力大若吮着正穴蜞必死矣其瘡卽愈若血不止以藕節上泥止之白茅花亦妙

內經九鍼篇曰肺者五藏六府之蓋也病能篇曰肺爲心之蓋九鍼篇曰心主脉津液別論曰五藏六府心爲之主邪客篇曰心者五藏六府之大主也精神之所舍也其藏堅固邪不能容容之則心傷心傷則神去神去則死太陰陽明篇曰脾與胃以膜相連厥論曰脾主爲胃行其津液調經論曰肝藏血四時氣篇曰膽液泄則口苦天年篇曰五十歲肝葉始薄膽汁始減腸胃篇曰胃紆曲屈伸平人絕穀篇曰胃橫屈受水穀五藏別論曰胃者水穀之海六府之大源也痿論謂腎爲水藏上古天眞論曰腎主水其

下有小腎二曰命門（案卽精囊）三十六難曰命門者男子以藏精女子以繫胞凡此云云其理皆與東西洋所言之生理相合治生理學者類能言之

溫散凝寒通暢血氣是熨法之所主故古昔與灸代用拘急攣縮痛痺不仁凡係血氣之凝結者一切用之卽近世之溫罨法也血氣形志篇曰形苦志樂病生於筋治之以熨引（注云熨謂藥熨引謂導引）壽夭剛柔篇曰寒痺之爲病也留而不去時痛而皮不仁以藥熨之用淳酒二十升蜀椒一升乾薑一斤桂心一斤凡四種皆㕮咀漬酒中用綿絮一斤細白布四丈幷內酒中置酒馬矢熅中蓋封塗勿使泄又刺節眞邪篇曰治厥者必先熨調和其經掌與腋肘與脚項與脊以調之火氣已通血脈乃行扁鵲療虢太子尸厥爲五分之熨見於史記本傳中藏經曰宜蒸熨而不蒸熨則令人冷氣潛伏漸成痺厥不當蒸熨而蒸熨則使人陽氣偏行陰氣內聚千金外臺載熨癥諸方聖濟方用葱白熨臍下又用黑豆熨前後心或用炒鹽醋灰赤水玄珠有熨臍方又有熨白虎歷節風方及張景岳罨熨法其理皆與溫罨法一致

灌水之法其來尚矣卽近世之冷罨法也倉公傳、傷寒論、皆及之華佗療婦人寒熱注病用冷水灌之千金外臺治石發有冷水洗浴之法南史載徐嗣伯用灌水治房伯玉之病張戴人浴痘兒出於儒門事親衄血不止用新水隨左右洗足及冷水噀面冷水浸紙貼顖上以熨斗熨之金瘡血出不止冷水浸之卽止皆見於本草綱目中其理與冷罨法相同

五常政大論曰行水漬之（注謂湯浸漬也）陰陽應象大論曰其有邪者漬形以爲汗玉機眞藏論曰脾風可浴金匱附方有礬石湯浸脚巢源曰邪氣在表洗浴發汗卽愈外臺引文仲捋脚方水煑杉木浸捋脚去腫滿大驗本草衍義曰熱湯助陽氣行經絡患風冷氣痺之人多以湯渫脚至膝上厚覆使汗出周身然亦別有藥亦終假陽氣而行爾四時暴泄利四肢冷臍腹疼深坐湯中浸至腹上頻頻作之又曰生陽諸藥無速於此朱愼人治風疾掘坑令坐坑內以熱湯淋之良久以簟蓋之汗出而愈聖惠方有淋溻瘡上之法其理與脚湯相同

外敷斑蝥拔毒去痛呼膿除腐卽近世引病外出之法也凡病之毒聚血結而爲患如痛風、黴毒、跌撲閃朒、一切瘀血凝滯者皆宜之蓋疾之在藏府經絡者服藥可以驅之其在皮膚筋骨之間或提而出之或攻而散之起泡於是乎爲功外臺治疔腫方班猫二枚搶破以針劃瘡上作米字封之其根乃出又治乾癬積年生痂搔之黃水出每逢陰雨卽痒用班猫半兩微炒爲末蜜調傅之聖濟方大風面上有紫痦瘟未消用乾班猫末以生油調傅約半日痦瘟脹起以軟帛拭去藥以棘鍼挑破令水出乾不得剝其瘡皮又不可以藥近口眼永類鈐方治癬瘡用班蝥七個醋浸露一夜擦之又謂之天灸俞弁醫說云石龍芮俗名猫跡草葉毛而尖取葉揉臂上成泡謂之天灸治久瘧不愈本草綱目毛茛草條李時珍云山人截瘧采茛葉挼貼寸口一夜作泡如火燎故呼爲天灸自灸與西醫之用斑蝥發泡膏其理相同

西醫好擣白芥子爲泥敷腨腸及脚心施之中風、霍亂、發癎、暴瀉、痘瘡等其法見於肘後方治中風卒瘖不能語以苦酒煮芥子薄頸一周以衣包之一日一夕乃差又治喉

痺去芥子擣碎以水及蜜和傳喉下燥輙易中藏經、治小兒孀癖白芥子不以多少研成膏擬紙花子上貼疼硬處坐中効其功用與斑蝥起泡相同

西醫所謂灌腸術者即仲景導屎之法也不論何病若腸內閉塞汚物不下者宜導而出之蜜導、土瓜根豬膽汁、皆能潤竅滋燥從其便用之可也肘後方治大便不通採土瓜根搗汁用筒吹入肛門內北齊道興治疾方用猪膽汁導以葦管聖濟方、以生瓜根擣汁少許水解之竹筒傾內下部即通十便良方療大便秘塞不通用猪膽以筒灌三合許令深入即出矣不盡須臾更灌醫學正傳小兒大便不通含香油以小竹筒擠入肛門以油吹入過半時許下黑糞袁枚云回回病不飲藥有老回回能醫者熬藥一桶令病者覆身臥以竹筒插入穀道中將藥水乘熱灌入用大氣力吹之少頃腹中汩汩有聲拔出竹筒一瀉而病愈矣凡此皆與西醫用灌腸器以通大便者其理相同

西醫用探屎管探入病人屎道內納入膀胱口將屎導之出外赤拯急之一策也考千金方凡屎不在胞中爲胞屈僻津液不通以葱葉尖頭內陰莖孔中深三寸微用口吹

醫學

之胞脹津液大通即愈外臺引救急方主小便不通其方取印成鹽七顆擣篩作末用青葱葉尖盛鹽末開便孔內葉小頭於中吹之令鹽末入孔即通衛生寶鑑一妓轉脬小便不通腹脹如皷數月垂死一醫用猪脬吹脹以翎管安上揷入陰孔捻脬氣吹入即大尿而愈其理均與探尿管相同

西人藥品以酒浸之謂之丁幾考之於古其理亦同醪醴見於素問扁鵲傳曰其在腸胃酒醪之所及也仲景氏之方八味丸、土瓜根散、赤丸、天雄散、四方、各以酒服之下瘀血湯一方以酒煑之痲黃醇酒湯以美清酒五升煑之（漢書師古注醇酒不澆謂厚酒也）芎歸膠艾湯、炙甘草湯、當歸四逆加吳茱萸生姜湯、鼈甲煎丸、清酒與水合煑之、（案周禮酒正辨三酒之物一曰事酒二曰昔酒三曰清酒鄭注清酒今之冬釀夏成者也蓋謂無灰清酒也）其他大猪膽汁導法之法醋苦酒湯、黃耆芍藥桂枝苦酒湯之苦酒、（陶弘景曰醋亦謂之醯以有苦味俗呼苦酒）及美酒醯、（以氏曰美酒醯即人家家製社醋是也）括蔞薤白白酒湯、括蔞薤白半夏湯之白酒、皆酒劑也（案白酒始見於靈樞經筋篇以白酒和桂且飲美酒仲景所用白酒未詳其製千金方白酒作白酨漿或作白酨酒外臺亦同）又肘後、千金、外臺、諸書並載酒劑之方皆取宣通血脈開發壅滯猶西人之用丁幾也甘汞舊譯作迦路米與吾國之輕粉畧同考製鍊之法溯見于周禮天官瘍醫鄭玄注云五毒五藥之有毒者今醫方有五毒之藥合黃堥置石膽丹砂雄黃磁石於其中燒之三日三夜其烟上著以雞羽掃取之以注創惡肉破骨盡出此卽輕粉粉霜銀朱生生乳之祖案外傳輕粉其來久矣內服則以中藏經明月丹爲始本草圖經曰飛鍊水銀爲輕粉醫家下膈最爲要藥聖惠方直指方宣明論醫壘元戎醫學統旨並稱其効西人鍊化藥材取其精液名曰製鍊術而其煎熬者浸酒者淮南三十六水法抱朴子等書旣發其端矣礦水與蘇打合則爲膽礬與鐵合則爲靑礬之說亦本于道家修鍊術也

凡此種種不可勝數略仿史記天官書平準書封禪書體例略述之如此考中外醫方之可以會通者尤難殫述惟數十年來從無一人將會通各方萃於一處以便學者日亦藥學家赤木勘三郞編著和漢藥製劑篇今年四月甫出版在日本亦爲最新之書每一病名詳列中西經驗各方使閱者知某病用中國方則爲某藥用外國方則爲某

藥將上下數千年東西數萬里扞格不通之處融會而貫通之集衆腋以爲裘宵明珠而作串其微辭奧旨多述舊聞閱者往往如入山得徑榛蕪豁然又如掘井逢源溢然自出蓋以吾國古方居全書十分之九外國方僅居十分之一學者易於觸類而旁通也都凡一十二章其第一章傳染病第二章呼吸器病第三章消化器病第四章全身病第五章神經系病第六章循環器病第七章排泄器病第八章五官器病第九章皮膚病第十章婦人科病第十一章小兒科病第十二章外科諸病校閱既竣顏曰中外醫通並述中外醫學所以相通之故冠諸簡端俾後之人得以考覽焉

本會敬贈醫學報三個月

本會爲普及醫學起見自本月起特將本報大加改良敬贈三個月不取報資每月兩期每期兩紙欲閱本報者請將郵票一角二分併詳細姓名住址寄上海新馬路昌壽里無錫丁寓即將本報照寄報價每期大洋三分另加郵費仍照舊章欲訂購半年或全年者請將報資照寄總發行所即按期寄奉不誤　中國醫學會會長蔡小香啓

（醫學報準明年元旦發行不誤）

中國醫學會通告書

蔡小香啟事（醫學公報通告書一則查係王問樵所作特此聲告）

謹啓者。鍾駿中國醫學會之發起人也。而謬推爲總理。總理者何。總理會中一切事務、及收支欵項。於開大會時報告於我同會諸君之前。以盡我總理之責者也。詎知鍾駿嬾於事。而尤煩於事。故將一切事宜。悉委諸平日所最親愛最信任最可辦事之王生問樵。舉凡報務之維持。函件之往還。會費之收入需用之支絀。鍾駿概不過問。鍾駿所擔任者。會中之經費也。歲亦不過千元。將此會費歸入報中。竊以爲問樵可以支持矣。不謂問樵事不煩於我。而身尤弱於我。迭次自請辭退。開會之日。熱心志士。不遠千里而來。莫不樂觀本會之內容。乃既無成績之供献。又無清册之表白。能無愧乎。不得已謀諸同志亟思以中國醫學報維持之。非改絃而更張之也。其勢有不得不然者在也。諸君其諒之。此後同會諸君。如有函件往來。祈交新馬路昌壽里八十一號中國醫學

通告書 中國醫學會 一

通告書

會分會爲荷。從前種種報告。一任諸王生問樵。鍾駿概不與聞。前月本會欲送診。因經費支拙。不克延請外科。故借丁君寓所爲分會。以便送診。是醫會之有藉於丁君。非丁君之有賴於醫會也。謹白。

己酉十一月十七日中國醫學會開會記事

一　總理蔡小香君宣布開會宗旨幷報告會中應辦事宜

一　開學堂　先辦講習所

二　開醫院

三　咨部立案並請通飭各省設立醫學會研究醫理籌辦學堂提創醫院

四　編輯醫書　教科書在内

五　籌置模型儀器以備參考

二　協理王問樵君報告言帳目未曾預備容後報告

三　紹興何廉臣君演講以改良中國醫學調查藥品眞僞開辦醫學堂編輯教科書爲宗旨

四　平望洞天僧演講以本會爲全體醫學之代表各會員宜隨處設立醫會與本會聯絡以醫報爲交通智識之機關爲宗旨

五　丹徒張筱村君演講以本會既以中國命名宜稟請咨部立案幷續辦醫院醫學堂爲宗旨

六　紹興醫學會代表駱保安君報告紹興醫學會之情形

七　丁福保君演講普通醫理

八　汪惕予君演講上海宜檢查娼妓黴毒

九　投票選舉正副會長並評議員

舉定正會長一人　蔡小香

副會長二人　王問樵　丁福保

評議員十六人 張菣村 洞天僧 王藎臣 何廉臣
任養和 濮鳳笙 李幹卿 李宗陶
蔣雨塘 藍月恒 俞伯銘 凌先耕
劉鑑三 唐乃安 黎天祐 嚴富春

職員評議事件

會章

第一章 總則

第一條 本會名中國醫學會

第二條 本會以研究醫學及藥學交換智識養成德義振興醫學爲目的

第三條 本會事務所在上海北京路第四百十一號門牌

第二章 會員

第四條 會員分三種
（一）正會員有醫藥普通知識者任之
（二）特別會員（助本會之發達者或力或財）
（三）名譽會員齒德俱尊者當之

第三章 事業

第五條 欲達本會目的特設左列之各部
（一）學說部 （二）醫學講習所
（三）施醫院 （四）藥物陳列所
第六條 學說部分爲左列之三部
（一）雜誌編輯部 （二）演說談話部
（三）圖書儀器部
第七條 雜誌編輯部（每月發行雜誌一回）

第八條　演說談話部（每年開大會時另開談話會）
第九條　圖書部管理（每年買入之圖書）
第十條　庶務會計部細則詳後
第十一條　庶務會計之報告在開大會時當場報告衆會員

第四章　職員

第十二條　本會之職員列左
會長一名　副會長二名　評議員十六名　庶務員一名
會計員一名　編輯員若干名　會員若干名
第十三條　正會長副會長評議員由衆會員公舉惟庶務會計書記員由正會長委任
第十四條　職員之職務
（一）會長　總理本會事務有監督諸員之責

（一）副會長　倘正會長有事他出可代正會長行事

（一）評議員　評議本會所議一切事件

（一）編輯員　掌本會雜誌編輯之事

（一）庶務員　掌本會之記錄及通信之事

（一）會計員　掌關於本會一切收支之事

第十五條　職員之任期以一年為滿每年開大會時公舉連舉者得連任

第五章　會費

第十六條　凡入會者每年納會費洋一元雜誌洋一元

第十七條　本會會費統存儲蓄銀行

第六章　會議

第十八條　每年十一月開大會一次在開會前一月登報布告

第十九條　倘會長有緊急之事件或職員有十人以上聯名提出議案亦得招集本

埠各員開臨時職員會議決後通告外埠各評議員

第二十條 經費不足之處由正會長籌墊

中國醫學報簡章

(甲) 體例

一 論文 二 學說 三 病歷質疑

四 雜錄 五 醫案 六 小說

七 問答

(乙) 經費 每月二期每期約印刷費十五元每月二期約三十元會員每人于會費外每年各任報費一元每期送閱二分

非會員每期每分定價三分另加郵費仍照舊章

(丙) 編輯

總編輯　顧鳴盛

義務編輯員　洞天僧　何廉臣　何幼廉　張筱村

周伏生　戴穀孫　李鶴訪　李幹卿

（丁）發行　每月逢初一十五兩日發行不能愆期總發行處在上海新馬路昌壽里八十一號中國醫學會分會

中國醫學會附設醫學講習所簡章

第一條　本所爲中國醫學會所設、講習中西醫學之學理及技術、以中學爲體、西學爲用、補助舊學之不足爲宗旨、

第二條　暫以上海老閘北京路第四百十一號門牌中國醫學會爲講習所、

第三條　本所所講科目、爲解剖學生理學醫化學病理學藥物學（中國本草在內）內科學外科學婦科學兒科學處方學（中國方在內）診斷學醫學史、

第四條 每日修業五小時、定一年畢業、

第五條 定額六十名、先儘本會會員介紹、不足則另招、

第六條 本所按照各項科目、另設旁聽簽名簿若干冊、凡本會會員、有願旁聽者、可任擇一科目、或數科目、簽名簿上每科目以二十人爲限、

第七條 凡願入聽講者、除會員外須有會員相當之資格、並須得會員一人之介紹、

第八條 每半年學費二十元、開課時一併繳淸、給入座券、

第九條 本所兼備聽講員寄宿舍、每半年膳費二十元、宿費十元、入舍時一拼繳淸、給入舍券、

第十條 報名後如有臨時不到、或半途中止、所有已繳之費、概不交還、

第十一條 試驗分二次、一爲學期試驗、一爲畢業試驗、

第十二條 修業期滿、試驗合格者、方准給予畢業證書、

覆李君鶴訪凌君志雲李君嘯雲邵君質人

謹啓者。駿不才。蒙諸君子不棄。舉爲會長。感愧奚如。更以諸君子之熱忱。耗貲財。疲奔走。遠道賁臨。千里一室。何等盛事。何等快事。駿於是辭無可辭。而不得不暫爲肩任。以酬諸君子之雅愛。不料以淸釐財政問題。致失門下之歡。而竟見分歧。（外間頗疑爲新舊衝突。可嘆。）諸君子其知之乎。張筱翁之始而允協。總而反覆。有自來也。雖然此固毫末之事。殊不足以介懷。駿之捐巨貲。（歲不下千金。）任勞怨。所以欲維持此醫會者。非爲此區區之會長。直欲結醫界之團體。與諸君子同謀進步。躍登二十世紀優勝劣敗之劇場。奮志竭力。與東西各國爭衡。還我利權。保我國粹。而我醫界之營業。不至於淘汰。此乃駿平生之志願。而素所馨香禱祝者焉。他如會章之更訂。雖由丁何二君之規定。而實則在座諸君。旣已臨場默許。駿以爲詢謀僉同。自可必其有利而無弊。故雖至艱且鉅。無不諾承。而不敢有所諉也。至於評議之改爲參議。確從近日地方自治條例。世界所公認。各團體不無樂從。以諸君子之明達。而猶沾沾於小節。以爲此毛疵之求。抑何不自審之甚耶。況世界日趨文明。求完美安得不改良。前日之是。今日以爲非。今日之是。安保異日之不以爲非乎。如未盡善。出以確當之指摘。駿敢不受敎。卽丁何二君。亦無不傾心折服也。若云張任二君另有組織之意。志甚可嘉。亦可敬。但棄其旣成。而求諸未成。事理稍明者。必不爲之。諸君子能替一肩。駿誠求之不得。願爲諸君子執鞭。而決無異議者矣。所云何君廉臣。丁君福保。有反對本會宗旨。駿竊以爲否否不然。當時二君之議論。開誠布公。毫無私意存乎其間。諸君子理明於鏡。幸勿爲微塵之蒙垢。而遽操同室之戈。爲外人所竊笑。至丁何二君之出會與否。未可逆料。駿固莫能贊一詞焉。駿於此大有左右爲難之勢。而難以言語形容者。何則。丁何二君果出會。於二君乎何尤。竊恐本會之影響。將不旋踵而至矣。嗟乎。嗟乎。好事難成。盛筵易散。我醫界之前途。亟亟乎其殆哉。願諸君子共保此一綫之光明。不至沈淪於黑闇之阿鼻大獄。而永不輪迴。幸矣。言至此。無可復言。惟有作賈長沙之痛哭流涕而已。用敢布復。幸其勿罪。敬頌　熱忱。并請　台安不一。

蔡鍾駿頓首

（大清郵政局特准掛號認爲新聞紙類）

宣統二年正月十五第二期　第二版發行

醫學報

每月兩期

總發行編輯所在上海新馬路昌壽里無錫丁寓

本會緊要告白

本會自組織以來海內志士慨然樂爲會員者聯袂偕來本會前途之發達定可翹足

醫學報　宣統二年正月中旬　一　第二期

而待當世君子苟有願入本會共謀膨脹本會之勢力者請將籍貫住址台銜年歲事業等逐細開示寄至會所本會一律歡迎并登報表揚其事績如有關於醫學上之新學說願登入醫學報中者請錄副本寄總編輯所謹當擇尤選錄不入選者原稿恕不奉還

中國醫學會啓

宣統二年中國醫學會新會員題名錄

王復培字子柳年五十三年世習醫學專精內科一門前錫金醫學公會會長本會調查員住無錫北門外布行弄內

謝濟蒼字黔生年三十七歲爲王君子柳高足弟子錫金醫學公會會員兼通中西醫理住無錫北門外灣巷內

論文

說解剖學

南洋考取最優等內科醫士中國醫學會副會長　丁福保　仲祜

解剖學、有植物解剖學動物解剖學之別。而解剖學中之最重要者。則爲人體解剖學。Die Anatomie des Menschen 此醫學之基礎也。人體解剖學者。研究人體之構造。逐次分離。至目力所不能見者。亦須藉顯微鏡之力而細分之。通常以目力爲界限。僅論各器官各部分之形狀、大小、成分。與其聯接之方法、交互之位置者。謂之解剖學。又曰解剖各論。Specielle Anatomie 以顯微鏡助目力之不及。而論各器官各部分之精細構造之組織、及原基成分者。謂之組織學。Histologie 又曰解剖汎論。Allgemeine Anatomie 解剖學雖專論健全成育之大人屍體。而其觀察。又往往類及於各科學。一爲人身各部有生活現象(官能及動作)之生理學。Physiologie 一爲身體發生、及各部分成形最始之胎生學。Entwickelungsgeschichte oder Ontogenie 一爲身體病的變狀、及畸形之病理解剖學。Pathologische Anatomie 一爲人與動物界軀體構造之異同、及其各部分之要點之比較解剖學。Vergleichende Anatomie 而解剖各論更分爲二。一爲系統解剖學。或作記載解剖學。Systematische oder deskriptive

Anatomie 又曰生理的解剖學。Physiolоqische Anatomie 因身體之各系統。而分爲骨學、關節及靱帶學、筋學、內臟學、脉管學、神經學、及五官器學是也。一爲局所解剖學。Lopqiaphische Anatomie 其研究不限於一系統。而限於一局部、或諸種臟器。爲實地上之應用。與外科學有密切之關係。故又名外科解剖學。Chirurqische Anatomie 此解剖學定義與旁及於各學科、及分類之大略也。

考西國古時亦未有解剖人體者。當希臘隆盛時有恩氏 Fmpedokles. 畢氏 Pythagoras. 狄氏 Demokritos 等哲學家。與當時之科學家。始行解剖動物。未幾阿黎氏 Aristoteles 又盛行動物解剖。以開比較解剖學之先聲。至吾國西漢時。埃及之亞歷山大學派。若海氏 Herodotus 愛氏 Erasistratus 等。始實行人體解剖。而高氏 Galen. 則解剖猿體。以測度人之內臟。至十六世紀之初。有庵氏 Andereas 烏氏 Vesalius 者出。再行人體之解剖。以研究其構造。辯正猿體解剖學之謬誤。嗣後解剖學之思想。漸普及於醫學界。實習者亦日益繁多。至今日則各國之解剖學家。雖不能謂之登峯造極。然已爲醫學界無量之福音矣。此西國解剖學發軔之大略也。

靈樞經水篇曰。夫八尺之士。皮肉在此。外可度量切循而得之。其死可解剖而視之。解剖之言。始見於此。漢書王莽傳。莽誅翟義之黨。使太醫尚方與巧屠共刳剝之。量度五藏。以竹筳導其脉。知所終始。云可以治病。文獻通考。載五藏存眞圖。趙與時賓退錄云。廣西戮歐希範及其黨。凡二日割五十有六腹。宜州推官靈簡皆詳視之。爲圖以傳於世。晁公武郡齋讀書志。載存眞圖一卷。崇寗間。泗州刑賊於市。郡守李夷行遣醫並畫工往視。決膜摘膏肓曲折圖之。盡得纖悉。校以古書。無少異者。張杲醫說云。無爲軍張濟、善用鍼。得訣於異人。能親解人而視其經絡。則無不精。因歲饑疫。人相食。凡視一百七十人。以行鍼。無不立驗。赤水玄珠載何一陽說云。余先年精力時。以醫從師征南。歷剖賊腹。考驗藏府。心大長於豕心。而頂平不尖。大小腸與豕無異。惟小腸上多紅花紋。膀胱是眞脬之室。餘皆如難經所云。無所謂脂膜如手掌大者。古人辨藏府經絡。取之實驗如此。此爲吾國解剖學之濫觴也。

吾國自道咸以來。英醫合信氏著全體新論。德貞氏著全體通考。美醫柯爲良氏。著全體闡微。吾國始有西洋解剖生理之學說輸入矣。合信氏云。人身百體。功用甚多。學醫之士。首宜精研。夫人有皮、肉、筋、骨。合成軀殼。其中實以臟腑。貫以血管腦筋。所謂體質也。一物有一物之用。無虛設。無假借。所謂功用也。試以鐘表譬之。其體質。則有函篋輪軸機擺。其功、用、則或主旋轉。或節遲速。令人一望而知時刻。良工修理鐘表。必先審察函篋毀壞否。輪軸機擺折斷否。若俱未也。則考究旋轉何以不靈。遲速何以不準。或損其有餘。或補其不足。或拭其垢滯。務使復其常度。醫者亦然。有體質之病。有功用之病。有體質功用相兼之病。必先細心辨明。方能施治。余來中國施診。今已二十年矣。訪查華人。竟有數十年老醫。不知臟腑何形。遇奇險不治之症。終亦不明病原何在。豈非憾事乎。柯爲良云。中國醫書。所論骨骼經絡臟腑。或缺或誤。不勝枚舉。如肺只五葉。以爲六葉。肝只五葉。以爲七葉。則誤其形。脾居左以爲居右。肝居右以爲居左。則誤其位。心運血以爲藏神。腎司溺以爲藏精。則誤其用。膀胱上口、斜接腎中兩溺管、溺由此來。以爲膀胱無上口。係由小腸第四迴藉三焦之氣滲入則誤有形爲無形。至外腎。爲生精之經。膀胱之底有精囊。爲藏精之府。腹中另有甜肉一經(卽膵臟)其爲用也。乃會同胆汁化食物之油類。腸間有吸液管無數。其爲用也。乃吸攝精液。運行周身。更有最大一經。曰腦。百體內外。皆有腦筋纏繞。凡目之能視。耳之能聞。鼻知香臭。舌辨酸鹹。心能運血。胃能消化。手足之能動作。肌膚之知寒熱痛癢。以及記憶謀慮者。無一非腦之功用也。此數者。或闕其功用而未言。或闕其全經而不講。展讀之下。爲之三嘆。焉德貞云。予英人也。幼業西醫。壯遊東國。訪考醫術二十餘年。竊嘆中國之醫書甚多。何明醫之絕少也。細究其弊。一由於無專功。一由於泥古法。中國之醫。從無幼習。類皆誦詩讀書。半世無成。去而習醫。讀藥性之賦。記湯頭之訣。閱針灸之法。操術未深。而謀食便切。急於出試。高談佐使君臣。空說望聞問切。視藥料爲名利之藪。等民命爲孩兒之戲。有終身行醫而不明人之全體者。亦有數年學醫而不明人之臟腑者。肌之理不明。腦之體不講。血之管不知。肝之部位不能悉。心之功用不能辨。胃汁、胆汁、甜肉汁、俱有消化之功用而不能諳。而徒以脾動磨胃。腑有三焦。右腎爲命門。小腸引溺入膀胱。種種誕妄。作無稽之論。使操此術以業醫。吾恐理既處於悖謬。意必涉於冒昧。其何以起人之死而回人之生耶。一命亦關天地之和。匹夫而補陰陽之缺。此種之責任。豈易易哉。予願中國有志醫道者。及早於全體一書。三折肱焉。九折臂焉。庶乎其無誤矣。合觀以上三說。知吾國古時雖有解剖。而未精究。自靈素難經以及漢晉唐宋元明諸醫家、所言臟腑經絡。皆錯誤而不可究詰。王勳臣氏於道光間已早言之矣。王氏謂著書不明臟腑。眞是癡人說夢。治病不明臟腑。又如盲子夜行。慨古人以無憑之談。作欺人之事云云。固不必俟西說東漸。而始知古書之誤也。此古人解剖學紕繆之大略也。

日本以刑餘之屍。許其解剖。始於若狹侯之侍醫山脇氏。以其結果載之於藏志。自此以後。遂有密行人體之解剖者。明和八年、前野艮澤、杉田玄伯等、以和蘭書與山脇氏解剖之結果互相引證。其學說如出一轍。無不嘆服。遂譯和蘭書。名曰解剖新書。而刊行之。此書不獨爲醫學而已。實爲西洋文化輸入日本之嚆矢也。故前野艮澤、杉田玄伯二氏。以有輸入西洋文化之功。曾蒙贈位之恩賜焉。至明治四年。帝國大學。聘西人為教師。始傳西洋之解剖法。歷三十餘年。遂有今日之發達。日人素宗佛教。行火葬禮。其重視體魄之成見。視我國稍遜。故解剖學易於進步。雖然人體解剖。實未易言。若關係於人之屍體者。常人不得行之。其有解剖之資格者。必為醫師、或醫學校之教員。及生徒。而後可。凡許人解剖之屍體。必係其罪當死者。或在養育院死亡者。或死於道路無人收屍者。在病院之病人、預先立願死後解剖者。或篤志之人、遺言死後願解剖者。或疑為人謀殺。裁判上命以屍體解剖者。或病人願以其內臟作為陳列標本將姓名題誌其上以為奬勵者。以上所云。皆可以實行人體解剖。但死於道路者。一時雖無人收屍。後日或有人出而承認。故雖許解剖、不許傷其顏面。篤志之人、及豫約者之解剖。亦止限於所病之局部。(如肺腦等)故此種對於全身解剖、而別之曰局所解剖。凡已解剖之屍體。而無人收領者。均埋葬於一定之共同基地。此日本解剖之大略也。更述日本帝國醫科大學之關於解剖學者。

歲戊申冬季、日本醫學博士青山胤通、應兩江端制軍之聘、道經滬上、與余晤於盛宮保行轅。已酉六月余以青山博士之介紹。入帝國醫科大學實行調查之事由大學中解剖學教員二村領次郎博士導觀解剖學列品室。見系統解剖學、局所解剖學、胎生學、比較解剖學各標本。及內外人種之骨格凡數十百種。屬於系統解剖學者。有骨學標本二百餘件。韌帶標本六十五件。筋學標本四十六件。內臟學標本一百二十四件。五官器學標本九十七件。脉管學標本一百廿七件。神經學標本一百五十件。屬於局所解剖學、及破格的標本有二百件、屬於胎兒及初生兒之標本。有三十餘件。屬於比較解剖學標本有六百七十件。又見胎生學之模形凡五種。解剖學之模型凡四種。曰人頭骨一百餘個。日人全身骨格一百五十餘副。日人小兒骨格四十餘副。蝦夷人頭骨及全身骨格一百六十餘副。異種人之頭骨及全身骨格一百五十餘副。骨盤三十餘個。顯微鏡的標本若干種。各類標本。皆分別部居。朗若列眉。其莊嚴如天球河圖之陳於宗廟。其光怪陸離。如火齊丹珀紫貝素綵等盈千累萬之瓌寶珍奇。畢陳於五都之市。仰瞻俯矚。而目爲之眩也。嗚呼盛矣。嘆觀止矣。復入病理解剖室。觀解剖男屍一具。年約五十餘歲。因鼻咽頭腫瘍而死者。又解剖女屍一具。年約十六七歲。因全身水腫而死者。室內有醫學博士四五人。醫學士二十餘人。觀死者之診斷書。先將男屍之口腔咽頭解剖之。以檢其腫瘍之所在。次以解剖刀從咽頭起。劃一正中線。直達小腹下而止。遂將大胸筋剝開。幷鑿開胸骨與肋骨之聯接處。由是將心、肺、肝、膽、脾、胃、膵臟、橫隔膜、大小腸、腎臟等。逐件取出。每取出一臟。必度量其大小。審察其有無病竈。一人口述之。各人記錄之。亦有分割某臟某腑之一小塊。由各人攜歸。而爲研究病理學之資料者。其解剖女屍之次第。與此略同。惟組織中蓄水頗多。心臟亦大於尋常數倍。腎臟亦有解剖的變化、此卽病原之所在也。每歲因病死而解剖之屍。不能以更僕數。每解剖一屍。執筆記載而環聽者。少則數十人。多則數百人。不僅日人如此。凡文明國之習醫者無不如此。其好學也。如蟻之慕羶。如蛾之逐焰。如烈士之殉名。如貪夫之殉利。其可敬爲何如哉。吾述解剖標本室之詳備。欲爲吾國辦京師醫科大學者忠告也。吾述病理解剖室之男女二屍、欲爲吾國自暴自棄未嘗問學之醫生痛下針砭也。嗚呼。可與言而不與之言。失人。不可與言而與之言。失言。與其失人也寗失言。吾知罪矣。向者吾常謂人死而不明其致死之故。若不將屍體解剖。以視其病竈之所在。則多模稜影響之談。故更述五例以明之。某甲年五十歲。陷於惡液質。消化不良。吐沈澱物之液體。以手撫上腹部正中線邊。有硬結物。其胃稍有擴張情形。日久衰弱而死。死後。醫者將屍體解剖之。見胃之幽門。有癌腫性潰瘍。又稍形逼窄。肛門腺與上腹部腺。皆腫大結硬。肝臟內有大小不等之結節數枚。腹膜內有小結節。肺臟稍有氣腫之狀。心臟肝臟變褐色而萎縮。腎臟與各臟器之組織。呈貧血萎縮之狀態。乃定其病名曰胃癌。其死亡之故。則在多數之病竈也。某乙年五十餘歲。適厕所卒倒而亡。解剖者。見乙之腦核與內鞘。及視神經牀。皆有出血處。其第三腦室。凝血已滿。瀰動脉及基底動脉已變硬。心臟之左室肥大。環狀動脉亦變硬。腎臟之表面。有顆粒狀。而腎質亦較硬。胃之小灣部。有潰瘍甚多。此外之臟器組織。皆呈萎縮之狀態。大小動脉之內膜。亦皆變硬。

乃知速死之故。在腦出血。其兼病在左心肥大。腎萎縮。胃潰瘍。此病名之曰動脉變硬。小兒某丙。患急性腦膜炎而夭。解剖者。見有基底腦膜炎。其氣管支腺。已陷於乾酪變性。此爲致死之源。某丁患水臟病而死。解剖之。其病源在肝間質炎。婦人某戊。患產蓐熱而亡。解剖者見肺臟患水腫。心臟肝臟腎臟。皆溷濁腫脹。脾臟腫而且軟。各臟呈弛緩之狀態。諸漿膜出血。子宮內膜呈實扶的里炎糜爛之象。其病在子宮膜炎。兼發敗血症。以上五例。以舊醫學診斷之。但知甲爲胃病。乙爲中風。丙爲急驚。丁爲水腫。戊爲產後熱病而已。其致命之所。及各臟兼病之處。未經解剖。未能明也。以故古書僅能述病人之現象。（即症候）而不能述病之原因。所定之病名。即以目見之病狀名之。（如咳嗽失音、眩暈、不寐、腫脹、腰痛、心腹痛等、各爲病之一門、）視海外之以病原定病名者。其優劣爲何如耶。然則欲習醫學。非先習解剖學不可。解剖學之於醫學。猶江河之水之起於涓滴也。干霄之木之萌於寸荄也。九仞之臺之基於毫末也。千里之行之始於足下也。此解剖學之所以不可不勤事研究也。解剖學。誠醫學中之基礎哉。

醫學報　宣統二年正月中旬　七　第二期

醫學報

一

余在日本調查解剖學書。得二十餘種。以森田氏所著之解剖學講義爲最新最詳。卽慈惠醫院醫學專門學校之講義也。森田氏以初學肄習系統解剖學。則無局所之觀念。肄習局所解剖學。又有紊亂系統之虞。故參酌系統解剖學與局所解剖學二者之間。以實地應用爲目的。而合爲一書。較諸舊時之實用解剖學等書。而爲單純之系統解剖學者。不啻有霄壤之別矣。其全書分爲八編。第一第二編爲上肢下肢之解剖。凡上下肢之骨肉、靭帶、血管、神經。皆各隨其部位而縷述之。第三第四編、爲背部頭頸部之解剖。第五編、爲胸腹部之解剖。第六編、爲外陰會陰部之解剖。隨其所在之各部而詳論骨、肉、靭帶、內臟、脉管、神經。與前二編之例從同。第七編、爲感覺器及總被卽眼耳鼻舌皮膚是也。第八編、爲中樞神經系統。卽脊髓、腦、腦脊髓膜、及神經中之血管是也。合系統解剖局所解剖於一處。使學者隨讀隨解、隨處可以按圖實習。處處引人入勝而忘疲勞。論其體例。則首尾完具。無衡決顚例之爲病。論其學說。則牛毛繭絲。細入無間。其犁然有當於人人之心。斷非舊譯之全體闡微、全體通考、體學新編等、所能望其項背也。余之迻譯此書。始於六月下旬。時在神戶旅館中。至十月上旬脫稿。日譯數千字。夜則塗改字句。模糊至不可辨。往往一再易紙以書之。每至更深燭燼。目倦神昏。掩卷就牀。嗒焉若喪。而甫一交睫。則覺某骨某筋某內臟某神經血管。層見迭出。紛然並集於前。蓋平日所寓於目、筆於紙、而會於心者。其境界猶一一發見於若夢若寐之際。而揮之不去。此中之況味。豈他人之所能喻哉。校閱既竣。自以爲不可無以誌之也。乃捃摭平生所見所聞所傳聞者。拉雜書之如此。觸時犯忌語少體裁。狂夫之言。聖人擇焉。世有補其漏略、劉其瑕礫者。不佞將擁篲清道。企望而禱祝之者也。

學說

按摩手術說

顧鳴盛

按拿卽吾國之推拿爲醫術之一自昔盛行於印度亞剌比亞波斯希臘羅馬日本及我中土希臘醫聖歇撲氏嘗言按摩之有效能且爲醫術上所必要其後行之者漸少惟世俗尚沿用之會法人某等依據解剖生理之學理與其實驗進而研究此法瑞典醫士又發明醫用體操此法又大進步和蘭人墨吉爾及其門人某等傳於歐洲各國自內外科以至產科靡不用之日本於大寶令已有按摩博士按摩師按摩生等之設置後醍醐天皇之世明石覺一習按摩鍼灸之術爲天皇治疾有效給檢校之職尋明石覺一傳於岡田道保岡田道保傳於杉山和一和一應德川將軍家綱之召治病亦愈賜祿五百石任關東總檢校於是名聞全國按摩之術漸盛盲人爭執贄事之傳至於今日益增多近日習此術者別爲杉山流與吉田流二派杉山流多盲人吉田流多非盲人操是業者大半女子爲多故淫亂之行時有所聞中有兼擅鍼灸者徒步吹笛沿街叫喚打鍼兼按腹者每次約自一角五分至二角二分不等但按摩者每次約一角左右此術毋需證書可以自由營業惟按腹導引揉筋鍼法等須學習多年始能畢

業。故營業之前。例須開具履歷書。并由其師畫印。乃可。計其手術。約有七種。一爲輕擦法。以手密切皮膚輕輕摩擦者是。二爲强擦法。於因有溢血或滲出物而腫起之局部用力摩擦者是。三爲揉撚法。以指揉撚皮膚筋肉及腹部者是。四叩打法。以手或指叩打身體之外部者是。五爲振顫法。置手或指於身體之此部。振動之而使及於他部者是。六爲壓迫法。以一指或數指壓迫接近皮膚之神經、神經叢。是七爲關節運動法。搖動身體之關節者是。

說汗

顧鳴盛

人身皮膚。在在皆有汗腺。形若絲狀之塊。汗腺之周圍。繞以密如網羅之毛細管。汗液自毛細管中滲出。即由汗腺遞傳而分泌於體外。汗腺之直徑。僅一英寸三百分之一。末端絲狀塊之部分。在皮下蜂窠織中。汗道則通眞皮表皮而開口於皮面。長不過一英寸四分之一。全體之皮膚表面。皆分佈焉。成長之人。汗腺都凡二百五十萬餘。若聯續之能延長至十英里全身中汗腺最多者莫如手掌其次爲足蹠尋常汗自汗腺出皮面後隨卽化爲水蒸氣而發散故冬日雖發汗而人不覺若夫暑日之揮汗如雨者則以炎熇特甚也力役之汗流浹背者則以勞動異常也惟其過多不及發散故人人能見之或問冬日發汗之理曰人身中之老廢物若水若鹽若尿素等之成分皆須自汗腺排泄之以補助肺腎之機能今試漆身如豫讓自頂放踵靡不遍則必妨害發汗之作用而至於死可知人之發汗雖寒暑無間也且發汗之與肺腎又往往迭相爲用故如空氣寒冷則溲溺多而汗液少外界溫熱則汗液盛而溲溺微彼患感冒之人一旦發汗竟能解散其體溫者因體中積滯無數之老廢物盡行排泄故耳其理與冬日發汗將毋同

用藥危言

顧鳴盛

胡麻鹿藿總揉頭痛之痾麥麴芎藭暫止河魚之疾藥無中西貴賤之差其用意在解

脫痛苦立起膏肓蓋無不從同也坊間所售之膏丹丸散治病未必不效但無眞碻之學理以決定其美惡耳不能決定而妄用之則所謂草菅人命是矣故東坡墨寶記曰學書者紙費學醫者人費扶氏醫戒曰醫生之視病者當視如正鵠而不可視如弓矢竹中通菴醫病問答云古之藝精而後試今之藝試而後精古之醫以法治病今之醫以病合法不精其藝而遽欲嘗試不仁莫大焉三子之言可爲習醫術者作當頭棒喝小川氏養生囊云藥有有毒者有無毒者使用得其道雖砒霜斑蝥亦起死回生之具用違其常卽人蔘黃耆亦殺身褫魄之物可知用藥之得失全在醫生之巧拙矣吉益東洞曰藥皆毒毒則效旨哉言乎蓋誤用其有效者則反之而有害利用其有害者則反之而有效視彼用之者何如耳若乃藥之用量則尤宜反覆審愼焉嘗見友人患久咳醫者給以杏仁水一磅任其服用某女頻發子宮痙牀頭置藥末敷包詢之曰嗎啡也醫囑每發必服一包云又某家人罹病其室中有甕壜一內盛鴉片八錢亦爲某醫所與余不禁毛髮森然曰嗟乎使病者無知萬一服藥過多竟以致斃其罪將安歸夫

一切飲食之物。苟牛飲馬食。猶爲疢疾之源。而況於藥劑乎。此吾所以不能不正告吾同志矣。

問答

問 仓問 養雞數十羽。十月間忽皆患泄瀉。糞汁中混有魚膠狀物。初時色紅。漸變茶黃色。頻鼎飲水。呼吸似甚艱難。眼膜常閉。未幾先後倒斃。此症是否卽係赤痢。有無治法。 湖北武昌王煦

答 所示病狀。當係赤痢。其治療之法。輕者祇須用清熱解毒之藥。卽可奏效。重則用胡椒錢五。乾姜六錢。肉桂一錢。丁香三錢。共研細。調合成丸。如梧桐子大。每雞二三粒至四五粒。日喂兩三次。或用鴉片酒五滴。調水灌之。亦能止痢去毒。

問　山妻素有暈船之病。敢問何故。　江西武昌陳宗年

答　暈船爲一時發作之官能的神經疾患。其原因爲船隻動搖。身體失其本來之平均。未能習慣。遂起此病。其感受性因人而異。東西醫士再三研究。迄未能十分明悉。姑述諸家之學說如次。

(甲)因五官不慣之印象。感動神經而起。

(乙)因神經中樞之震動、及發揚而起。

(丙)因循環系統忽受障碍。如一時貧血、一時充血而起。

(丁)因運動方向猝然變易。腦分子內部發劇甚之震動、與刺戟而起。

右列四說。爲泰西醫學大家所唱。此外尚多。未知孰是。

問　辱　教茅塞頓開。所　示四說。學理湛深。僕不能進於是矣。但未識有無法術防之。使其勿發否。　貴社諸大醫士。學貫中西。定不吝　賜玉也。瀆求勿責爲幸。　同前

答　示云欲防之使勿復發。卽所謂豫防法是矣。豫防之法有六。皆頗奏效。盍試行之。

茲列如左。

(一)所乘之船隻須擇其稍大者。上船後。靜臥船艙之中央。閉兩目。毋啓視。且將頭部低下。毋高舉。

(二)一切飲食物。須擇平日所習慣者。當減每次所食之量。而增每日所進之次數。毋過饑而使胃空虛。毋過飽而使胃膨滿。食後必休息十五分時。赤酒、麥酒、珈琲、茶等物。毋頻進。毋頓飲多量。上船之日早膳。宜改用濃稠之物。毋食薄粥等

(三)須放膽。毋畏葸。

(四)安靜仰臥。最能豫防。

(五)手足毋勞動。身體毋前俛。

(六)開船之前三時。服單寍酸阿列規金〇.五。牛乳、茶、及肉羹汁二五〇.〇。服後二時。多進食物。則可免暈船之症。若長途旅行。則宜每食前二時。服一次。日服三次。其量同上。

徵求名醫碎金錄

各會員研究醫學有年。必有獨得之處。乞將精到簡明之醫學格言。直寄本會。以廣流傳。非然者。單辭奥義。淪替可惜。諸君以爲何如。惟醫學格言。宜短峭。不宜冗長。每條不可過五十字。略舉數則於後。名曰碎金。取闇氏碎金例也。

名醫碎金錄（舉例數則）

病傷猶可療。藥傷最難醫。　王同仁

藥不殺人。醫殺人。　蘇軾

十年讀書。天下無不可治之病。十年治病。天下更無可讀之書。　古諺

凡病新瘥。只宜先進白稀粥。次進濃者。又次進糜粥。亦須少少與之。不得過飽。　龐安常

病後强食則有遺熱。經曰。食入於陰。長氣於陽。故奪其食則已。仲景亦曰。損穀則愈。　王樸莊

鄭聲即讝語之聲。非讝語之外別有一種鄭聲也。　張令韶

傷寒必先觀兩目。目中不了了。尚爲可治之候。直視則爲不治之疾。　成無已

一病當前。可治者不具論。其不治者。必有特別之現象。如破傷風、腸窒扶斯、百斯篤、第三期肺結核等症是也。

徵求病歷質疑

醫者雖負生死人命之責。而對於不治之症。終屬莫可救藥。若不能下確實之診斷。而誤認爲可治。他日病者果死。其家人必以爲我輩醫者所殺。誠千古之疑案也。諸君子邃於醫理。察病如神。倘係必死。則自第一期以訖第二第三期症狀之若何。一經診察。定必洞見。設不幸遇疑難之症。以一人之識見不足以判決者。則將該病歷詳細敘明。載入報中。質之於海內名家。爰諮爰諏。自有集思廣益之效。此病歷質疑之緣起也。本所之徵求於諸君子者。正所以爲諸君子保名譽。求利益。固團體。增勢力。諸君子其亦鑒茲區區。而忻然樂從歟。惟一切可治之症。不在此例。

（此頁蔡小香先生敬贈各會員者）

脈學精義

蔡鍾駿小香甫纂

第一章　論浮脈

難經十八難曰。浮者脉在肉上行也。排指於皮膚之上。輕手按之便得者也。其候爲證在表位。是以三陽皆主浮也。例曰。太陽之爲病。脉浮。頭項强痛而惡寒。曰。太陽病。先發汗不解。而復下之。脉浮者不愈。浮爲在外。而反下之。故令不愈。今脉浮。故知在外。當須解外則愈。宜桂枝湯。曰。脉浮者。病在表。可發汗。宜麻黃湯。曰。脉浮。宜以汗解。曰。陽明病。脉浮無汗而喘者。發汗則愈。曰。太陰病。脉浮者。可發汗。曰。風水其脉自浮。曰。皮水其脉亦浮。曰。黃家脉浮。當以汗解之。是皆以浮爲表候者也。傷寒脉浮滑。此表有熱。裏有寒。白虎湯主之。曰。酒黃疸。其脉浮者。先吐之。是皆涉于少陽若陽明者也。故知三陽皆主浮也。然而又有浮屬陰者。曰。傷寒脉浮。自汗出。小便數。心煩微惡寒。脚攣急。反與桂枝湯欲攻其表此誤也曰脉浮而遲表熱裏寒下利清穀是也又有浮屬至虛者曰卒喘悸脉浮者裏虛曰勞之爲病其脉浮大曰上氣面浮腫肩息其脉浮大不治是也蓋其要在按之散與否之中其散者爲虛爲陰其否者爲實爲陽也又如厚朴麻黃湯曰脉浮澤漆湯曰脉沉則表裏之診而非陰陽之分也又如杏子湯曰脉浮麻黃附子湯曰脉沉則非表裏之診而陰陽之分也(傷寒釋脉)

滑伯仁曰浮不沈也按之不足輕舉有餘滿指浮上曰浮(診家樞要)

張介賓曰大都浮而有力有神者爲陽有餘陽有餘則火必隨之或痰見於中或氣壅於上可類推也浮而無力空豁者爲陰不足陰不足則水虧之候或血不營心或精不化氣中虛可知也若以此等爲表證則害莫大矣其有浮大絃鞕之極甚至四倍以上者內經謂之關格此非有神之謂乃眞陰虛極而陽亢無根大凶之兆也

張路玉曰浮脈者下指卽顯浮象按之稍減而不空舉之泛泛而流利不似虛脈之按之不振芤脈之尋之中空濡脈之緜耎無力也浮爲經絡肌表之應良由邪襲三陽經

中。鼓搏脈氣於外。所以應指浮滿也。故凡浮脈主病。皆屬於表。但須指下有力。卽屬有餘客邪。其太陽本經。風寒營衛之辨。全以浮緩浮緊分別而爲處治。其有寸關俱浮。尺中遲弱者。營氣不足。血少之故。見太陽一經。咸以浮爲本脈。一部不逮。虛實懸殊。亦有六脈浮遲。而表熱裏寒。下利清穀者。雖始病有熱可驗。太陽其治與少陰之虛陽發露不異。凡病久而脈反浮者。此中氣虧乏。不能內守也。若浮而按之漸衰。不能無假象發見之處。又雜症之脈浮者。皆爲風象。如類中風痱之脈浮。喘欬痞滿之脈浮。煩瞑衄血之脈浮。風水皮水之脈浮。消癉便血之脈浮。泄瀉膿血之脈浮。如上種種。或與證相符。或與證乖互。咸可治療。雖內經有腸澼下白沫。脈沈則生。脈浮則死之例。然初起多有浮脈。可用升散而愈。當知陰病見陽脈者生。非若沈細虛微之反見狂妄躁渴。難於圖治。醫通

第二章　論沈脈

王叔和曰。沈脈。舉之不足。按之有餘。一曰重按之乃得

脈學精義

王士亨曰。沈脈之狀。取之於肌肉之下得之。

黎民壽曰。沈者。陰氣厥逆。陽氣不舒之候。沈與浮對。浮以陽邪所勝。血氣發越而在外。故爲陽主表。沈以陰邪所勝。血氣困滯不振。故爲陰主裏。（決脈精要）

沉脉之狀。其候爲在裏。是以三陰皆主沉也。例曰。傷寒四五日。脉沉而喘滿。沉爲在裏。曰少陰病。始得之。反發熱。脉沉。曰少陰病。身體痛。手足寒。骨節痛。脉沉。曰少陰病。脉沉者。急溫之。宜四逆湯。曰水之爲病。其脉沉小。屬少陰。曰正水。其脉沉遲。曰石水。其脉自沉。曰黃汗。其脉沉遲。曰脉沉者。留飲。是也。然陽證亦有脉沉者。其別大抵在沉微與沉緊。乾薑附子湯之於脉沉微。苓桂朮甘湯。木防已湯。大陷胸湯之於脉沉緊。可以徵焉。蓋沉之虛實陰陽。在指下有力無力之中。其有力者爲陽爲實爲熱。其無力者爲陰爲虛爲寒。又以沉細沉遲爲痙濕之脉。例曰。脉沉而細者。名曰痙。栝蔞桂枝湯曰。脉反沉遲。此爲痙。例曰。脉沉而細者。此名濕痺是也。

吳綬曰。沈診法。重手按至筋骨之上而切之。以察裏證之虛實也。若沈微沈細沈遲沈伏。無力爲無神。爲陰盛而陽微。急宜生脈回陽也。若沈疾沈滑沈實。皆有力。爲熱實。爲有神。爲陽盛而陰微。急宜養陰以退陽也。大抵沈診之法。最爲緊關之要。以决陰陽冷熱。用藥生死。在於毫髮之間。不可不仔細而謹察之。凡脈中有力爲有神。爲之可治。脈中無力。爲無神。爲難治。傷寒蘊要

張介賓曰。沈雖屬裏。然必察其有力無力。以辨虛實。沈而實者。多滯多氣。故曰下手脈沈。便知是氣停積滯者。宜消宜攻。沈而虛者。因陽不達。因氣不舒。陽虛氣陷者。宜溫宜補。其有寒邪外感。陽爲陰蔽。脈見沈緊而數。及有頭疼身熱等証者。正屬邪表。不得以沈爲裏也。

蕭萬輿曰。每見表邪初感之際。風寒外束。經絡壅盛。脈必先見沈緊。或伏或止。是不得以陽証陰脈爲惑。惟亟投以清表之劑。則應手汗洩而解矣。此沈脈之疑似。不可不辨也。

何夢瑤曰。浮沈有得于禀賦者。趾高氣揚之輩。脈多浮。鎭靜沈潛之士。脈多沈也。又肥人多

沈。瘦人多浮。有變于時令者。春夏氣升而脈浮。秋冬氣降而脈沈也。其因病而致者。則病在上（人身之上部也）在表在府者。其脈浮。（上表府皆屬陽。浮脈亦屬陽。陽病見陽脈也）在下在裏在藏者。其脈沈也。

第三章 論緩脈

孫思邈曰。按之依依。名曰緩。王太僕曰。緩者謂緩縱之狀。非動之遲緩也。張錫駒曰。大凡病脉宜和緩。不宜急數。脉緩。病雖凶不妨。諸病皆然。香太仲曰。緩不數不遲。中和平穩。卽平人無病之常脉。故諸脉得之。則雖有苦痛萬狀。猶可以保不死。故本論以浮緩爲表邪輕脉。曰脉緩者。名爲中風是也。又以微緩爲向愈之脉。曰脉微緩者。爲欲愈是也。張介賓曰。凡諸瘡毒外證。及中風產後。但得脉緩者。皆易愈。是之謂也。然又有進于傷寒。陷于陰位者。曰傷寒脉浮緩。身不疼。但重乍有輕時。無少陰證者。大靑龍湯發之。曰傷寒脉浮而緩。手足自溫者。是爲繫在太陰。是也。又以緩弱爲太陰脉。不可不辨焉。吳山甫曰。緩。狀如琴弦久失更張。縱而不整。曰緩。與遲不同。遲以數言。緩以形言。其別相遠矣。（案王叔和曰緩脈去來亦遲小駃於遲故吳氏有此言焉）若脈來不浮不沈。中取之。從容和緩者。脾之正脈也。浮而緩曰衛氣傷。沉而緩曰榮氣弱。諸部見緩脈。皆曰不足。謂其不皷也。張介賓曰。緩脈。有陰有陽。其義有三。凡從容和緩。浮沉得中者。此自平人之正脈。若緩而滑大者。多實熱。如內經所言者是也。緩而遲細者。多虛寒。即諸家所言者是也。然實熱者必緩大有力。多爲煩熱。爲口臭。爲腹滿。爲癰瘍。爲二便不利。或傷寒溫瘧初愈。而餘熱未清者。多有此脈。若虛寒者。必緩而遲細。爲陽虛。爲畏寒。爲氣怯。爲疼痛。爲眩暈。爲痺弱。爲痿厥。爲怔忡健忘。爲飲食不化。爲鶩溏飧泄。爲精寒腎冷。爲小便頻數。女人爲經遲血少。爲失血下血。凡諸瘡毒外證。及中風產後。但得脈緩者。皆易愈。

案緩者。弛也。不急也。吳氏以琴弦爲喻。爲是矣。仲景曰。寸口脈緩而遲。緩則陽氣長。又曰。趺陽脈遲而緩。胃氣如經也。乃知緩與遲。其別果相遠也。

第四章　論緊脈

金匱云。緊如弦。直上下行。王叔和曰。緊脉數。如切繩狀。劉桂山曰。謂其廣有界限。而脉與肉劃然分明也。其候爲表邪重。脉論曰。脉陰陽俱緊者。名曰傷寒。又曰。脉浮緊者。法當身疼痛。宜以汗解之。曰太陽病。脉浮緊無汗。曰太陽中風。脉浮緊。發熱惡寒。身疼痛。不汗出而煩燥是也。浮緊脉槩屬麻黃湯大青龍湯之治。故曰。桂枝本爲解肌。若其人。脉浮緊。發熱不汗出者。不可與也。是也。又有屬陽明者。曰陽明中風。口苦咽乾。腹滿微喘。發熱惡寒。脈浮緊。曰陽明病。脉浮而緊者。必潮熱發作有時。曰陽明病。脈浮而緊。咽乾口苦。腹滿而喘。曰脈緊如轉索無常者。有宿食。又爲陰邪之候。論曰。病人脈陰陽俱緊。反汗出者。亡陽也。此屬少陰。曰少陰病。脈緊。至七八日。自下利。脈暴微。手足反溫。緊反去者。欲解也。又爲邪在胸中之候。曰沉緊在裏。邪結在胸中。逆冷胸痛。又曰脈大而緊者。胸中有陰。是以瓜蔕散之證。有脉乍緊之候。大陷胸湯亦有脉沉而緊之候。其他茯苓桂枝白朮甘草湯。小柴胡湯。木防已湯等之脉沉緊皆然。不可不識矣。

案緊之一脉。古今脉書。無得其要領者。皆謂與弦相似。然素問仲景所謂緊脉。必非如諸家所說也。蓋緊。卽不散也。謂其廣有界限。而脉與肉劃然分明也。寒主收引。脉道爲之緊束。而不敢開散渙漫。故傷寒見此脈也。乃不似弦脈之弦絚三關。端直挺

欽定四庫全書提要醫家類

臣 蔡鍾駿 敬刊

儒之門戶分於宋。醫之門戶分於金元。觀元好問傷寒會要序。知河間之學與易水之學爭。觀戴良作朱震亨傳。知丹溪之學與宣和局方之學爭也。然儒有定理。而醫無定法。病情萬變。難守一宗。故今所敘錄。兼衆說焉。明制定醫院十三科。頗爲繁碎。而諸家所著。往往以一書兼數科。分隸爲難。今通以時代爲次。漢志醫經經方二家後有房中神仙二家。後人誤讀爲一。故服餌導引。歧塗頗雜。今悉刪除。周禮有獸醫。隋志載治馬經等九家。雜列醫書間。今從其例。附錄此門。而退置於末簡。貴人賤物之義也。太素脉法。不關治療。今別收入術數家。茲不著錄。

黃帝素問二十四卷 內府藏本

唐王冰註。漢書藝文志。載黃帝內經十八篇。無素問之名。後漢張機傷寒論引之。始稱素問。晉皇甫謐甲乙經序。稱鍼經九卷。素問九卷。皆爲內經。與漢志十八篇之數合。則素問之名。起於漢晉間矣。故隋書經籍志。始著錄也。然隋志所載祇八卷。全元起所註。已闕其第七。冰爲寶應中人。乃自謂得舊藏之本。補足此卷。宋林億等校正。謂天元紀大論以下。卷帙獨多。與素問餘篇絕不相通。疑卽張機傷寒論序所稱陰陽大論之文。冰取以補所亡之卷。理或然也。其刺法論。本病論。則冰本亦闕。不能復補矣。冰本頗更其篇次。然每篇之下。必註全元起本第幾字。猶可考見其舊第。所註排抉隱奧。多所發明。其稱大熱而甚。寒之不寒。是無水也。大寒而甚。熱之不熱。是無火也。無火者不必去水。宜益火之源。以消陰翳。無水者不必去火。宜壯水之主。以鎭陽光。遂開明代薛己諸人探本命門之一法。其亦深於醫理者矣。冰名見新唐書宰相世系表。稱爲京兆府參軍。林億等引人物志。謂冰爲太僕令。未知孰是。然醫家皆稱王太僕。習讀億書也。其名晁公武讀書志作王砅。杜甫集有贈重表姪王砅詩。亦復相合。然唐宋志皆作冰。而世

傳宋槧本亦作氷字或公武因杜詩而誤歟

靈樞經十二卷　大理寺卿陸錫熊家藏本

案晁公武讀書志曰王氷謂靈樞卽漢志黃帝內經十八卷之九或謂好事者於皇甫謐所集內經倉公論中鈔出之名爲古書未知孰是又李濂醫史載元呂復羣經古方論曰內經靈樞漢隋唐志皆不錄隋有鍼經九卷唐有靈寶註黃帝九靈經十二卷而已或謂王氷以九靈更名爲靈樞又謂九靈尤詳於鍼故皇甫謐名之爲鍼經苟一經而二名不應唐志別出鍼經十二卷是靈樞不及素問之古宋元人已言之矣近時杭世駿道古堂集亦有靈樞經跋曰七略漢藝文志黃帝內經十八篇皇甫謐以鍼經九卷素問九卷合十八篇當之隋書經籍志鍼經九卷黃帝九靈十二卷是九靈自九靈鍼經自鍼經不可合而爲一也王氷以九靈名靈樞不知其何所本余觀其文義淺短與素問之言不類又似竊取素問而鋪張之其爲王氷所僞託可知後人莫有傳其書者至宋紹興中錦官史崧乃云家藏舊本靈樞九卷除已具狀經所屬申明外准使府

指揮依條申轉運司。選官詳定具書送祕書省國子監。是此書至宋中世而始出。未經高保衡林億等校定也。其中十二經水一篇。黃帝時無此名。氷特據身所見而妄臆度之云云。其考證尤爲明晰。然李杲精究醫理。而使羅天益作類經。兼採素問靈樞。呂復亦稱善學者當與素問並觀其旨義。互相發明。蓋其書雖僞。而其言則綴合古經。具有源本。譬之梅賾古文。雜採逸書。聯成篇目。雖牴牾罅漏。贋託顯然。而先王遺訓。多賴其蒐輯以有傳。不可廢也。此本前有紹興乙亥史崧序。稱舊本九卷八十一篇。增修音釋。附於卷末。又目錄首題鼇峰熊宗立點校重刊。末題原二十四卷。今併爲十二卷。是此本爲熊氏重刊所併。呂復稱史崧併是書爲十二卷。以復其舊。殆誤以熊本爲史本歟。

難經本義二卷 兩淮鹽政採進本

周秦越人撰。元滑壽註。越人卽扁鵲。事迹具史記本傳。壽字伯仁。明史方技傳。稱爲許州人。寄居鄞縣。案朱右撄甯生傳曰。世爲許州襄城大家。元初祖父官江南。自許徙儀眞。而壽生焉。又曰。在淮南曰滑壽。在吳曰伯仁氏。在鄞越曰撄甯生。然則許乃祖貫。鄞

（大清郵政局特准掛號認爲新聞紙類）

宣統二年二月初一日第三期 第三版發行

醫學報

每月兩期

總發行編輯所在上海新馬路昌壽里無錫丁寓

本會緊要告白

本會自組織以來海內志士慨然樂爲會員者聯袂偕來本會前途之發達定可翹足

而待當世君子苟有願入本會共謀膨脹本會之勢力者請將籍貫住址台銜年歲事業等逐細開示寄至會所本會一律歡迎并登報表揚其事績如有關於醫學上之新學說願登入醫學報中者請錄副本寄總編輯所謹當擇尤選錄不入選者原稿恕不奉還

中國醫學會啓

敬告中國醫學會各會員

周維翰雪樵

中國醫學會自鄙人發起以來蒙海內醫林不棄紛紛入會自鄙人游晉之後以報事會事歸王君問樵辦理復得其師蔡小香先生資助醫會日益發達會友至二三百人聲應氣求徧各省各郡縣兩次大會多不遠千里而至鄙人聞之甚紉公德顧鄙人游晉一年半在都下行道亦一年事煩才拙既於會務報務不遑兼顧且與王君音問亦久不通況近兩年醫學報中所登廣告之列賤名者鄙人無一與聞乃近閱王君所辦之醫學公報社所出之醫學公報又列賤名於醫學公報社發人起之列夫既有中國醫學會而復有醫學公報社是明明二會非一會也鄙人既發起中國醫學會今該會

告白一

本會前日寄上之醫學報自慚淺陋不足上塵　鈞覽辱荷　獎飾彌增愧悚間有未蒙　賜覆者豈以編者學殖荒落不屑加以教誨耶或

正在發達何必又倡他會貽人以首鼠之譏王君之創該社殆別有因緣然在鄙人不敢贊成亦不願附驥凡同會諸君或願入中國醫學會或願入醫學公報社人有自由之權各聽其便誠恐有誤二會爲一會者致徘徊歧路無所適從則鄙人亦與有咎焉敬此申告。

周雪樵先生已往北京各會員如有信去乞寄北京梁家園醫學堂可也。

南洋勸業會坐辦陳觀察與丁醫生福保唐醫生乃安照會

爲照會事案查南洋勸業會原係改良製造推廣利權而設惟造端宏大前無所師非得各處熱心紳商羣策羣力不足以輔助進行本會原定有協贊會章程業經延訪士紳分別案呈照會札委各在案茲以衛生出品一項關係生理科學外貨之輸入漸多醫藥之利權寖失亟宜考求自製以塞漏卮本會會場業已建築衛生專館爲醫藥出品陳列之用應即加請醫藥專家爲上海協贊會評議員聯絡關於醫藥出品各業組織協會徵集出品運甯陳賽以光會場夙稔

台端學究天人聲譽卓著相應備文照

會爲此照會貴醫生請煩查照希即承充上海協贊會評議員會同該會總協理籌議一切並聯絡關於醫藥出品各業組織協會徵集出品屆時運賽仍先賜復毋任盼幸須至照會者

論文

歷代名醫列傳序 代論

丁福保 仲祜

冬穴夏巢茹毛飲血之世民智未啓皆以疾病爲鬼神所祟欲免其病惟有媚鬼神、尙祈禱而已是時狉狉獉獉居處無定所未識耕種畜牧之法以自然產生之植物爲生活資料草木中含有催吐促瀉之性質者亦徑取食之屢食而屢吐屢瀉始知某草某木、不可作食料此藥物學知識所濫觴也未識紡織建築之法露宿風餐夏與烈日爭冬與霜雪爭其皮膚之鞏固皆以寒暑風雨鍛鍊成之所以感冒諸症甚少而爭鬬掠奪比比皆是以外創咬傷之患爲多食物不能預爲之備有則飽餐無則絕食是以消化器病最夥設心窩苦悶欲使之緩解者則服催吐之草木或便閉腹脹覺有不愉快者則服促瀉之草木以人工排除痛苦之觀念由是生焉此醫學智識所濫觴也由是醫病之法有藥物有祈禱有卜筮咒詛等一切迷信之行爲而巫醫以一人兼爲之遂握療病之權矣故孔子曰人而無恒不可以作巫醫說文曰巫彭初作醫世本曰巫咸爲帝堯之醫

自上古迄周秦以醫名者何止千百人然皆不脫巫之範圍考上古之醫者曰苗父以管爲席以芻爲狗北面而祝僅發十言諸扶而來者輿而來者皆平復如故見說苑俞跗治病不以湯藥搦木爲腦芷草爲軀吹竅定腦死者復生見韓詩外傳巫咸之祝樹樹枯祝鳥鳥墜見於世本此外如岐伯雷公僦貸季鬼臾區等雖散見於內經然皆擇焉而不精語焉而不詳醫藥與術數雜糅而不可究詰故余編纂歷代名醫傳凡周秦前古醫雖散見於各書而史記無列傳者皆付諸蓋闕之例今披史記諸列傳中赫然有扁鵲倉公在是書始於扁鵲據史氏斷限之例也

凡古之名醫皆謂之扁鵲太史公扁鵲傳所傳本非一人書傳中前後之事實有相隔四百餘年之遠者宋王應麟漢書藝文志考證（卷十引黃帝八十一難經序）云秦越人與軒轅時扁鵲相類仍號之爲扁鵲可爲吾說之佐證焉倉公錄醫案以示治病之要上之史氏後世醫案之權輿也華元化雖遺書不傳其醫法如庖丁解牛揮刀而肯綮無礙後世外科手術之嚆矢也漢魏以前之醫方及治療法以張仲景之傷寒金匱集其大成隋唐以前之醫方及治療法以孫思邈之千金方王燾之外臺祕要集其大成王叔和撰脈經編次傷寒論晉之醫學大家也龐安時錢仲陽許叔微陳無擇陳自明嚴用和其醫法如輪扁斲輪得心應手又如奕秋遇敵著著可法趙宋一代之醫學大家也劉河間以寒涼爲主張子和務瀉實之方李東垣崇脾胃之說朱丹溪持補陰之劑雖斗火盤冰莫宗一是然其孤詣覃思能於纖瓜曲徑之中別開一途後世奉爲金元四大家豈無故哉吳有性撰溫疫論發明最多李瀕湖撰本草綱目包羅宏富味其膏腴可以無饑矣有明一代僅取此二人焉

本朝之徐靈胎葉天士陳修園尤在京四家一掃明人蹈襲之陋習其攻守奇正皆可以制勝嘉道間有王清任者實驗屍骸數十年著醫林改錯訂正古書言臟腑之錯誤爲後世醫學改良家之巨擘廣東有黃綽卿者以道光二十年留學歐洲爲吾國人習西醫之鼻祖吾師趙靜涵先生譯述儒門醫學西藥大成內科理法保全生命論等書爲輸入泰西醫學之一大關鍵至今學者猶宗師而俎豆之凡此皆可傳者也西人之發明血液循環者曰哈斐氏發明種牛痘者曰占那氏以醫術名廣東者曰嘉約翰發明細菌學及消毒法改造醫學之根本號稱近世之醫聖者曰古弗氏皆附於傳末仿阮文達疇人傳例也

是書用傳記體由編纂而成上起扁鵲下迄近代凡成就卓卓可傳後世者皆在焉而碌碌無所短長者概不濫入非闕略也學者果能瀏覽及之則歷朝醫事之得失因革及所以進化所以自畫之故可以了然於心目間矣然吾國之薄視醫學由來已久范蔚宗作後漢書以醫學下儕於方伎後世作史者因之遂以醫學爲小道唐書方伎傳

叙曰凡推步卜相醫巧皆伎也前輩不以爲敎也朱子小學箋注曰孫思邈爲唐名進士因知醫貶爲技流惜哉吾國之風習如此吾知是書一出僅與李濂之醫史甘伯宗之名醫傳在若存若亡之間以備好事者之插架焉耳

醫警

永富鳳　朝陽

凡欲求醫道者當先熟讀傷寒論而後擇良師友事之更親身實行試驗或五年或十年精擘不已日益嫻熟乃取漢唐以下之醫書讀之則知良窳審美惡譬猶懸明鏡而辨妍媸也不然雖讀書億萬卷皆無裨於術焉唐明皇使畫士韓幹畫馬先觀御府所藏畫馬幹曰不必觀也陛下廐馬萬匹皆臣之師也宋曾無疑善畫草蟲年邁愈精羅大經問其有所傳乎無疑笑曰是豈有法可傳哉某自少時籠草蟲而觀之晝夜不倦又恐其神之不完也復就草地間觀之於是乎始得其全二君之言如此可以爲學醫之龜鑑矣

治療之道有二一曰持重一曰逐機所謂持重者病深則治一非迂遠而過日也所謂

逐機者證移則輒隨非迷惑而轉機也持重者常也逐機者變也毋善逐機而失於持重焉毋務持重而忽於逐機焉

凡百技術始於巧而終於拙出乎思而入乎不思故思之極則神妙而自然自然者不可以巧思得不可以歲月到不可離巧思而得不可外歲月而到

冷齋夜話曰龍舒太平寺有日者善課凡爲市井尋常課莫不奇中爲達官權貴課則皆無驗或問其故答曰我無德量見尋常人則據術而言無所緣飾見權貴則畏怖往往置術之實而務爲諛詞其無驗固不足怪矣噫、彼欺世誣人者尚能自知其非如此今世之醫其心多不潔而希其技之精妙是猶向西而見東也豈非不自省之甚歟

宋季參政相公鉉翁於杭求容貌才藝兼全之妾旬餘、無惬意者忽有以一奚婢至姿色固佳問其藝則曰能溫酒左右皆失笑公漫爾留試之及執事初甚熱次略寒三次微溫公方飲既而每日並如初之第三次公喜遂納焉後公携入京終公之身未嘗有過不及之失公死囊橐皆爲所有因而巨富人稱奚娘子者是也吁、彼女流賤隸耳一

事精到便能動人亦其專心壹志之所致余悲夫吾人從事於古之醫道而不能精究經脈藥石之事者無佗分志於勢利之途故也較之奚娘子專心壹志於溫酒以致巨富者蓋有間矣至若南郭服子之詩雪山道人之書芭蕉翁之諧歌皆一世之逸品研精刻意涵泳既久遂出巧思之蹊徑而入神妙之區域雖小技豈易焉哉余每誦服子之詩對道人之書讀蕉翁之諧歌未嘗不汗流浹背也

余生於長門之西鄙長於畎畝之中慕古人之節好聖賢之書而僻在山陬無良師友年甫十一東遊京華無所遭遇既歸爲養子於永富氏永富氏者師事前豐香月牛山翁也修李東垣之方余得聞焉既更師事井上氏修朱丹溪之方余又得聞焉暇則旁習經術於周南先生年十四去遊江戶徧謁時醫見其以佞給爲容悅無補於人之性命遂憤然有厭棄心年十七西歸赤關顧性狂狷不容於鄉曲再遊荻府仍事周南先生尋復反里講經自娛有安達者歸自京師揖余而言曰子醫士也醫而業儒毋乃不倫乎余曰余治醫五年徧謁時醫知其無補於人之性命故厭棄之安達笑曰子徒知

無益於人之醫而不知有益於人之醫抑何所見之不廣耶余曰所謂有益於人之醫爲誰、曰香川秀庵山脇東洋皆在輦轂之下事之者殆千人子盍見諸余聞而心醉焉至則同事栗山文仲已先在東洋先生門下引見先生先生容貌英偉神采逼人睨余而言曰昔子貢貨殖子路負米奚必執經問難而後可以爲士學道志也行醫業也唯子之所擇可矣何相妨之有余聞言蹶然而起負牆而立曰、弟子敢不承乎遂留學焉默窺先生之決死生起沉痼以爲醫道之神妙至矣聞道期年西歸赤關更歷浪華鄉人來乞治者日以數十計余以得之先生之汗下方處之巴豆甘遂輕粉烏頭兼投並進或旋治旋發或始輕後重或久服無效或連進害發而後知爲醫有開闔離合之機又知雖長桑之技亦有不可治之病第此時血氣未定習醫之志猶未能純一也年二十一聞前越有奥郁翁者以吐治與山仲陶同往習其法翁方面大耳鬚髮如銀爲人誠篤厚重余留學二十日與翁討論數四將行語余曰吾子學東洋氏非一日矣其論非不高其旨非不遠然自茲以往當更閱歷多年而後可造乎其極余再拜受教比歸亟以所受於奥郁翁者。授諸東洋先生。再歸赤關。汗吐下三法始備焉。余以三法歷試難治之病三年。於是嘆爲醫之難。然至此爲醫之志始一。又三年。然後知不可治之病與可治之病。夫余之所謂不可治者。非時醫之所謂不可治者也。余之所謂可治者。非時醫之所謂可治者也。而又深知所謂古之醫道者。非用汗吐下古方之謂。而爲不得不用汗吐下古方之謂也。年二十九。因病離家。作汗漫遊。西經肥筑。東過藝備。旋客於浪華。其間診治沈固廢滯之病。無慮數千人。嗚呼。治病年多。爲技日拙。察理非易。應事彌難。余之謂矣。

永富鳳。字朝陽。號獨嘯菴。日本長門人。名與吉益東洞竝。此篇爲君漫遊時所作。語多道人所不肯道。爰節取之。爲吾醫林之一棒一喝云。顧鳴盛識

學說

論診脈之不可恃

顧鳴盛 叔惠

診脈爲診候之一法、素問三部九候。實爲吾國論脈之鼻祖。然猶偶涉及之。無道其詳者。自王叔和出而脈經作、屑屑焉論脈搏之狀。於是脈之名稱。乃煩瑣而難憶。苟筆而書之。雖叔和恐亦不易自辨。且夫兩手搏動之脈管。長不過寸許耳、而寸焉。而關焉。而尺焉。庸有此理耶。按寸而知病心肺。按關而知病脾肝。按尺而知病腎。其穿鑿又何如。顧數千年來。醫家皆奉爲圭臬。以診脈爲第一要法者。則以受王氏之毒過深也。試臚舉中外諸家之說以證明之。蘇東坡曰。今士大夫多秘所患。以驗醫能否。使索病於冥漠之中。吾平生求醫。必盡告以所患、使醫者胸中了然。然後診脈。則疑似不能惑也。我求病愈而已。豈以困醫爲事哉。王海藏曰。病人拱默。惟令切脈。試其知否、夫熱則脈數、寒則脈遲。實則有力、虛則無力。可以脈知也。若得病之由。與所傷之物。豈能以脈知乎。故醫者不可不問其由。病者不可不說其故。寇宗奭曰。醫人止據脈供藥。其可得乎。如此言之。焉能盡其術也。此醫家之公患也。診家正眼曰。近世醫者既自附於知脈。而病家亦欲試其本領遂絕口不言惟伸手就診醫者卽強爲揣摩若揣摩偶合則信爲神奇揣摩不合則薄爲愚昧噫嘻此內經所謂妄言作名爲麤所窮也如是而欲拯危起殆何異欲入室而反閉門耶數子之言直足以發愚蒙之聾聵矣秦漢以下之醫籍大都無不言脈獨戴思恭絕口不道其所著之證治要訣通體無一脈字其識見卓絕如此古今殆無偶也日本革谿道人病家須知曰病人心褊者故欲試醫者之技術往往深諱病狀使醫者漫爾臆度從而聽其論辨此大誤也夫欲使醫者恃區區之診脈辨色而卽能洞見癥結詎非鹵莽之至哉是眞可謂中外一轍矣小川顯道養生囊曰古人云二十四脈一一辨別之外尚須認明洪弦滯三脈是誠虛語也夫就此二十四脈而論其所可診察者猶不過浮沈遲數虛實六脈餘十八脈皆難知之故脈經有指下難明之說遑論洪弦滯耶小川顯道又曰吾嘗見今之醫者之診脈也心不鎮靜體不端正指不順從或指尙按脈而已與人言他或身才入座而已高唱病名病者睹此情狀鮮不詫爲神奇實則非有勝於古法之妙術也直殺人之巨賊耳由是觀之診脈微

論不精卽精矣庸可恃乎難者曰君援据古今稽考中外旁證曲引吾無間然信若是脈經當火之矣然尙能就各症而一一明之歟曰診脈雖不可恃而亦不盡可廢大抵中毒熱性病與血行器病頗能於脈搏斷其病理至若胃癌之發生也腸蟲之寄生也腹水之緊張也胷石之凝結也遺精遺尿白帶經閉等之生殖器病也咳嗽嘔吐痔疾疝痛等之諸臟器病也皆非診脈所能明曉者吾之爲是言也豈强人以盡廢古人之舊法而尙東西諸國理學的診斷哉亦曰不可不明辨耳矧習俗相沿積重難返雖明知無益亦有不得不守厥經常者今有人抱病而來醫者南面坐病者西面坐卽自置手枕墊上請診脈旣又張口出舌請視舌設醫者但注重於其他之診候而獨不按脈不檢舌則必曰是推測之診察也自是遂危疑無似矣一人然人人皆然舉國皆然故夫爲醫者於診脈可資鑑別之病但當診定虛實之大體不必泥三部九候之成法徒自亂其方寸於診脈毫無裨益之時則藉是以鎭定病者之神慰安病者之心亦不無功效耳難者曰君言良是其如吾國醫者不以爲然何曰吾聞絕節高唱非凡耳所悲

肆義芳訊非庸聽所善是以南荆有寡和之歌東野有不釋之辨。此篇與蔡君之脈學精義。不無參商。然各抒所見。賢者弗諱。況在以學術競爭時乎。苟有所知。悪容自己。記者識

雜錄

早晨嘔吐

蚤起離床。卽患嘔吐。嗜酒之人最多。故又名酒客早晨嘔吐。其嘔吐物牽引縷縷性頗粘稠。呈亞爾加里性反應。大半成自唾液。其量較多。曾有人於嘔吐物中。投入格魯兒鐵液。證明其爲硫藏酸化合物。別有一種帶韌性玻璃狀之性質。膠粘如護謨。必努力始能吐出。此則因炭化水素。起粘液性醱酵而成也。考其嘔吐之故。因夜間唾腺神經起反射刺戟。分泌過多之唾液。嚥入胃中。或因將胃粘膜分泌之粘液。嚥入胃中所致。所以甫經起床。必先嘔吐而後快也。他如有神經性消化不良症者。早晨空心之時。亦

往往頻催嘔吐焉。

刀圭解

刀圭爲器具之名。即藥匙也。茅窻漫錄曰。醫者所用之藥匙。謂之刀圭。白樂天詩曰。湯添勺水煎魚眼。末下刀圭攪麴塵。蘇東坡有促膝問道要、遂蒙分刀圭之句。元林坤誠齋雜記云。出篋中刀圭藥。滲之悉化爲水。王士禎池北偶談曰。刀圭字常用之。而未有確義。董穀碧里雜存云。在京師買得古錯刀三枚。形似今之剃刀。其上一圈如圭璧之形。中一孔。即貫索之處。蓋服食家舉刀取藥。僅滿其上之圭。故謂之圭。言其少耳。泉布錯刀。皆古錢名也。本草綱目序例云。刀圭方寸匕十分之一。如梧桐子。可知方寸匕者。作七正方一寸。抄散不落爲度。殆亦如今之西醫用食匙茶匙以定藥量歟。今人習焉不察。竟以刀圭爲醫家之名稱。羣呼醫生曰刀圭家。又以之爲執業之義而名之曰刀圭事業。曾見某醫有印一方。篆曰刀圭餘興。不知何所見而云然。有學生某問刀圭之義。其師答如前言。生曰。昔日之中醫。稱爲刀圭家。今日之西醫。稱爲食匙家。可乎。師爲之捧腹大笑。

小兒散

此散係炭酸苦土（即炭酸麻偪涅叟謨）細末十分。大黃細末三分。茴香油糖七分。徐徐研和而成。故一名苦土大黃散。西名Pulvis Magnesiae cum Rheo。初爲黃色粉末。旋變紅白色。小兒患消化障害、下痢便秘等症。則用此散一刀尖至一茶匙。加水冲服。

自語時耳中覺響之理

言語之時。口中發音。經歐氏管而入耳中。遂起一種之反響。世人患此症者甚多。往往起於一耳。時發時止。或則衆患耳痛。試移動頭部。則覺耳中之聲響有高低强弱之別。又或每一呼吸。空氣卽出入鼓室之間。故病人輒自覺煩悶。若發音時口蓋毋須閉合。如讀馬、米、母、美、木等字音。則空氣可自在通入歐氏管。故反響尤甚。案此症之由來。蓋因歐氏管壁之脂肪質。以羸瘦、或衰老之故。消耗殆盡。於是該管口開張過大。不易閉合。空氣能自在流通。遂自覺鳴聲轟轟也。此理似深而實淺。略知生理及物理者。類能

己酉冬季醫學會會課甲乙

第一題吾國有極效之古方往往有突過西人之處試各舉所知以對　最優等二名　邵士杰　金鼇　優等三名　黃覺人　陳邦賢　陳阜民　中等三名　佘振鐸　李燊堂　朱坤壽　第二題擬請考試醫生禀　最優等二名　李宗陶　邵士杰　優等三名　淩慶餘　朱坤壽　佘振鐸　中等三名　陳邦

用人飯食油火等費皆歸蔡丁二君各自支付一概不出公賬斷不借公濟私以杜口實。

解之。記者夙嬰此疾。故知之最稔焉。

中矢毒傷

蠻人爭鬭獵獸。皆惟矢是賴。其矢鏃以鐵、石、骨、玻璃等物製之。鏃端塗以種種之毒。或用安知阿林斯篤里機尼涅等植物性毒質。或用人類、鳥獸之腐肉、乾血、肝、毒蛇、螻蟻之粉末等動物毒質。若印度人則習用枯喇喇一物。彼中各自秘其眞傳。不肯輕泄於人。故同爲蠻人而異其種族。即無由知之。此等毒質。皆有起全身痙攣、心臟痲痺之作用。枯喇喇則能使筋肉痲痺。四肢疲軟。此中矢毒者所以多立斃也。治之之法。宜口切傷面。盡力吸吮矢毒。使之淨盡。更將創傷之上部。用布片拴縛堅牢。防矢毒之蔓延。然後將傷部十分消毒。而以硝酸銀過滿俺酸加里腐蝕之。措置既畢。再令內服心臟藥。行人工呼吸法。則可不死矣。

小荳蔻

小荳蔻爲 Elettaria Cardamomum 之果實。於成熟之前採其實。既乾、則其色淡黃。長一二珊迷。粗約一珊迷。內部分三房。每房中約藏種子七枚。果殼無氣味。種子在殼中時。殊芳香。有一種之揮發油。故可爲藥味。製爲芳香丁幾、芳香散、大黃丁幾、複方健質亞那丁幾等。或爲芳香性末。用以健胃驅風。內用之量。〇、二五至一、〇。日服數次。近今西人用以治急性下痢。(夏期)授種子一二囊。使徐徐咀嚼咽下。

醫案

南洋大臣考取優等內外科醫士　袁焯　桂生

鎮江小碼頭陶駿生之妻。胎前患腫。產後不消。滿月後腫益劇。且欬嗽嘔吐。延醫服藥。自七月至九月。鎮郡名醫延之殆遍。而病卒未痊。時焯由寗來鎮。因懇治之。視其面目浮腫。肢體亦腫。欬喘不能臥。嘔吐痰水成盆成碗。吐止亦能飲食。腹脹如鼓。心下堅滿。脈息弦滑而有胃氣。迨檢出前方數十紙閱之。有以五皮飲加朴半沉香佩蘭薤葽者。有以產後百脈空虛。補養氣血爲治本之策者。亦有以舟車丸下其水者。其五皮飲等

存會中逐次選錄。以廣流播。故原卷概不發還。其評語下期再行補錄

今年春季會考課卷限三月初十日截止。課卷徑寄上海新馬路昌壽里丁寓爲荷

方服之。皆毫無消息。惟舟車丸服後。下水甚多。而欬吐如故。腫亦未消。其時諸醫窮於術。病家亦忙辦後事。焯謂病由痰飲充斥。上下隔閡。就病勢脈象而論。倘屬可治。旁人聞之。咸以少年痲木。不知死活。嗤之。當以大半夏湯去白蜜。加乾薑五味子生薑茯苓。先定其欬吐。三劑吐止。欬轉。復以厚朴半夏生薑甘草人參湯合枳朮湯。三劑。病如故。且嘔吐大發。有人以某女西醫薦。西醫謂腹內生瘤。須剖腹取出。且云剖後死生不保。病人聞之。堅不願治。其夫復來求治。詢其病及情形。病者應曰。從前延諸名醫時。亦時發時止。或吐或不吐。惟胸膈覺悶。則知其將發。必吐出痰水許多。然後始覺鬆快。能進稀粥。昨日覺悶塞異常。呼吸幾不能通。今雖吐後。猶覺悶窒。欬嗽不能臥。焯沉吟久之。恍然曰。此肺中氣管。爲痰飲閉塞。不得通也。氣管之所以閉塞者。因腹脹溺少。胃中及膈膜微絲血管。皆爲痰飲充塞之地。膈中痰飲充塞。則溢於肺中氣管。肺中氣管亦充塞。則滿而悶窒不通。呼吸不利。內既充滿。則激而上出。而爲嘔吐。以故盈盆盈碗。皆痰涎水沫。痰水既出。則膈膜肺胃等處皆鬆。故知飢能食。待數日後。痰水聚多。又復作矣。

此雖由消化器之力量不足。實則痰飲充塞阻其去路故也。治法以驅痰飲爲要。而驅肺中氣管之飲爲尤要。苦思半晌。爲立一方以三子養親湯合二陳湯。加麝香五釐和服。以白芥子能橫開肺中之飲。麝香香竄。能通氣管及微絲血管之閉塞。且能止吐。次日復診。述昨藥服後。覺藥性走竄不已。上竄至咽。下竄至小腹。胸膈尤覺竄走。隨竄隨噁。吐出痰涎甚多。半夜未安。而胸悶覺寬。呼吸便利。亦不作噁。蓋氣管之閉塞通矣。

（未完）

名醫碎金錄

袁焯桂生

醫者。意也。藥者。瀹也。謂先通其意。而後以藥物疏瀹之也。　文中子

用藥。如用兵。用醫如用將。善用兵者。徒有車之功。善用藥者。薑有桂之效。知其才智以

賢　李文田　李燮堂　第三題擬作薛一瓢利韻伯王淸任王孟英傳　最優等二名　金　鑑　朱坤壽
優等三名　余振鐸　陳阜民　李文田　中等一名　李燮堂　第四題擬考試醫生規則　最優等一
名　凌殿餘　黃覺人　優等四名　李宗陶　金　鑑
余振鐸　朱坤壽　中等二名　李燮堂　李文田

軍付之用將之道也知其方伎以生付之用醫之道也　褚　澄

師友良醫因言而識變觀省舊典假筌以求魚博涉知病多診識脈屢用達藥則何愧於古人　仝　上

杏林餘話

毒藥庫

宋政和初。上始躬攬權綱。御馬新巡大內。至後苑東門。有一庫。無名號。乃貯毒藥之所也。前代用以殺不廷之臣者。詔命龍之。見陸放翁避暑漫鈔。內言藥共七等。煬鳥猶在第三。其上有手觸鼻嗅而立死者。更不知何藥也。

題畫

吉見子庸獨醉醫談云。予嘗以爲醫之誑人。如狐之蠱人。故以狐變爲醫之意。乞繪於鈴木芙蓉先生而求太田錦城先生爲題句焉其贊曰美其輿服盛其騶僕儀表堂堂聲氣穆穆言甘如醴色溫如玉聞其言論則扁盧復生察其學術則□□□□草菅人名□其浮榮嗚呼天下之醫善蠱如狐狐而醫者乎醫而狐者乎予裝潢爲軸懸於壁以自警余謂吉見之意思奇絕鈴木之繪事妙絕太田之題句警絕合之可稱三絕噫醫林中如吉見太田輩之豪爽者古今有幾人耶

紐約之犬名醫

西洋之貴婦人大率性喜畜飼愛犬此人人所知也美國紐約市好犬者尤多故犬醫亦應此需用而特盛倘確係名手則每次往診之診金嘗需二三十圓卽夜中睡眠時亦多安置德律風於枕畔蓋日間招往診犬者固踵相接而中夜邀請者亦正復不少故特設此以備不時之需也近有新港之某貴婦人自紐約聘一最聞名之犬醫生以治療看護其愛犬之事託之僅一來復已耗去千四百圓計一日適需二百圓而診金及藥資一切尚不在內其豪奢有如此者

中國醫學會會員題錄名

直隸省

順天府屬　劉農伯住梁家園醫學研究會

江蘇省

江甯府屬　濮鳳笙住南門大街白酒坊　林劍冶住城北土街口　劉鑑三住土街口謙益學堂匾內　楊紹文住混成協步隊第一營軍醫差次　武俊卿住新橋牛市　殷伯衡住松濤巷　萬朗齋住羊市橋　王蘭遠住理問廳署　張書臣住金沙井　孟壽仁住城北唱經樓　諶子餘住大彩霞街　丁安甫住水西門內倉巷街木屐巷內　江起麟字石生住南京省城大香爐　吳啓生字錦齋住南京省城秦狀元巷　趙昌炎字效農住南京省城明瓦廊　黃鉞字愼齋住南京省城上浮橋玉帶巷　刁宸英字星軒住省城琵琶巷　蕭珩字邵夫住南京三牌樓

(句容)戴國祥字和之住上海大東門外信大銅錫號

蘇州府屬　林先耕住吉由巷府醫學堂　繆厚傳住閶邱坊巷　繆桂一住閶邱坊巷　繆味蒓住皮市街　褚頤盦住臨頓路東白塔子巷　程柳生住西美巷　周佐虞住陸軍四十六標三營差次

(吳江)殷梯雲字豫亭住平望東溪河

(新陽)王葆年住正義鎮初等小學堂
(常熟)丁樸存住南門外石遜步橋　僧洞天住平望九華寺
太倉州屬　俞慶恩字鳳賓住上海西門外陸永茂花園內
(崇明)陳養眞住城內北街
(嘉定)李培卿住上海英大馬路西華商總會
松江府屬　錢杏蓀住金山縣屬呂巷鎮
(華亭)戚根孚住亭林鎮　陳振飛住松隱鎮　徐耀五住松隱鎮　陳伯賢住張澤鎮　陳艮璧住松隱鎮南街　陸鼎欽字雪卿住金山縣泖港鎮
(婁縣)張壽綸住楓涇鎮　聶增煒字毓方住松江西門外闕街　沈維勤字廉士住松隱鎮
(金山)何憲人住張堰鎮何廣大藥號　俞道生住干巷鎮　呂齊眉住廊下鎮　呂蒙伯住錢圩鎮北鄉河字圩　梅詠仙住呂巷鎮　張秉章住呂巷鎮　楊殿臣住呂巷鎮　何汝章字侯濤住張堰鎮西鄉五區頭　何煌字望達住張堰鎮西鄉五區頭　周艮驥字伯宗住松隱鎮西鄉溫河涇　袁宗城字价人住洙涇鎮西鄉小港　劉自開字梅春住衛城
(南滙)衛企封住川沙東門外潘家橋　凌秀千住七團三甲
(上海)華界　朱寶書住南市馬家廠　鄭端甫住淨土菴浜　王槐庭住西門外

泰亨里　馮伯銘住南市同衍德藥號　汪利生住大東門外沙塲街　徐楚材住南市竹行碼頭同益里　葉德樹住老北門內雲居巷街　許春山住老北門內穿心街　楊昧吟住小東門內天官牌樓　金品三住城內彩衣街　陶寅康住大東門內火神廟東首　沈友艮住老北門內和尚浜　沈瑞孫住縣橋南首太卿坊

楊野王字君謀住蘇州齊門福音醫院

英界　焦樂山住馬立司仁勝里　余伯陶住議事廳西側九江里　唐乃安住白克路九如里　龔澤之住二馬路安康里　徐宗揚住中旺街錢江里　林渭川住三馬路永濟堂　蔡小香住老閘南堍萬福樓弄內　丁福保住新馬路昌壽里譯書公會　李幹卿住中旺街鳳鳴里口　錢秀頌住廈門路德豐北里　周申甫住大馬路集益里　孫仲蕚住新閘和樂里三弄　周湘東住北坭城橋長慶弄　張滙林住六馬路西首　劉松雲住大馬路北恒豐里　王雨香住六馬路西首懷德堂　郁少甫住老閘橋南北京路中　金文忠住六馬路同德里　胡蕤香住二馬路西首誦清樂室　周惟明住三馬路西大生堂　顧文俊住新馬路西福海里　黃福康住三馬路新賓和里　陸慕君住大馬路南香粉弄　馬玉如住愛文義路陳家浜聚昌里

法界　蔡雲卿住東興橋街　汪竹晨住鄭家木橋直街

美界　馬逢伯住海甯路　徐小圃住乍浦路多子里　胡夢橋住外虹口正豐街

朱堯臣住天后宮後成大弄　黃杏卿住中虹橋東永貴里　王仲康住裏虹橋東坎泰山堂藥舖

常州府屬　吳讓之住北門外三河口　張伯振住北門外塢墩　丁愚谷住北門外石堰鎮　屠　鈞字友梅住常州府中學堂

（無錫）俞伯銘住北門外弔橋下俞泰隆茶舖　朱笏雲字晉卿住日本本鄉館

王復培字子栁住無錫北門外布行弄　謝濟蒼字幹生住無錫北門外灣巷內

（江陰）馮箴若住布政坊巷醫學研究會　秦第花住陸軍醫務處　吳靜之住東鄉北漍鎮　包鏡澄住文林鎮門村　盧志和住西鄉申浦鎮　費振之住桀塘鎮啓明學校

（靖江）蔣雨塘住署前南街　劉恩溥住北八圩橋　周贊唐住東門外魁星閣下

何溢海住西沙疋東圩鎮　湯聘臣住東門內　常應楠字芷菴住城內東小橋

王維新字麗川居江陰杜康橋杜康巷內

鎮江府屬　羅蓉卿後廣安祥號內　楊燧熙住南門內草巷戴祠間壁　褚鵬飛住西門外大街　朱立幹住西門外商會街吉康里西首巷內　陳濟遠住西門外惠風茶社後身　韓緒臣住西門外鎮屏山大通轉運公司內　王梓實住留餘巷口

（丹陽）袁午樓住西門內大街邑廟東首　賀季衡住城內沈家橋邱祠內

（金壇）王仲蓀住丹陽門外呂坵鎮

揚州府屬　嚴富春住左衛街傅家甸　劉采臣住新城左衛街張中丞第　金誦聞住新城倉巷嘉興會館　丁雲卿住東關街　唐濟之住埂子街　盧慶珍住埂子街　徐石生住埂子街

(揚子)任桐軒住十二圩淮鹽總棧署西首　盧育和住舊港鎮　黃秋坪住十二圩尾帮　姜光燾住十二圩尾帮　姚鑑塘住十二圩尾帮　單潤廷住十二圩尾帮　郝銘遠住儀徵十二圩尾帮

(江都)袁焯字桂生住鎮江三善巷

(甘泉)接子彬住邵伯鎮官驛前　周小舟住邵伯鎮蔡家巷　薛星湖住邵伯鎮小校場　徐旬侯住邵伯鎮留芳巷

(寶應)田暘谷住城隍廟街　沈韻濤住小南門內　林仲楨住西城根

(泰州)薛瑞雲住北門外清化橋河西北首　袁堯官住丁溪拼場小海祥記鹽旗內　吳海平字杏芳住北門外

(東臺)詹大來住何垛場柿軒巷

通州屬　吳益新住官醫局　周鎮東住官醫局　施伯衡住三圩鎮

(如皋)戴穀孫住張王港西來菴集成號內

(泰興)孫雲錦住北門內高橋北塊

安徽省

徽州府屬
（黔縣）崔榮森字少堂住南京木料市
（休縣）戴恩綬字翰香住上海竺橋鎮
廬州府屬
（合肥）楊本劉字伯雅住南京王府園
（巢縣）祖平軒住烔煬　羅雲峰住烔煬南街　趙谷之住西鄉唐家嘴　楊植之住山晒楊　楊子寬住柘皋鎮　方瑞卿住白鷺河　湯保三住中垾鎮前嘴街
竇必才字楚生住中垾鎮
太平府屬
（蕪湖）黃錫猷住北門內同豐里
安慶府屬
（太湖）章格六住安慶天台里趙第
滁州府屬
（全椒）夏伯和住圖書館
泗州府屬
（天常）陳澤字瑞辰住揚州新城蔣家橋
廣德州屬　朱鴻卿字鹿生住南京內橋大街

山東省

青州府屬
（諸城）李少航住東小門裏環山堂

山西省

太原府屬　陳燮康住上馬街醫學館　謝家駒住炒米巷路

河南省

開封府屬　石炳南住全省師範學堂

浙江省

杭州府屬　楊耳山住餘杭倉前鎮北首　姚少蓀住興忠巷扇業會館間壁　魏子祥住湖墅寶泰米行　李星祥字仲樞住臨平
（仁和）陳樾喬住臨平育嬰堂
嘉興府屬　李嘯雲住月河內便民喬夏宅
（秀水）陳銘清住新塍鎮郎中埭　許紫藩住新塍鎮郎中埭　吳鼎元字中臯住油車港澄溪學堂
（石門）蔣桂棻住城內火弄口
（平湖）鈕式如住新倉鎮　陸元復字介山住新倉鎮　陸茝庭字象基住金山縣廊下鎮延壽康藥號

(海鹽)朱讓卿住心橋堍述景醫室

(桐鄉)李鶴訪住南潯南栅姚家弄　邵質人住南潯南栅邵仁茂號內　淩志雲住南潯南栅顧豐順號內

湖州府屬

(歸安)陸企園住埭溪鎮陸森森堂　邱粹卿住埭溪鎮　倪芑豐住菱湖東栅邱家灣

甯波府屬　王藎臣住湖西花園弄邵家大廳　唐掇菱住郭衙衕朱家大廳　林志遜住大沙埿街　馬景山住邑廟前三元堂　張振聲住天封橋跟　曹桂舫住南門桂芳橋下　王達甫住小校塲　周肖彭住章耆巷　陸振江住城內三法卿

(慈谿)孔培年住樟橋南街義成門內

(鄞縣)胡翔熊字子華住縣前大街道生醫館

紹興府屬　何廉臣住府橋下宣化坊　駱保安住接龍橋　陳心田住觀音弄　姚泿三住府直街　何幼廉住宣化坊　酈鳳鈞住廣陵橋

(山陰)魏天柱住斗門鎮寶積橋　周伏生住安昌鎮葆豫堂藥號

台州府屬

(太平)金惠卿住城內尙書坊　韓漸逵住東鄉蛟礄莊

湖北省

荆門州屬
(當陽)胡潆卿住后港胡盛記號
荆州府屬
(沙市)周尊三住江瀆觀錢聚大雜貨號
漢陽府屬
(夏口)余振鐸字玉笙住江夏縣拘留所辦事室
(漢陽)朱明堂字政輔住漢口德租界華景街天生堂

湖南省

長沙府屬
(湘潭)郭　瑩字炳文住南京上新河

廣東省

廣州府屬　黎錫侯住寶華坊黎崇正草堂　黎庇留住寶華坊　李英泉住城西十一甫大巷　譚星緣住西關蘆排巷　黃滿榮住城西上陳塘芝香館　蘇式之住西關舊寶華新街　羅朗生住西關永隆里　羅傑臣住西關永隆里　孔仁初住西關永隆里
(新甯)趙偉菴住浮石高等小學堂　趙藻階住浮石學堂　趙鑄鼎住浮石學堂　趙君枚住浮石學堂　趙士譽字礪石住浮石保和堂　李贊臣住虎門陸軍學堂

醫務處　朱昌源住郯溪醫學研究社

惠州府屬

(歸善)宋召南字尙志住省城西關永隆里後街八十號門牌

香港附屬　陳稷畬住西營盤大仁堂藥肆　衛鶴儔住中環結志街　韋朝選住乍畏街興記疋頭號　伍仲珮住興記疋頭號　邱檀蓀住中環崇辨活人廬

雲南省

臨安府屬

(蒙自)義務員李潤棠住壁虱寨鐵路總局

中國醫學會新會員題名錄

江蘇省

蘇州府屬　褚頤龕住蘇州臨頓路東白塔子巷

(吳江)殷梯雲字豫亭年三十九歲吳江縣附生生平博覽羣書兼通中西醫學現仕平望鎭東溪河

太倉州屬　俞慶恩字鳳賓美國醫學博士郵傳部高等實業學堂醫員脚氣病研究會發起人現住上海西門外陸永茂花園內

(嘉定)李培卿住上海英大馬路西華商總會

松江府屬

（上海）楊野王字君謀年二十一歲精研西醫蘇州齊門美國福音醫院醫員脚氣病研究會發起人
（金山）劉自開字梅春年二十九歲金山縣附生住衛城

常州府屬

（武進）屠　鈞字友梅年三十五歲精究中西醫理常州府中學堂醫員現住府中學堂
（無錫）王復培字子柳年五十三歲世習醫學專精内科一門前錫金醫學公會會長本會調查員住無錫北門外布行弄　謝濟蒼字幹生年三十七歲爲王君子柳高足弟子錫金醫學公會會員兼通中西醫理住無錫北門外灣巷内　朱笏雲字晉卿年三十一歲無錫縣附生江南高等學堂畢業生江西全省醫學堂學生現自費留學日本擬苦學五年專心研究醫學
（靖江）王維新字麗川住江陰杜康橋杜康巷内

揚州府屬

（江都）金　鰲字誦聞住新城倉巷嘉興會館
袁　焯字桂生年三十歲習内外科光緒三十三年由前趙都轉考取最優等醫士給予文憑三十四年前端制軍又考取最優等醫士亦給予文憑著有本草會通十六卷醫案錄存一卷（均尚未刊行）現住鎮江西門外三善巷内

浙江省

嘉興府屬

（秀水）吳鼎元中皋年四十歲秀水縣貢生專精內科光緒丙午與莫藹人等創辦秀水醫學研究會公推爲會長是年六月又與金滄柏等創辦嘉郡醫學公會公推爲調查員現充秀水南渭鎮醫學雜誌主筆住油車港澄溪學堂

安徽省

廬州府屬

（巢縣）竇必才字楚生住巢縣中埠鎮

徽州府屬

（休縣）戴恩綬字翰香精究男婦內科大方脈現住上海竺橋鎮

泗州府屬

（天常）陳澤字瑞辰年三十一歲精研內外科光緒三十四年由前端制軍考取最優等醫士給予文憑著有中醫診斷學粹四卷（尙未刊行）現住揚州新城蔣家橋

中國醫學會春季課題

第一題　癲病俗名大痲風東西洋皆無治法吾國古時頗有特效之方試歷舉之以補西法之不足　第二題　吾國外科敷藥能將極大之外症敷藥以消散之西法往往不逮試歷舉消散外症各藥品及製法以廣流傳　第三題　擬勸各縣遍設中西醫學研究會啓　第四題　擬中西醫學研究會章程

（此頁蔡小香先生敬贈各會員者）

長也。矧於數脈之呼吸六七至。無髣髴也。如轉索。如切繩。戴氏輩雖巧作之解。而不知轉索切繩。原是謬說。按金匱曰。脈緊如轉索無常者。有宿食。（脈經作左右無常）此謂其脈緊。而且左右夭矯。如轉索無常者。有宿食之候也。非謂緊脈卽其狀如轉索無常也。叔和乃誤讀此條。於辨脈法則云。脈緊者。如轉索無常也。亦何不思之甚也。而更又生一說。於脈經則云。數如切繩狀。去緊之義益遠矣。後世諸家。率祖述叔和。故不可從。

案孫光裕曰。經文未嘗言緊。內經曰急。未有緊脈之名。此失考耳。平人氣象論云。盛而緊曰脹。示從容論。切脈浮大而緊。又靈樞禁服篇。緊爲痛痺。且急有二義。有弦急有數急。皆與緊脈不相干。

第五章　論遲脉

王叔和曰。遲脈。呼吸三至。去來極遲。

滑伯仁曰。遲。不及也。以至數言之呼吸之間。脈僅三至。減於平脈一至也。爲陰盛陽虧之候。爲寒爲不足。

脈學精義

遲槩以爲虛寒之脉。論曰。脉遲爲寒。又曰。雖下之腹滿如故。所以然者脉遲故也。又以遲而緩爲太陰而沉遲最爲虛寒之候。曰發汗後身疼痛。脉沉遲。曰下痢脉沉而遲。下利清穀。故輕者爲桂枝加芍藥生薑人參新加湯之所治重者爲四逆湯及通脉四逆湯之所治也。然復有屬熱者。陽明之於脉遲。熱入血室之於遲脉。胸痺痙病之於沉遲。腸癰之於遲緊是也。亦不可不辨焉。

吳山甫曰。遲醫者一呼一吸。病者脈來三至。曰遲。二至一至。則又遲也。若二呼二吸一至。則遲之極矣。陰脈也。爲陽虛爲寒。觀其遲之微甚而寒爲之淺深。微則可治。甚則難生。乍遲乍數曰虛火。

張路玉曰。遲脈者。呼吸定息不及四至。而舉按皆遲。遲爲陽氣失職。胸中大氣不能敷布之候。故昔人咸以隸之虛寒。浮遲爲表寒。沉遲爲裏寒。遲濇爲血病。遲滑爲氣病。此論固是。然多有熱邪內結。寒氣外欝。而見氣口遲滑作脹者。詎可以脈遲槩爲之寒。而不究其滑濇之象。虛實之異哉。詳仲景有陽明病脈遲。微惡寒。而汗出多者。爲表未解。

脈遲頭眩腹滿者。不可下。有陽明病。脈遲有力。汗出不惡寒。身重喘滿。潮熱便鞕。手足濈然汗出者。爲外欲解。可攻其裏。又太陽病脈浮。因誤下而變遲。膈內拒痛者。爲結胸。若此皆熱邪內結之明驗也。

董西園曰。脈之至也。由乎氣之緩急。故必以息候之。一呼一吸爲一息。一息中得四至之半。乃爲和平之脈。若一息三至。氣行也緩。陰之象也。一息六至。氣行也疾。陽之象也。

案程應旄曰。遲脈亦有邪聚熱結。腹滿胃實。阻住經隧而成者。又不可不知。（出陽明病篇註）今驗有癥瘕痃氣。壅遏隧道。而見遲脈者。是雜病亦不可以遲槩而爲寒也。〇又案人身蓋一脈也。故其見于三部。雖有形之小大浮沉不同。然至數之徐疾。必無有異。驗諸病者爲然矣。而仲景書或云。尺中遲。或云關上數。後世脈書亦云寸遲爲某病。尺遲主何證之類。比比皆然。此予所未嘗親見。竊疑理之所必無也。附記以俟明者。

第六章　論數脈

王叔和曰。數脈去來促急。（一曰一息六七至　一曰數者進之名）

脈學精義

吳山甫曰。數醫者一呼一吸。病者脈來六至。曰數。若七至八至。則又數也。九至十至。十一至十二至。則數之極矣。七至曰甚。八至已爲難治。九至以上皆爲不治。若嬰兒純陽之氣。則七至八至。又其常也。不在大人之例。

後藤省曰。脈數。俗呼謂之脈進。卽病進也。殆可以一言蔽矣。不問男女老幼。不別內傷外感。若指下脈數。或兼見沉細。則輕者必重。重者必危。危者必死。甚可畏焉。汪石山曰。大凡病見數脈。多難治療。久病脈數。尤非所宜。今徵之於本論。細數最爲惡候。曰太陽病。當惡寒發熱。今自汗出。不惡寒發熱。脈細數者。醫吐之過也。曰夫吐血。咳逆上氣。其脈數而有熱。不得臥者死是也。而浮數爲表熱之候。曰脈浮數者。法當汗出而解。曰脈浮而數者。可發汗。宜麻黃湯。曰傷寒發汗解。半日許復煩。脈浮數者。更可發汗。宜桂枝湯是也。又有不可發汗者。曰發汗已。脈浮數。煩渴者。五苓散主之是也。又有爲膿成之候者。赤小豆當歸散曰。脈數。瘡癰篇曰。浮數。大黃牡丹皮湯曰。脈洪數是也。又有不可灸者。微數脈。愼不可灸是也。又爲裏熱之候。曰病人脈數。數爲熱。曰脈數不解。而下不止。必協熱而便膿血是也。又爲愈之候。曰下利。脉數有微熱。汗出令自愈。曰下利脉數。而渴者。令自愈是也。又如曰脉數虛者。爲肺痿。數實者。爲肺癰。則一數中自有虛實之辨。薛愼齋曰。人知數爲熱。不知沉細中見數爲寒。甚眞陰寒證。脉常有一息七八至者。但按之無力而數耳。宜深察之。夫數脉之涉于陰陽如此。要在就數中求其虛實焉。又按如動數變遲之數。則二字爲義。謂數之劇也。

徐春甫曰。沈數有力實火內爍。沈數無力虛勞爲惡。雜病初逢。多宜補藥。病退數存。未足爲樂。數退證危。眞元以脫。數按不鼓。虛寒相搏。微數禁灸。洪數爲火。數候多凶。勻健猶可。

張介賓曰。五至六至以上。凡急疾緊促之屬。皆其類也。爲寒熱。爲虛勞。爲外邪。爲癰瘍。滑數洪數者多熱。澁數細數者多寒。暴數者多外邪。久數者必虛損。數脈有陰有陽。今後世相傳。皆以數爲熱脈。及詳考內經。則但曰諸急者多寒。緩者多熱。滑者陽氣盛。微有熱。曰粗大者。陰不足陽有餘。爲熱中也。曰緩而滑者。曰熱中。舍此之外。則並無以數言熱者。而遲冷數熱之說。乃始自難經云數則爲熱。遲則爲寒。今舉世所宗。皆此說也。不知數熱之說。大有謬誤。何以見之。蓋自余歷驗以來。凡見內熱伏火等證。脈反不數。而惟洪滑有力。如經文所言者。是也。

薛愼齋曰。人知數爲熱。不知沈細中見數爲寒。甚眞陰寒證。脈常有一息七八至者。但按之無力而數耳。宜深察之。傷寒後條辨

蕭萬輿曰。數按不鼓。則爲虛寒相搏之脈。數大而虛。則爲精血銷竭之脈。細疾如數。陰燥似陽之候也。沈弦細數。虛勞垂死之期也。蓋數本屬熱。而眞陰虧損之脈。亦必急數。然愈數則愈虛。愈虛則愈數。此而一差。生死反掌。軒岐救正論

張路玉曰。數脈者。呼吸定息。六至以上。而應指急數。不似滑脈之往來流利。動脈之厥厥動搖。疾脈之過於急疾也。數爲陽盛陰虧。熱邪流薄於經絡之象。所以脈道數盛。火性善動而躁急。故傷寒以煩躁脈數者爲傳。脈靜者爲不傳。有火無火之分也。人見脈數。悉以爲熱。不知亦有胃虛。及陰盛拒陽者。若數而浮大。按之無力。寸口脈細數者虛

也。

疾

滑伯仁曰。疾盛也。快於數而疾。呼吸之間脉七至。熱極之脉也。

李士材曰。六至以上。脉有兩種。或名曰疾。或名曰極。總是急速之形。數之極也。是惟傷寒。熱極及勞瘵虛憊人方見此脉。陰髓下竭。陽光上亢。有日無月。可與之決死期矣。必至喘促聲嘶。僅呼吸于胸中數寸之間。而不能達于根蒂。眞陰極于下。孤陽亢於上。而氣之短已極矣。一息八至之候。則氣已欲脫。而猶冀以草木生之。何怪其不相及。（診家正眼）

張路玉曰。疾脈有陰陽寒熱眞假之異。如疾而按之益堅。乃亢陽無制。眞陰垂絕之候。若疾而按之不鼓。又爲陰邪暴虐。虛陽發露之徵。嘗攷先輩治按。有傷寒面赤目赤。煩渴引飲。而不能嚥。東垣以薑附人參汗之而愈。又傷寒畜熱內盛。陽厥極深。脉疾至七八至以上。人皆誤認陰毒。守眞以黃連解毒治之而安。斯皆証治之明驗也。惟疾而不躁。按之稍緩。方爲熱証之正脉。脉法所謂疾而洪大。苦煩滿。疾而沈細。腹中痛。疾而不大不小。雖困可治。其有大小者。難治也。至若脈至如喘。脈至如數。得之暴厥暴驚者。待其氣復自平。迨夫脈至浮合。一息十至以上。較之六數七疾八極更甚。得非虛陽外驚之兆乎。

案疾者。乃數之甚也。故脈經脈訣。並不別舉之。吳山甫云。疾。即數也。所謂躁者。亦疾也。所謂駃者。亦疾也。攷傷寒論。脈若靜者。爲不傳。脈數急者。爲傳。躁乃靜之反。云躁亦疾也者。固是也。千金方論脚氣云。浮大而緊駃。最惡脈也。或沈細而駃者。同是惡脈。今驗之病者。脚氣惡証。脈多數疾。而來去甚銳。蓋是駃之象。則似不可直以駃爲疾也。

第七章 論滑脈

千金翼曰。按之如動珠子。名曰滑。滑陽也。滑伯仁曰。滑不濇也。往來流利。如盤走珠。其候爲熱實之脉。論曰。小結胸病。正在心下。按之則痛。脉浮滑者。小陷胸湯主之。曰。傷寒。脉浮滑。此表有熱。裏有寒。白虎湯主之。曰。傷寒。脉滑而厥者。裏有熱也。白虎湯主之。曰。

乃寄居。實則儀眞人也。壽卒於明洪武中。故明史列之方技傳。然戴良九靈山房集。有懷滑攖寧詩曰。海日蒼涼兩鬢絲。異鄉飄泊已多時。欲爲散木留官道。故託長桑說上池。蜀客著書人豈識。韓公賣藥世偏知。道塗同是傷心者。只合相從賦黍離。則壽亦抱節之遺老。託於醫以自晦者也。是書首有張翥序。稱壽家去東垣近。早傳李杲之學。攖寧生傳。則稱學醫於京口王居中。學鍼法於高洞陽。考李杲足迹未至江南。與壽時代亦不相及。翥所云云。殆因許近東垣。附會其說歟。難經八十一篇。漢藝文志不載。隋唐志始載難經二卷。秦越人著。吳太醫令呂廣嘗註之。則其文當出三國前。廣書今不傳。未審卽此本否。然唐張守節註史記扁鵲列傳。所引難經。悉與今合。則今書猶古本矣。其曰難經者。謂經文有疑。各設問難以明之。其中有此稱經云。而素問靈樞無之者。則今本內經傳寫脫簡也。其文辨析精微。詞致簡遠。讀者不能遽曉。故歷代醫家。多有註釋。壽所採摭凡十一家。今惟壽書傳於世。其書首列彙考一篇。論書之名義源流。次列闕誤總類一篇。記脫文誤字。又次圖說一篇。皆不入卷數。其註則融會諸家之說。而以

四庫撮要

已意折衷之辨。論精核考證亦極詳審。攖甯生傳稱難經本靈樞素問之旨。設難釋義。其間榮衛部位。臟府脉法。與夫經絡腧穴。辨之博矣。而闕誤或多。愚將本其旨義。註而讀之。即此本也。壽本儒者。能通解古書文義。故其所註。視他家所得為多云。

甲乙經八卷　兩淮鹽政採進本

晉皇甫謐撰。謐有高士傳。已著錄。是編皆論鍼灸之道。隋書經籍志稱黃帝甲乙經十卷。註曰音一卷。梁十二卷。不著撰人姓名。考此書首有謐自序。稱七略藝文志黃帝內經十八卷。今有鍼經九卷。素問九卷。二九十八卷。即內經也。又有明堂孔穴鍼灸治要。皆黃帝岐伯選事也。三部同歸。文多重複。錯互非一。甘露中吾病風。加苦聾。百日方治。（案此四字文義未明疑有脫誤今仍舊本錄之謹附識於此）要皆淺近。乃撰集三部。使事類相從。刪其浮詞。除其重複。至為十二卷。（案至字文義未明亦疑有誤）云云。是此書乃裒合舊文而成。故隋志冠以黃帝。然刪除謐名。似乎黃帝所自作。則於文為謬。舊唐書經籍志稱黃帝三部鍼經十三卷。始著謐名。然較梁本多一卷。其併音一卷計之歟。新唐書藝文志既有黃帝甲乙經十二卷。

又有皇甫謐黃帝三部鍼經十三卷。乘襲二志之文則更舛誤矣。書凡一百一十八篇。內十二經脉絡脉支別篇。疾形脉診篇。鍼灸禁忌篇五臟傳病發寒熱篇。陰受病發痺篇。各分上下經脉篇六經受病發傷寒熱病篇。各分上中下實一百二十八篇。句中夾註。多引楊上達太素經。孫思邈千金方王氷素問註。王惟德銅人圖。參考異同其書皆在謐後。蓋宋高保衡孫奇林億等校正所加。非謐之舊也。考隋志有明堂孔穴五卷。明堂孔穴圖三卷。又明堂孔穴圖三卷。唐志有黃帝內經明堂十三卷。黃帝十二經脉明堂五臟圖一卷。黃帝十二經明堂偃側人圖十二卷。黃帝明堂三卷。又楊上善黃帝內經明堂類成十三卷。楊元孫黃帝明堂三卷。今並亡佚。惟賴是書存其精要。且節解章分具有條理。亦尋省較易。至今與內經並行。不可偏廢。蓋有由矣。

金匱要略論註二十四卷 通行本

漢張機撰。國朝徐彬註。機字仲景南陽人。嘗舉孝廉。建安中官至長沙太守。是書亦名金匱玉函經。乃晉高平王叔和所編次。陳振孫書錄解題曰。此書乃王洙於館閣蠹簡中得之。曰金匱玉函要略。上卷論傷寒。中論雜病。下載其方。併療婦人。乃錄而傳之。今書以逐方次於證候之下。以便檢用。其所論傷寒文多簡略。故但取雜病以下。止服食禁忌二十五篇。二百六十二方。而仍其舊名云云。則此書叔和所編本爲三卷。洙鈔存其後二卷。後又以方一卷。散附於二十五篇內。蓋已非叔和之舊。然自宋以來。醫家爲典型。與素問難經並重。得其一知半解。皆可以起死回生。則亦岐黃之傳。和扁之嫡嗣矣。機所作傷寒卒病論。自金成無已之後。註家各自爭名。互相竄改。如宋儒之談錯簡。原書端緒。久已瞀亂難尋。獨此編僅僅散附諸方。尚未失其初旨。尤可寶也。漢代遺書。文句簡奧。而古來無註。醫家猝不易讀。彬註成於康熙辛亥。註釋尚爲顯明。今錄存之。以便講肄。彬字忠可。嘉興人。江西喻昌之弟子。故所學頗有師承云。

傷寒論註十卷附傷寒明理論三卷論方一卷 內府藏本

傷寒論十卷。漢張機撰。晉王叔和編。金成無已註。明理論三卷。論方一卷。則無已所自撰。以發明機說者也。叔和高平人。官太醫令。無已聊攝人。生於宋嘉祐治平間。後聊攝

（大清郵政局特准掛號認爲新聞紙類）

宣統二年二月十五日第四期 中國醫學會出版

醫學報

每月兩期

總發行編輯所在上海新馬路昌壽里無錫丁寓

中國醫學會會員續題名錄

曾貞字幹生年三十歲江西吉水縣人前留學日本東京藥學校及東京帝國大學醫

科大學卒業現江西醫學專門學堂教授

駱秉鈞字保安年四十二歲專門兒科兼理內科紹興醫學會副會長兼任義務編輯
現辦紹郡育嬰堂養病院醫務住紹興城接龍橋

何炳元字廉臣年五十一歲專門內科兼理婦科紹興醫學會正會長本會評議員住
紹興城宣化坊

何拯華字幼廉年二十四歲專門內科兼理產科紹興醫學會評議員住紹興宣化坊

駱秉彝字國安年二十八歲住紹城接龍橋

何光華字小廉年二十四歲住紹城府橋下宣化坊

姚文煊字薪樵年二十四歲住紹城府直街

丁同育字茂曾一字少泉號翊宣住常州北門外石堰鎮

孫功黼字漢庭年卅五歲習內外科兩淮趙都轉考取最優等醫士現住揚州引市街

楊贊善字爨青一字季青年四十九歲鎮江府丹徒縣優增生丁未由　兩淮趙都轉

女醫生徐蘭韻啟事

凡婦科各病如調經白帶胎前產後以及內
科外科花柳病種種疑難症候自午後兩點

考取最優等內科醫士戊申又蒙兩江端制軍考取優等內科醫士均給予文憑現住揚州缺口街崇德巷內

論文

論爲醫之難

顧鳴盛 叔惠

昔范文正公有言曰。不爲良相。則爲良醫。司馬溫公亦云。達則爲良相、不達則良爲醫。韓非子曰。病在骨髓。司命之所屬。無奈何也。其品位之尊如此。衛生局醫講求傳染病豫防之法。登全國人民於壽域。赤十字社醫握外交重大之機關。校醫致學生於康甯。法醫執刑事之權衡。陸海軍醫維持兵卒之康健。民間行道之醫。則起一人之疾苦。謀一家之幸福。其責任之重又如此。小道云乎哉。然吾正以其非小道。而竊歎其難焉。學者孜孜汲汲。疲精力。耗神思。習至苦至艱之醫業。若濟大海。雖驚濤駭浪而不顧。若登

醫學報

嵩嶽雖懸崖絕壁而弗辭幸而一簣功竟造乎其極父母稱之妻孥賀之里黨頌之已亦顧盼自豪心口相商曰今而後可出而濟世矣庸詎知懷材莫用所如輒阻顏回敗其叢蘭冉耕歌其芣苢果何爲哉則以無資格故也資格云者若智能若道德皆是有非敷語所能盡其詞者爲條述如次

一曰身體宜强健也醫者非若長吏之日坐堂皇文人之終朝伏案或蒙犯霜露或暴曬烈日或跋涉長途或已寢而衝寒以往或甫食而投箸逕行飲食不時起居無節寒暑襲其體犇走乏其身其勞苦爲何如苟身體羸弱精神頹唐則他人之病未治而已且嗜然矣惡能勝此任耶

一曰意念宜堅忍也醫者既以治病爲務則上自帝后下逮輿隸皆有救助之責權門蔑視醫生傲慢無禮本其積習且往往張大其詞以輕病爲重症故高尚之士嘗有憤懣不平拂袖徑去者實則媚之固不可拂之亦不必當誦焉能浼我句以自寬解從容爲之診候小家處卑濕之地斗室以內穢氣薰蒸加涕唾滿地便具縱橫一見便欲十

日累醫者當視而不見聞而不覺善耐任之勿生憎厭之心更須和色柔聲善言慰藉若乃道途往來之險阻風雨寒暑之困憊皆宜處之泰然一一消受爲畢生增堅忍不拔之志

一曰記憶宜銳敏也病者昨日所述之病狀至翌日覆診之時猶能一一記之若醫者健忘所語自相刺謬鮮不爲病家所訕笑且從而疑慮焉故醫者須記憶銳敏遲鈍者則下強記之功

一曰判斷宜審慎也醫者診斷病人固不至有疏忽之處但病情變幻匪夷所思不幸而症候加劇則所恃者惟判斷耳苟辨別少差每誤陷病者於死亡而一己之聲譽亦自此掃地矣故當熟察病機決死生於危難之間但於日中紛擾之時覃精竭慮毋甯於萬籟無聲之候閉目沈思以夜深則靜內生覺悟眞智一啓必有所得也

一曰心術宜純正也男女貴賤醫皆近之已自居於嫌疑之地而況生死寄焉吉凶繫焉若詐僞百出作奸犯科直狗彘之不若矣昔有淫婦與姦夫鴆殺其夫懼醫之首告

也。導入密室。一手出槖槖白鏹。一手出兕具曰、先生能允妾所請。謂外子實因疾暴卒。則贈以金。不爾則奉以刃。醫旣畏死。且貪其金。瑟縮而對曰。謹如夫人命。遂懷金而去。無何爲官吏所發覺。拘之去。並重懲焉。故醫者當精白乃心。勿以善小而不爲。勿以惡小而爲之。

一曰素行宜謹飭也。道德爲吾人之大防。而學術次之。有學術而蕩檢踰閑。學雖博。亦奚以爲。此修身所以爲最要之學科也。今舉吾人最易犯者言之。其一爲博戲。呼盧喝雉。不惟爲鄉里所不齒。亦法律所不許。爲其蕩心志。破貲產。有傾家之禍也。博奕雖文人消遣之事。然專以詭譎勝人。且饑不暇餐。倦不獲已。旣妨事業。且害精神。日本有醫曰馬存菴。字臥雲。京師人。後水尾天皇時。擢爲侍醫。一日天皇召見。存菴方與客圍棋。屢召不朝。遂以不敬見放。故君子不博。爲其衆行惡道故也。醫者當力戒之。其二爲嗜酒。酒曰掃愁帚。或名壯膽藥。又稱狂藥。爲亂血氣。變心神之物。若醉。步蹌踉。酒氣觸鼻。爲人治病。微論病者見惡。診斷亦多麤率。故醫者愼毋耽飲。間有病家以醫者來自遠

介紹牙科高長順醫生

齒牙關係至巨。保衛口腔。碎嚼食物。實攸賴之。一有缺損。非惟有損雅觀。而且傷及胃腸消化。高君長順。爲日本醫科大學齒科教授片山學士之高足。研究東西牙科。歷有年所。裹予

鐘起均可到新衙門後面甘肅路長樂坊本宅診治惟余向不出診又男病概不診治特此聲明

方至則先爲具饌。醫者不可拂其意。宜薄飲數杯。示怡悅之容。則病家心必大慰。診病用藥。亦能精細。其三曰好色、色情爲動物之通性。悪能禁之。但絕慾不能。縱慾則不可。醫者深入閨閣。與婦人女子日相親近。且洞悉其內情。本易起羣疑而速處謗。蓋以匹夫匹婦相對。公言亦若密語也。尋常診處子少婦之病。偶詢及月事等。彼已若不勝羞澁。有赧顏莫答者矣。況更甚於此耶。昔有某家婦年少美姿容。家有婢女兩三輩。一日召某醫往。自稱鬱病。診事既畢。殺饌紛陳。慇懃勸酒。某醫於是日必一往。爲之悉心調治。久之漸狎暱。竟通焉。旬日後。一男子倏自外來。戟指大罵曰。吾婦請若治病。非令若姦宿。今汝淫人之婦。將置我於何地。某醫懼。負荊請罪。且出百金以謝之。事遂寢。醫至此。始知前之稱病。及和姦者。實欲謀得多金。故夫婦特設此計。以餌之也。又宣和間有一士人抱病。經年百治不瘥。有何澄者。善醫。其妻召至。引入密室中告之曰。妾以良人抱疾日久。典鬻殆盡。無以供醫藥之資。願以身相酬。醫正色拒之曰。小娘子何爲出此言。但放心。當爲調治取效。切不可以此相汚。萬一外人知之。非獨使某醫藥不效。不有人誅必有鬼責未幾夫疾愈之二人者一則失身敗行一則守身如玉榮辱高卑如此誠可爲法戒矣故醫者診病閨閣中必須令家人同往萬勿獨進貼近病牀與詢問猥褻事尤屬大忌容貌須十分莊重不可稍露儇薄之態要而言之博能損醫之德酒能奪醫之智色能改醫之節故當戒謹恐懼務遠而避之也

一曰言語宜審愼也君子居其室出其言善則千里之外應之出其言不善則千里之外違之此非特醫者爲然也而醫者尤甚陽舒陰慘生民大情不幸而呻吟牀褥輕微者必恐其轉重重篤者必恐其不治是時醫者之一言一語關繫實匪淺鮮言之善則奏效如神愈於靈奇之藥劑言不善則其害立見甚於鋒利之兵刃言之不可不審愼也如此醫者之於病家有四不可曼倩戲謔雖足解婦女之頤而實損己之威望是失諸輕佻也不可一宜出以嚴重正言以告之病家有所問醫者緘默不答或厲聲呵叱則病人恐懼生而期望絕病勢必有加無已是失諸粗率也不可二當斟酌答復其有須令遷地者有須令改業者必先揣知病者之境地與其性情更前後推考一番然後

必以先睹爲快也每月一册大洋八分全年十二册大洋八角外埠郵費另加報資先惠

本會謹啓

啓齒不然病者將謂不如是則病必不治或且加劇欲如是則苦於不能徒增其煩惱也若其病因放僻邪侈而生者尤宜反覆勸誡俾其自新道聽塗說最爲惡德若刺刺不休言某男生疳瘡某女有子宮病他日喧傳於外則有因是而求離婚者有甫結褵而占脫輻者即或不然亦妨病家之職務是失諸多言也不可三但當就病論病求得起病之眞情可矣苟倉猝不能探討則久談亦所不忌大言不慚妄自炫燿他醫之方案輒詆爲陳腐而已之治法則自道新奇是失諸誇張也不可四當如扁鵲之謙抑（扁鵲有越人非能生死人也等語說見史記扁鵲傳）毋若倉公之矜伐（事見史記倉公傳）

一曰容止宜嚴重也論語曰君子不重則不威又曰望之儼然又曰正其衣冠尊其瞻視儼然人望而畏之於醫亦然若舉止佻達則醫者叮囑之言病者每不從命不從雖國手亦無如何矣惟於有隱秘之病患者當略示以溫厚之貌多方探索務使病人視醫者爲益友誠誠欵欵盡吐其實然後可以定治療之方針又正色以待遇孩提孩提必生懼怯此又不可不察也

一曰禮節宜敦飭也人無論貧富貴賤莫不有禮以節之人而無禮則其異於禽獸也幾希然過則近於諂諛不及又近於倨傲是宜權衡得當務在不卑不亢之間莊敬日强率履不越毋令人以相鼠譏也若病家無禮大率以張皇失措不暇計及非有意也醫者毋憤恚焉當如教師之啓發愚蒙不可如法吏之宣示刑罰

一曰志氣宜勇往也醫之用藥猶將之用兵存亡雖在謀略之巧拙而巧拙實由志氣之勇怯醫者當病人垂危之時苟有一線生機終當盡我救治之道雖以是而速謗亦所不計萬勿逡巡退縮致貽悔於後日古不云乎士爲知己者死女爲悅己者容若至傳染病家則運以綿密之思慮先行豫防消毒繼令洞開窗牖然後入室此等行爲雖似怯懦實則大勇

一曰氣象宜沈著也醫者之一舉一動實爲病人所觀感醫者微露驚懼之狀其家人必倍覺倉皇易而處之以靜病家雖甚周章亦能使之鎮定是以恐悶驚三者爲最烈之荼毒即令死證已見不可救藥猶須竭誠撫慰許以可治退則私語家人直言毋隱

拔牙皆能獨出心裁醫治牙症尤能應手立効余數有牙痛今賴高君治愈敢爲
言以告世之有牙痛者高君現寓上海英大馬路壽康里　無錫丁福保啓

醫者之責至是乃盡矣

一日交際宜講求也醫者受人請求爲人治療本無男女少長之別然人之境地不同年齡各異須泛應曲當隨時精察此醫者貴有通權達變之材但不可徒事結納希附靑雲金膏翠羽將其意脂韋便辟導其誠蓋嚅昔之狎昵愈甚則病中之倚賴愈切醫治愈難仇視愈深也故平居之交際宵如水淡毋若醴甘一旦有病愚昧者則化導之狐疑者則譬曉之拗戾者則婉謝之言語動作得失甚焉神而明之存乎其人又不可矜材術術自相標榜若豪商之善賈如百工之寶技但當席珍待聘藏玉待賈耳

一日同道宜敬愛也見學術勝於己者聲譽隆於己者生計裕於己者側目以視之多方以譖之抑彼揚己輕人重我不知抑彼適以自抑輕人正以自輕故子輿氏曰人必自侮然後人侮之又曰愛人者人恒愛之敬人者人恒敬之日本南部伯民曰翰墨射御醫卜均是材藝自古藝人多不學道故其藝彌高而忌疾彌多卒至互相損害亢倉子曰同道者相愛同藝者相嫉爲醫者戒之哉

吾嘗繹扶氏之言曰醫有三戒一對於病者之戒二對於世間之戒三對於同道之戒三宅博士之言曰醫有四義務一對於一已之義務二對於病者之義務三對於社會之義務四對於同道之義務有旨哉與吾所言若合符節也醫者能具此材學備此德行經此閱歷則有爲醫之資格有爲醫之資格則雖難若易雖險若夷和隋之珍先賤後貴君子之眞時暗久彰不然道足以濟天下而不得貴於人言足以經萬世而不見信於時行足以應神明而不能彌綸於俗

學說

說毛髮

顧鳴盛

被於身而保護外皮者謂之毛覆於首而蔭芘腦髓者謂之髮皆生於皮膚表面之小孔中該孔俗名毛穴其隱藏於孔中之部者曰毛根顯呈於皮面之部者曰毛幹小孔深達於下皮之層內曰毛囊毛囊爲表皮之深層部與眞皮所成凡有毛髮之處其皮

面往往向內凹陷其狀如囊故毛囊底部之表皮層與眞皮層間有大如乳頭之突起此突起卽曰乳頭毛根下端膨出之部卽毛球嵌入處也毛根於此生焉毛球之下層層變爲角質漸次上壓自毛囊而至毛可知毛髮爲表皮變形之證毛之實體來自表皮細胞表皮細胞分三層外上皮中皮質內髓質上皮成於透明無色之細胞重疊如覆瓦斷非若目視之見爲平滑皮質成於長而厚之毛纖維細胞含有毛之色素顆粒而毛根部與毛幹部之細胞尙有區別成毛根部之細胞有線狀之核故細而長成毛幹部之細胞有圓形之核故其形圓髓質成於細粒有核之長方形細胞其數自二至八如柱竝列試截髮而以顯微鏡檢之歷歷可辨凡毛髮非縱直而生必稍傾斜毛幹與皮面適成銳角不隨意筋雖不能任意使之收縮然受某種之刺戟則能收縮收縮則提舉毛囊使隆起於皮面故毛髮直立以指觸之覺如粟粒彼受寒冷或驚愕恐怖之時所以有發生肌粟之現象也毛囊中有皮脂腺分泌皮脂以潤澤皮膚防乾枯皹瘃之患兼膏腴毛髮保柔軟撓屈之性若夫毛髮之生長則肇於胚胎之間其時遍體

蒙茸宛似獸毛次則徐徐減少至生後乃盡易新毛即毳毛也自十八至二十六歲之間毛髮之新陳代謝機能最旺毛根之下端離乳頭而外出於是在乳頭間之毛囊空虛部即更生新毛而補充之在新陳代謝最旺之時每日約生毛二十五夏日尤爲茂盛勤於鬀鬄者亦然至墮落之期初無一定黑色之髮已老猶略能生長彼壯歲而頭已童者則由於精神過勞或因大病之餘精血不足所致也金黃色之髮至某時期即停止生長後七年而濯濯試爲分析言之毛者爲纖細如絲之纖維柔韌而膩潤能勝雨露之濡全身除口唇手掌足蹠及指趾末節之外餘皆有之但隨所在而有疎密厚薄長短粗細之別其效用亦不同睫毛以禦塵埃眉毛以壯觀瞻鼻毛以隔絕污物鬚髯以護衞鼻口色澤則或黑或茶褐或金黃大都隨人種而異東洋人之髮黑以其色素多也西洋人之毛赤以其色素少也若毛髮皆白則因營養障害致色素消滅無遺而然年未老而兩鬢已霜者則於遺傳頗有關繫其純白之故因毛髓中滿生氣泡光線反射其間望之遂皚皚如雪也髮性最强韌富有彈力及凝集力不易腐敗且善吸

本會緊要告白一

本會自組織以來海內志士慨然樂爲會員者聯袂偕來本會前途之發達定可翹足而待當此君子苟有願入本會共謀彰長本會之勢力者請將籍貫住址台銜年歲事

收濕氣故其防護外來之寒熱刺戟較諸毛尤爲重要其強弱因色而異某學者嘗試驗謂黑髮最強一髮能任重四盎斯暗褐色者能任三盎斯半褐色者能任三盎斯金黃色者最弱僅任二盎斯故髮之最優者莫如我國人此毛髮之構造、性質、色澤、效用、與夫長落之生理也更就其疾病與治法論之毛有生而赤色者曰赤毛欲其變爲漆黑固甚不易然以治灰白髮之法治之使略變黑色亦非至難之事年老而毛變白者曰白毛此因色素消滅故也不能治之毛之硬直者曰硬毛毛之旋縮者曰縮毛以甘草根煎汁洗之有效不應有毛而贅生者曰贅毛女子兩眉粗黑髮低覆額或口髭太濃愈鬖愈黑處置之術殆窮絕世姿容因而埋沒治法、當用拔毛藥取雄黃二瓦石灰一瓦有十分之六澱粉二瓦、或五瓦加水攪如泥俟變黑褐色煑沸之攤綿布上貼於有贅毛處三十分時取下毛能自落且無瘢痕塗擦硫水化加爾曳謨亦有偉效且毫無痛楚惟藥性劇毒非經醫士監督慎勿用之白癬爲頭部之皮膚病因一種細菌寄生該部而發性能傳染以目檢之見頭髮之毛囊周圍生黃色之小體逐漸增大遂起

醫學報

白痴。其髮失光澤而易折。終卽脫落。此病頑固難治。卽治之。亦不免復發。法當翦短其髮。以肝油再三塗之。使十分潤澤。用鑷子拔去之。然後以加里石鹼洗滌。而塗布撒里矢爾酸。石炭酸。依比知阿兒等藥。頭髮脫落。爲皮膚之炎症。多起於重病。產後。梅毒。皮脂漏等。對症而除其本病。自然更生新髮。塗白降汞軟膏。芫菁丁幾。列曹兒珍各藥。生長尤速。俗謂產後落髮。燒昆布根爲灰塗之。亦有效云。其無故自落者。每日以加里石鹼。或食鹽水洗髮。乾後。擦以那布荅林酒精。頭皮塗稀薄之蕃椒丁幾。則能豫防之。禿髮症有種種。大率因寄生蟲蝕壞而生。一說由於營養神經障害。中有一種曰鬼舐頭。又曰圓形禿頭症。其脫落也。忽成圓形。漸廣延於周圍。至一定之大小而止。既乃徐徐續生新髮。以復其舊。重者。侵及頭面。或蔓延全身。是殆難治矣。當嚴行强壯法。及消毒法。脫落部。以混和之昇汞肉荳蔻油芫菁丁幾。酒精等劑塗之。健全之髮部。則以稀釋之苦利沙羅。並篤羅痲珍（トラウマチン）塗之。又有名寄生性匐行疹者。蓋表皮之赤色疹也。與鬼舐頭。雖迥殊。亦多生於髮際。有一種寄生植物。棲息其間。頭髮每因而脫落。輕者。塗石鹼

本會緊要告白二

本會前日寄上之醫學報。自慚淺陋。不足上塵　鈞覽。辱荷　獎飾。彌增愧悚。間有

軟膏已足重則當以治白癬法治之禿頭病有良性惡性兩種良性者僅一處脫落不侵蝕他處兩三週至一二月後即愈惡性者非常迅速往往一宿盡落不留絲髮甚或延及髭鬚睫毛腋毛陰毛等最可畏之症也法宜十分清潔梳櫛及其餘器物均須再三消毒患部以加里石鹼洗滌後搽那布答林腐蝕安母尼亞水百露拔爾撒謨劑可期痊治禿痕者因受刃傷火傷或生腫物既愈之後該部但遺瘢痕不復生毛髮也其毛母（即乳頭也）尚存者當能更生若毛母已全缺損則非行植皮術不可然塗擦最佳之生髮藥以試之亦無傷也頭花即剝脫之表皮纔人有之特分多寡耳過多者當由體質之異與平日嬾於梳理而來頭皮奇癢髮汚穢而無光或紛紛飛散其不潔甚矣少者每日以雞卵或石鹼塗之已足如仍無效當以撒里矢爾酸三瓦石炭酸二瓦華攝林三十瓦調爲軟膏日擦一次搽橄欖油亦可灰白髮者多來自過用精神及消化器之障害妙姝患此大足以損厥美容當先去其本病注意食物之攝生整齊通便之時間營相當之運動每日以冷水拭身冷水灌腸每晨以百倍鹽水洗滌頭部塗苦利沙羅

並或依比知阿兒等內服藥則用亞細亞丸然以商諸醫士爲妥世俗每以爲青年白髮一如垂暮之白髮萬無治療之術誤矣此毛髮之疾病與治法之大略也夫髮爲生理上至要之物於粧飾尤屬必不可少故張妃以鬒黑而見憐輕雲以修長而獲寵若禿頂拳髮則雖體輕氣馥亦大爲玉質之瑕髮之繫於容貌者如此自當鄭重視之以尊圓顱奈之何有剃度之僧尼故爲逆天之事耶考髮之衞生法有二一曰洗濯每閱二三日必以純良之石鹼雞卵洗粉等劑洗髮一次曹達能奪髮之膩氣不可用如此頻頻洗濯則凡皮脂頭花塵埃等垢物能盡除去且得以是刺戟毛根而促生新髮皮脂過多者洗後宜更塗十倍那布答林酒精一曰潤澤閨閣中常用之水油香油等皆足以補天然髮膩之不足俾柔和而生光澤擇純良者稍稍用之頗著效驗髮油之原料當以椿油爲最佳此皆婦人女子之事非吾儕所宜道也因論毛髮聊爲言之

醫案

承前

歷代名醫列傳

丁福保編輯

自扁鵲、倉公、張仲景、華元化、王叔和、以及宋元明各大家、本朝之徐靈胎、尤在京、葉天士、陳修園、王清任、趙静涵等數十人。皆人各

業等逐細開示寄至會所本會一律歡迎并登報表揚其事績如有關於醫學上之新學說願登入醫學報中者請錄副本寄總編輯所謹當擇尤選錄不入選者原稿恕不奉還

中國醫學會啓

南洋大臣考取優等內外科醫士 袁焯 桂生

原方去麝香服三劑而胸膈大寬欬嗽亦減仍以原方加冬蟲夏草生薑紅棗以兼養其肺又三劑而浮腫亦消欬嗽大定惟腹脹如故堅滿不舒乃令其停服煎藥每日單服局方禹餘糧丸二次空心服二錢忌鹽五日而脹鬆十日而脹消及半惟精神疲憊心內臟腑空虛蓄飲滯消而氣血虛也令以前丸減半服竝以參朮歸芍山藥茯苓等煎劑間服不十日而脹全消病竟愈惟精神甚覺疲耳於是聞者始相歎服至去年夏間則已康復如常其姑若夫皆逢人說項云

乙巳二月季姓婦陡患欬喘倚息不得臥惡寒發熱頭疼身痛無汗脘悶不舒心痛徹背脈息沉滑舌苔白膩此風寒痰飲內外搏結肺氣不得下降也與小青龍湯合括蔞薤白湯麻黃細辛各四分乾薑五味子各五分括蔞薤白各二錢甘草五分餘俱錢半服後得汗而寒熱喘息俱平惟身痛欬嗽未已易方以桂枝湯和營衛加乾薑五味子各五分細辛三分以治欬一劑效以貧不復延診遂停藥竟愈

醫學報

壬寅家居在籍。有方姓婦。患病十餘日未愈。其翁及壻皆相識。因延治。且述近日病人躁擾不安。徹夜不寐。欲食冷物。妄言罵詈。視其面色黃淡。兩手悉冷。脈息沉弱。口雖渴而不飲水。唇雖焦而舌則潤澤。且色不紅絳。二便亦利。煒驚告曰。此陰勝格陽。內眞寒而外假熱。亡陽在即之危候也。急索前方閱之。則芩連蔞貝銀翹桑菊與羌防枳橘等法。已服七八劑矣。乃書附子理中湯。加肉桂熟地龍齒茯神。囑急煎冷服。即可安寢。詎病家以余方與前醫反對。且皆大溫大補。駭不敢服。且謂病人方索冷飲。尚可投此熱藥耶。答以舍此別無救治之法。盍再與高明商之。次日復診。病人神情較安。問以昨方何以敢服。其翁應曰。先生走。甚躊躇。後家人求旌忠寺仙方。亦用肉桂。乃煎與服。遂以原方令再服一劑。煩躁定。手轉溫。能食粥。更方去附子肉桂。加歸芎苓橘調補數劑而安。後數月。有王姓老婦。得外感病。醫以發散藥與之。服後遂發狂。欲棄衣而奔。欲臥冷地。視之手足俱冷。脈則沉弱。亦以附子理中湯。加肉桂熟地而痊。夫陰陽虛實之理。爲西人所不道。然而陰勝格陽。陽勝格陰之病。往往有之。使非深明中學。未有能活者矣。

未蒙賜覆者豈以編者學殖荒落不屑加以教誨耶或宗旨各有不同而別存意見耶果爾則本報自三月後亦不敢續行呈上以塵几席矣

然則中國舊學不可謂盡屬無用也

名醫碎金錄

承前

袁焯　桂生

精未通而御女以通其精則五體有不滿之處異日有難狀之疾陰已痿而思色以降其精則精不出而內敗小便道澁而爲淋　褚澄

喉有竅則欬血殺人腸有竅則便血殺人便血猶可治欬血不易醫　仝上

痰盡死精竭死汗枯死瀉極死水從瘡口出不止乾卽死　仝上

古人以此救人故天畀其道使普惠含靈後人以此射利故天喪其術而不輕畀予　許知可

凡治病當先議病後議藥　喻嘉言

醫不貴於能愈病而貴於能愈難病病不貴於能延醫而貴於能延眞醫　張景岳

杏林餘話

拭穢

日本人每以清潔自詡謂每登圂出必盥手有語於吾國人者曰敝國人之拭穢也以手不以紙故出必盥手非眞有潔癖也余擬戲之曰貴國人以手拭穢可謂野蠻之極吾國人則不能出必盥手又可謂文明之極吾國人不盡然

治目齒

宋張文潛曰目有病當存之齒有病當勞之治目當如治民治齒當如治軍治民當如曹參之治齊治軍當如商鞅之治秦旨哉斯言

奇癖

間矣。西人發明血液循環之哈斐氏、發明種牛痘之占那氏、以醫術名廣東之嘉約翰氏、發明細菌學及消毒法號稱近世之醫聖者古弗氏、亦附傳於傳末、仿阮氏疇人傳例也。每部大洋五角

鮮于叔明嗜食臭蟲。權長孺嗜食人爪。劉邕之嗜食瘡痂。唐舒州刺史張懷肅。左司郎中任正名李揀之。好服人精。賀蘭進明好啖狗糞。遼東丹王好啖人血。明駙馬都尉趙輝。喜食女人陰津、月水。南京祭酒劉俊喜食蚯蚓。三酉委談載、吳江婦人。好食死人腸胃。此誠可謂天下之大。無奇不有矣。

祈佛

日本信佛最早。故緇衣之流。多掌醫事之權。蘇我馬子尤喜佛。嘗病中上疏曰。臣病至今不愈。不蒙三寶之力。實難救治。今朝夕祈禱諸佛。冀獲芘佑。詔曰汝獨行之。勿為他人所惑。是為疾病祈佛之嚆矢。其後弊端百出。故養老元年夏四月壬辰詔曰。僧尼依佛道。持神咒救病徒。施湯藥而療痼疾。於令聽之。方今僧尼輒向病人之家。詐禱幻怪之情。戾執巫術。逆占吉凶。恐脅老稚。稍致有求。道俗無別。終生奸亂。（中略）實由主司不加嚴斷。致有此弊。自今以後。不得更然。布告村里。勤加禁止。然卒。不效。彼國僧徒之跋扈。可見一斑矣。

鴉片詩

錢塘梁應來曾有鴉片詩一首云窄衾小枕一榻鋪陰房鬼火紅模糊中有鳶肩鶴背客夜深一口青霞呼非蘭非鮑氣若草如膠如餳色則烏或云烏糞或花子運以土化摶泥塗加以水齊炮製法文火武火煎爲酥清光大來渣滓去鍊金而液成醍醐此品來自西域地居寄者誰番賈胡　朝廷嚴禁官曉諭捆載來若牛腰蟲關津吏胥豈不覺偷而賂者千青蚨況復此輩盡癖嗜一見寶若青珊瑚近聞我國亦能製其物愈雜毒愈痡吁嗟黃金買糞土可爲痛哭哀無辜頗聞此物妙房術久服亦復成虛無其氣既窒血盡耗其精隨失髓亦枯積而成引屛不止參苓難起膏肓甦可憐世人溺所好甯食無肉此不疏典裘質被靡不至那顧屋底炊煙孤噫嘻屋底炊煙孤牀頭猶自呼嗚嗚有江南程某者已成大引既而悔之然不能戒因作洋煙詩十數首內有句云不覺漸成長命債豈知早受一燈傳言之嗚咽又裝煙之管名曰槍價有昂至數十金者有人句云此與殺人凶器等不名煙袋故名槍警絕

（大清郵政局特准掛號認爲新聞紙類）

宣統二年三月初一日第五期　中國醫學會出版

醫學報

每月兩期

總發行編輯所在上海新馬路昌壽里無錫丁寓

中國醫學會會員續題名録

姚景沂字亦曾年四十三歲江蘇鎮江府溧陽縣附生前福建順昌縣知縣現寓福州省北後街

馮薇馨字盥餘江蘇通州人年三十五歲創設試驗醫會研究普通醫學光緒三十四年由前端制軍考取優等內科醫士給予文憑現通州監獄學傳習所衛生教習住通州城內州署後

李煒字雲年江蘇蘇州府吳縣人年四十五歲專精兒科熱心振興醫學現住杭州中板兒巷

吳淇字得淇一字竹雲年十九歲江蘇常州府陽湖縣人去年肄業江西全省專門醫學堂今春轉學於上海中日醫學校本科現住愛文義路中日醫學校內

吳紹棠江西南昌縣人年二十九歲世習醫理兼攻西醫西藥淮海一帶均信賴之現住淮東

倪畏三松江府金山縣人年三十二歲住金山縣二十圖張家橋

曾敩華字勗齋號學愚年二十九歲儘先補用縣丞世居江蘇蘇州府常熟縣西門大街讀書里幼習岐黃現隨侍河南河南府新安縣任

鄔履祥字琴譜臨平人年六十一歲夙擅傷科聲望卓著

本會緊要告白

本報自發行以來辱荷　當世士大夫函來索閱片紙風行幾於洛陽紙貴並蒙　嘉

勞勤培字心田臨平人年三十五歲精於內科

汪家振字竹安浙江紹興人年四十二歲專精兒科兼明內科紹興醫學會評議員現住紹興段河頭

韓溥字圯艮年三十六歲精通醫理熱心提倡醫學住平湖縣署西首常寓並乍浦曹恒大木行內

錢選字芷青浙江湖州德清縣增生前曾業醫擬今夏懸牌應診刻在商務印書館司賬現居上海美界海甯路南林里第一弄

論文

論日本醫學之發達

孫文釗

分功之繁簡足以覘治化之進步英國經濟學家斯密亞丹氏言之詳矣雖然豈特經

醫學報

濟爲然。凡百學術。莫不循此公例。醫雖小道。顧能獨達。是耶。吾國自炎帝以來。五千年於茲矣。論醫學之分科。除內外二科外。雖有婦人科、小兒科、眼科、耳科、牙科、傷科等分類。自人視之。不過爲醫學一部。不足以爲學。習此者。爲醫界所陋視。不足以爲術。詎知分之。愈繁。斯攻之。愈密。學以專。治而精。術以偏重而工。乎。因是不揣愚陋。述日本醫學之分科。及各分科學會之發達。俾我邦人士。知醫學之分類及各科之進步。有如是者。日本於內外兩科之分科外。有耳鼻咽喉科、傳染病科、齒科、皮膚科、精神病科、婦人科、癩病科、癌科、桔核科等種種分科。及種種學會。欲縷述之。更僕難盡。一言以蔽之曰。無論何病。無不分科研究。無論何科。無不有學會討論。是以能成獨立之科學。何云乎。小道。至其發達之程度。觀左述數學會。可以知之矣。

明治四十二年內科醫學會之秩序

四月一日午前九時。開第一日會議。會長入澤博士述開會辭。次幹事員山田博士報告會務。幹事員細野順氏報告會計。次議事。議決職員改選及宿題報告員之選定。均

新撰病理學講義預約券告白

日本原書定價六元、本書定價四元、
先售預約券一百部、僅收成本照碼

由會長推舉。終乃演說。森氏及井上古川二博士。相繼發宏論偉議。午時閉會。午後一時。續行開會。會長報告左列三事。取決全體。

(一)推舉清野博士爲新會長。

(二)推舉楠本學士任宿題報告者。

(三)宿題之選定一任諸報告者。

衆皆贊成。

繼而新會長受代。於是三浦氏報告肝臟病診斷之宿題。演講者四五人。長澤岩井二氏復討論久之。遂於六時閉會。

四月二日午前九時。開第二日會議。午前有西川、佐木、瀨尾、吉田、等諸學士演說。午後演講膓窒扶斯及赤痢病。其中以奧村石原二學士所討論之窒扶斯療法最足動聽。

四月三日午前九時開第三日會議。演說時。鼓掌之聲不絕。尤以二木學士及土肥博士之演說爲最。午後會長述閉會辭。

醫學報

明治四十一年四月外科醫學會之秩序

四月一日午前八時。第一日開會。會場假座帝國法科大學講堂。其秩序如左。

(一)會長田代博士述開會辭

(二)庶務會計報告

(三)修改規則

(四)演說

(一)演說貧血性彎屈症施前膊骨切除術。　田代博士

(二)貧血性筋攣縮與義布斯綳帶之關係。　松岡博士

(三)用依的兒徵醉法施行手術。　富田學士

(四)須氏痲醉法之價値。　丸山學士

(五)射擊試驗上實裝藥與減裝藥達到銃創上之差異。　江口學士

(六)關節結核施矯正的固定綳帶後起粟粒結核之例。　板本學士

新撰病理學講義

本書共三巨册、田中祐吉原本、丁福保譯述、論人體所以得病之原因、論病原與病狀所以相關之

將報費　惠寄以便按期照奉否則自第七期起恕不寄上矣　閱者其諒之

中國醫學會謹白

(七)惡性腫瘍之注射療法。　淺原博士

(八)血管外科。　山田學士

(九)於腦性偏側麻痺患者行移植迴前圓筋之術。　田代博士

(十)大腿骨副髁節骨折。　石本學士

(十一)腓骨神經護謨腫之一例。　北村博士

(十二)同上。　田代博士

(十三)背部巨大肉腫之例。　森理學士

(十四)巨大細胞肉腫之手術。　河村學士

(十五)末梢神經纖維之構造。　鳥瀉學士

午時閉會午後一時開會。

(十六)膝關節腫瘍。　松本學士

(十七)痔疾之原因附內痔靜脈叢之意義。　鳥瀉學士

（十八）膿胸之療法。　黑川學士
（十九）乳房腫瘍。　林暲學士
（二十）結核性脊椎炎之標本供覽及當透物光線之注意。　松岡博士
（二十一）上顎骨骨纖維腫之一例。　野口學士
（二十二）齒牙難生之原因。　石原學士
（二十三）下顎骨多發囊腫之故。　森正博士
（二十四）琺瑯腫之療法。　伊藤博士
（二十五）同上。　木下學士
（二十六）造鼻術。　淺井學士
（二十七）肩膊離斷。　河村學士
（二十八）論肩膊骨之全摘出。　河村學士

下午六時閉會。計該日演說二十八起。演說者二十四人。演說之問題二十有六。皆屬

究醫學起見、僅以一百部爲限、待出書後概歸文明書局出售、斷不廉價、特此申明、郵票不收、書價須郵滙、

外科總論。

四月二日午前八時。開第二日會。演說三十七起。演說者三十一人。演說之問題三十有六。皆屬泌尿生殖器科及腹腔外科。午後亦時閉會。

四月三日午前八時。開第三日會。論宿題　(一)急性化膿性骨髓炎。擔任者爲熊谷學士及池田博士。　(二)急性脊椎骨髓炎標本。擔任者鶴田學士。　(三)會長田代博士述閉會辭。

觀右述之內外二科學會。其發達之程度及秩序之井井。不禁喟然曰。美哉盛也。雖然。豈特內外二科哉。他科醫學會。莫不如是。畧述於左。　(未完)

胃腸養生法序　代論

丁福保　仲祜

歲己酉五月。余奉南洋大臣端督帥、商約大臣盛宮保檄。赴日本考察醫學。在長與博士胃腸病院。得胃腸養生法。日間奔驅於各醫院。刻無暇晷。日夕則篝燈迻譯之。歷二旬脫稿。閱四月而印刷成書。乃序之日。

胃爲倉廩之官水穀之海六府之大源大腸爲傳導之官小腸爲受盛之官已詳見於內經吾國古時以胃腸爲最要之臟腑昭昭也其後吐下之方劑見於仲景之書灌腸之術見於孫思邈千金方南宋時李東垣著脾胃論以胃爲十二經之源遂以李氏爲胃腸之專門家有胃氣則生無胃氣則死至今尚以爲名論也考古時之印度其醫學較他學爲優凡消化器疾患則用蓖麻子油印度麻汁雅片灌腸術及吐劑等與吾古人之治法幾同東西萬里如出一轍亦云奇矣

考埃及時代僅知用驅蟲劑至希臘時代有醫聖歇撲氏出當時已能分別皷脹與腹水以空氣送入腸閉塞症或用吐劑緩下劑及溫罨法或用絕食療法或用食品調理法治療消化器疾患已日臻於綿密其最堪驚嘆者爲檢查吐物中有無血液與膽汁及詳察食物之消化與否又以吐物置大理石上或以貝殼製成之炭酸石灰注入之若見有沸騰之迹則知吐物中含有酸液無疑又發現腸管之寄生蟲如蛔蟲條蟲之類凡此皆大有功於消化器病者吾人處數千載後所以崇拜醫聖歇撲氏幾奪我長

理由論病原所以殺人之理由論解剖病屍明某臟某腑所以受病之實據理論精博、文詞淺顯、爲醫界中從來未有之奇書、每部四元、五月出版、

沙一席者豈無故哉其後當亞歷山大時代（在紀元前二三百年之頃）實行人體解剖始定十二指腸之名至羅馬時代名醫輩出治療學上雖有進化然亦僅承醫聖之餘緒而已其後至十三世紀爲醫學黑闇時代胃腸病學不能發達嗣後三百年中再行解剖術胃腸之解剖及病理由是益明其治療法亦日益完備然胃腸病僅爲內科學中之一類未聞有專門研究之者

至十八世紀以來關於消化器之新法新理日出不窮有一瀉千里之勢有發明胃液者謂消化肉類時有防腐之作用（千七百八十五年）有發明鹽酸者謂恆存於胃液中（千八百二十四年）有以人作一胃瘻實驗胃內之運動者又有作犬胃瘻爲研究之資者（千八百七十六年）若胃液中之百布聖及胃液中之第二成分已先此而發明矣（千八百三十六年）自十六世紀以後關於生理上之發達如此

胃喞筒胃消息子之用以治病由來久矣（千一百六十九年）其後有測定魂物存留於胃中之時間者有確定胃液分泌之多少者（千八百七十一年）有採取胃之內容

物以諸種之色素而試其反應以實驗鹽酸之有無者（千八百七十九年）其後有以試驗食餌研究胃中之化學的變化者又有實驗其運動力者又有實驗胃中之瓦斯發生者近世歐美之醫學家從事於斯者紛然矣欲檢腸管之官能障害亦以試驗食餌實驗腸管之收縮力及運動力非顯微鏡不爲功不若檢查胃病僅從事於化學的試驗也然而腸之診斷法較胃稍狹小矣

胃腸病學本屬於內科晚近以來在外科學之一方面亦日見其發達蓋以內臟外科術與消毒之進步技術之精練相輔而行同臻美備故也胃癌（舊譯作胃生毒瘤）以內科法治之爲必死之症以外科手術從速切除之則可治者多若盲腸炎或蟲樣垂炎皆非服藥所能效全屬於外科的範圍而慢性頑固之胃潰瘍近時亦盛行外科治療凡此皆外科法之大有功於胃腸疾患者也

歐洲胃腸病學之發明皆在近今三十年中日本醫學博士長與稱吉氏留學歐洲專治消化機病將胃腸病之種種新發明齎歸日本創胃腸病院及消化機學會與院中

諸同志將古來相傳之學說及近世紀研究胃腸所得之結果、之經驗凡可為胃腸病之豫防法者乃著胃腸養生法一書而薈萃之而刊行之以期普及於社會其內容論食物之目的、消化之生理、齲齒之豫防策、胃與腸之運動官能、營養品滋養物之誤解、食品之分析表、肉類魚類之選擇法、穀類荳菽類、菜蔬類、果實類、以及飲料水、乳汁、肉汁、鳥卵、嗜好品等之大研究、凡關於飲食之當注意者、如攝食之時間、食物之分量、食時食後應守之規則、食器之選擇、病人及健康人之標準食餌、（即每日預定保持健康之食單也）無不鉤稽網羅燦然大備其文淺其理明其學說豐富而新穎其試驗確實而易行是書在醫學最發達之日本亦為一時無兩校閱既竣略述胃腸病發達史之巔末如此用以告世之研究醫學者使知是書之學說雖為養生一門亦皆由積累而成非一人一世一國之所能創造也願與學者共寶之

學說

醫學報

水治法之研究

僧達理　洞天

水治法爲理學的療法之一。東西醫多用之。以其到處皆有不難供給且用之得當功效甚速。藥物較之。瞠乎其後。然無普通醫學之智識各項術式之預備雖施其治法終不克達完全之目的。所謂普通醫學智識者先視患者年齡男女、體質、抵抗力、及症候之如何。然後或用高溫。或用低溫。或用固形（氷）各隨症之爲宜而用之。毋或太過不及。其各項術式之預備者。如浴場之檢溫器、全身浴桶、半身浴桶、蒸氣浴桶、各局部浴桶、兩浴機、罨法帶、纏包布、冷却裝置之各種氷囊水管器械等是也。此水治法之有效作用。苟畧明生理者。無不知之。蓋人之皮膚爲全身最重要之保護機關體溫之調節汗液之分泌。莫不於此是頼雖在骨骼筋肉之外要皆與內臟諸要器息息相關顧施術時水之作用雖僅僅在皮膚之一部而俄然感應於全身設皮膚猝然血虛血液俱充張於內臟。此時若直施以溫浴法皮膚中之末梢神經血管受溫水之刺戟血液環流皮膚間則血球聚積之色可歷歷見之而此時諸內臟之血管則徐徐從而弛緩反是若腦部積血發炎苟戴以氷囊或施冷罨法則立見炎勢減殺精神鎮靜疼痛為之和血行為之緩大抵水治法之作用或抑制淋巴腺之分泌與血管神經之興奮或蕩滌老廢物而增進新陳代謝機故水治法之用途外廣而內狹然內用如飲溫湯則有助發汗及利尿之功飲清涼冷水則有靜止腸蠕動機及醫熱病煩渴之效胃痛嘔吐則服碎氷而得以鎮定扁桃腺炎及實質出血則用氷塊而可以抑止他如口腔鼻腔耳內之注射胃部膣部直腸之洗滌亦均為醫療上刻不可少者若夫外用法則有直達（直接達於病所之謂）介達（間接達於病所之謂）之分直達者直接觸於皮膚其術有四曰全身浴曰半身浴曰局處浴曰雨浴介達者以綿布帕海綿或毛巾蘸水為之其術有五曰洗滌曰摩擦曰濕布纏包曰罨法曰冷却裝置以上所述是為水治法之大概更當細述水治法之效用及治療上所期適應之各症類別之如次

水治法效用

甲解熱　半身浴浴水以攝氏十五至二十度之溫浴以十分至二十分時之久或

醫學報

用寒冷浴或用冷水灌注或施濕冷布纏包以攝氏十度至十五度之溫爲率。

乙强壯　以攝氏十度至十五度溫之水洗滌兼摩擦或以同溫度之水行半身浴或以攝氏十五度溫之水浸布纏包約俱十五分至二十分時爲度。

丙强刺戟　强摩擦或冷全身浴或冷水噴注

丁緩解　以攝氏十五至二十度之水洗滌或以二十至二十八度溫之水行半身浴或以十五至二十度溫之水浸布纏包或繫以冷濕腹帶

戊誘導　以微溫水坐浴或用頸帶腹帶及用一二時久之冷濕布纏包

己解凝　用熱蒸氣纏包二三時之久或行乾燥熱浴及溫半身浴或用溫罨法約俱一時至三時之久。

以上所述凡施水治法者必熟練手法深明宜忌不然反使病者因此而患感冒故入浴時切不可使外氣竄入浴後身體非全乾燥不得穿衣然或頭痛惡寒起不快之感覺又宜奪使肌膚帶水氣即以毛巾拭乾穿衣爲是又浴後宜靜息能作跳舞之運動

尤佳。

水治法分類術式

（一）全身浴　須備一四尺高、或四尺五寸高之浴桶。亞鉛、或木製均可。然必安設水之流入部。及底部傾瀉活塞之反捩。近世基脫瞞氏、及苦拉烏夫諾氏。出一種浴桶。考案。其浴桶之形式。殆若搖籃。或如鞦韆。其人在內。可任意前後左右。浴桶隨之運動。水波衝激。是全身浴。以溫熱的作用而兼器械的作用矣。冷全身浴、十度至十二度之低溫。欲以一浴激動神經者。大約浴一分時足矣。浴時病者速投身於浴桶。全身沒於水中。上下浮泆。前後游泳。且摩擦全身。或使浴僕爲之。事訖出浴。凡於神經衰弱症、多汗、及頑固熱。均可以此治療。　溫全身浴。凡神經興奮、慢性關節僂痲質斯、局處腫脹、疼痛、鑛毒、陳腐梅毒、及毒物排泄增進等。俱可治之。宜每二日入浴一次。約十分時至二十分時之久。浴水宜攝氏二十五至三十二度。行溫浴時。病者之身。徐徐入水。頻向胸部、背部、手腕、及腿足等處摩擦。或使浴僕爲之。患者如覺惡寒。卽可出浴。浴時以朝

起最良惟衰弱者則寧在朝食後行之不眠症則宜於晚間行之　(未完)

雜錄

縊死之問題

顧鳴盛 叔惠

懸繩高處末縮活套引頸伸入然後下垂因身體之重量而緊束頸項壓迫最緊要之呼吸道故俄頃之間即人事不省呼吸停止而死此人人所知也實則致死之由尚不止此一則雖由於窒息然非壓迫喉頭與氣管而因繩索嵌入甲狀軟骨、與舌骨之間且牽引向上舌根緊抵咽頭之後壁呼吸於是停止一則繩索壓迫頸動脈遂視野暗黑眩暈、昏倒人事不省或呈睡眠狀態或起腦貧血致血壓亢進脈搏頻數或發腦症因而致斃一則在血管鞘中之頸靜脈、及迷走神經與血管同被壓迫障碍心臟之運動遂人事不省脈搏停止而死也是時屍體所發之徵候除頸部變化外耳孔流血精液漏出大便失禁然此不僅限於縊死又見口唇青白舌出而嵌於齒間口角流涎久

送贈醫學書目提要

一文明書局近五年內、刊成之新醫學書、已有五十餘種、用欵已二萬餘金、茲將各醫書仿四庫提要之例、

懸者、血液沈墜於體之下半部。故現紅紫色。結締織內亦見有溢血點。至頸部之變化。最要者。爲索溝。卽繩索絞縊之溝狀痕也。索溝多橫於頸部之舌骨、與甲狀軟骨間。欹斜而至兩耳後。繩圜頸項一匝者。則索溝一條。二匝者二條。三匝者三條。用細而性堅之繩者。則索溝顯。用柔而幅廣之帛者。則索溝微。索溝部之皮膚。乾而强韌。狀如革皮。色黃褐、或褐赤。此因爲繩索壓迫擠出該部之水分。或表皮挫傷。易使水分蒸發。而變乾燥也。索溝兩緣。皆充血而隆起。甚或皮下溢血。間起水泡焉。

疏黃之功用

顧鳴盛　叔惠

硫黃與亞爾加里之金屬、或亞爾加里土類化合。則如其他亞爾加里類。有使皮膚、角質變軟或腐蝕之性。患慢性便秘者。內服硫黃。爲緩下劑。則能使大便柔軟。易於排泄。硫黃之成分。大半已變化而排泄於外。僅少許自腸管而被吸收於血中。惟服之過多。則有中毒之害。外用、治各種皮膚病。頗有效。其所製之品類甚多。一爲昇華硫黃。Sulfur sublimatum 又名硫黃華。Flores sulfuris 卽以尋常硫黃昇華而得者也。爲極細之黃色粉末。入水不溶。入酒精、依的兒、脂肪等。僅溶少許。成分中微含硫酸、亞砒酸等。製爲軟膏。專供外用。治疥癬、鬚瘡、酒皶鼻等症。製劑如左。（未完）

醫案

承前

南洋大臣考取最優等內外科醫士袁焯桂生

丁未夏月。因事遊吳門。六七月間。該處霍亂流行。以疫死者不可勝紀。有神仙廟旁紙店孀婦。亦染是病。吐瀉交作。醫投五苓散、玉樞丹、附子理中湯、左金丸等法。入口即吐。延已三日。因友人張君介紹。視其形消目陷。四肢逆冷。心煩不能安臥。口苦渴欲引飲。瀉下臭穢。舌紅根有膩苔。頭有微汗。兩脈皆數。重按無神。此暑溼深伏。腸胃熱深。厥深而津氣俱傷也。與黃連香薷飲。去厚朴。加苡仁、蠶矢、半夏、石斛、沙參、黃柏、枇杷葉。一劑。吐止神安。手足轉溫。二劑利減。能進米湯。嗣以前方裁黃柏、蠶矢。減輕川連。瀉止。惟心悸腰痠。頭暈。精神疲憊。無力起坐。兩脈細小。此暑溼去。氣血虛。急進補藥之時也。以西

義、姙娠生理篇、生殖談、新脉經、診斷學一夕話等陸續附送特此預告學說中如有紕謬之處、祈指教爲幸、

洋參萩白朮石斛山藥杜仲茯神棗仁當歸甘草紅棗接服三日而瘥後連治數人。大都不出涼解。其需溫補者。僅一人而已。

名醫碎金錄

承前

袁焯 桂生

醫可爲而不可爲必天資敏悟又讀萬卷書而後可借術以濟人不然鮮有不殺人者是以藥餌爲刀刃也　葉天士

凡古方與病及證俱對者不必加減若病同而證稍有異則隨證加減其理甚明而人不能用總由不肯以仲景傷寒論潛心體認耳　仝上

醫之爲道莫要於不使病大不使病大莫要於先分虛實虛實之不分則一錯到底　陸九芝

凡爲醫者必先論其見地之明昧非後可論其手法之高下果能於病有見到處則動手自有準對即使當時尙未極高明他日必爲良醫

仝上

短篇小說

名醫

朱濂 仲濂

醫學報大改良矣一紙風行四方雷應醫學界不啻開一新紀元也今而後吾國醫士有所適從今而後吾國病夫有所依賴覺漢氏懽忭額手何可無獻雖然獻祝詞以表歡迎未能免俗貢臆說以備采擇徒供覆瓿吾其何所獻乎曰革新醫術固醫學報所主張痛砭醫風亦醫學報所默許爰獻小說一章以規名實不副之醫師

某先生業醫賃屋三椽懸壺問世

門外之金字招大書某某夫子授某某內外大小男婦方脈某某夫子者良醫也

撰成書目提要一卷將各書之內容提要鈎元而詳述之索閱者若將姓名住址寄來內附郵票四分、敝社即將此書寄上、不誤、

新聞紙端先生之醫例揭登可匝月厲名者咸赫赫之大人先生日將午有病者踵門求敎烟霧蒸騰自樓窗出非病者鼻觀有一種奇臭者且將驚呼火起

一蓬頭膩面少年高踞案頭招病者曰來號金一角醫金一元先患病者曰先生何在少年曰早診未回少待

（未完）

問答

問　喑啞與聽覺器之關係若何。　徐師韓

答　聾啞皆有先天後天之別。先天性聾啞生而即喪其聽覺。不聞言語之聲。不能牙牙學語。遂致喑啞。其聾閉之理。或因外聽道閉塞。或因膜狀迷路缺損、及發育不完全。或因迷路窗閉塞。或因顳顬葉發育不完全等。後天性聾啞者。小兒之聽力本强。

因在一二歲至五六歲間。罹傳染病。失其聽力。久之並所習語言。一一遺忘。遂致暗啞。其聾閉之理。因罹腦膜炎、猩紅熱、痘瘡、耳下腺炎等傳染病。併發內耳炎、或聽神經幹之疾病故也。

問 古時謂肝目攸關。謬否。 徐師韓

答 據生理上言之。肝爲內臟之一。以藏血。目爲五官之一。以司視。兩者既不相關。據病理上言之。肝病無關於目。目疾無繫於肝。兩不相涉。古人攸關之說。自是謬論。

問 勞動方休之時。每覺熱氣上衝。何也。 徐師韓

答 勞動必使用筋肉。使用筋肉。則血液之循環速。循環速則體溫加。故熱氣上衝。此理之常。無足怪者。

問 衣服過暖。則覺熱氣蒸騰。頭暈眩而目瞀濛。請於病理上說明之。 徐師韓

答 此理亦極淺顯。衣服過暖。則體溫加增。血液循環甚速。頭部目部之血液充積。惡得不眩暈而瞀濛耶。

（大清郵政局特准掛號認爲新聞紙類）

宣統二年三月十五日第六期　中國醫學會出版

醫學報

每月兩期

總發行編輯所在上海新馬路昌壽里無錫丁寓

顧介盦啟事

鄙人自被舉爲醫學報總編輯以來黽勉從事區區一得之愚僅足以充覆瓿不意自

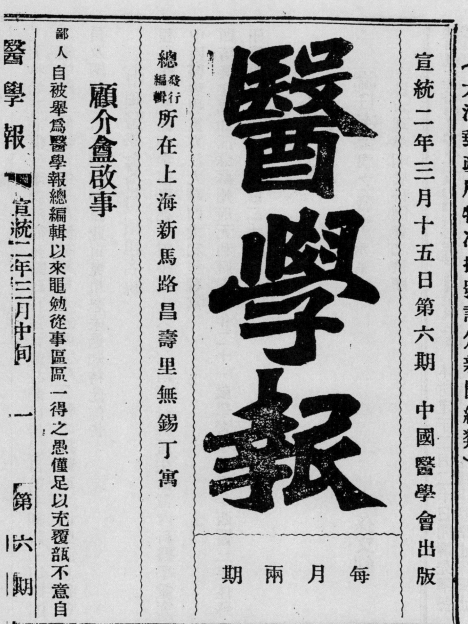

二月杪始舊恙復發兩腰痛欲死斷難勝茲繁劇故業已告退自第七期起一切撰述之權均歸丁仲祜先生一人執掌與鄙人無涉醫學公報之抨擊或可因此而息各會員及閱報諸君之函詰亦自此可免也恐未遍知特此佈告

中國醫學會會員續題名錄

程錫祚字芝孫一字紹春號虎臣年二十六歲河南祥符縣監生世習內科醫學兼究中西醫理現寓九江九華門太和里程寓

顧培吳字藴如江蘇蘇州府元和縣附生年二十一歲學習中醫五年西醫三年住蘇州葑門內甫橋西街一百二十四號

論文

論日本醫學之發達 承前

孫文釗

日本耳鼻咽喉科例會之秩序

醫學講習所續招聽講員廣告

本所定于二月二十日開講先講普通西藥之用法爲退熱藥止痛藥止咳藥化痰藥發汗藥止汗藥吐藥止吐藥瀉藥止瀉藥利尿藥眼科藥止血藥花柳藥等各種特效之方每講一藥即以該藥品示聽講員其如何配法如何量法必

(一)會長岡田博士述開會辭。
(二)靜馬學士演說鼻石之一例。附標本以供衆覽。
(三)細谷學士論聲音衰弱症舉三例如左。
(一)十八歲之女學生。素有神經性心悸亢進之疾。唱歌經十分鐘。卽行疲勞。聲帶發赤。用練習法治愈。
(二)三十一歲之工。多言則聲帶發赤。治以慢性喉頭炎之法。遂愈。
(三)三十六歲之人。始爲神經性腹部緊張。近來忽不能發聲音。咽喉粘膜肥厚。有肉牙狀之增殖。治以喉頭加答兒之法。遂愈。

細谷學士演說後。酒井學士起立質問。細谷學士一一起立答辯。復經岩田學士岡田博士再三討論。

(四)和田學士論上顎竇逆生齒牙之原因。
(五)岡田博士說明左列三症。

(一)舌下神經之發作性痙攣。

(二)舌根纖維腫。

(三)顏面皮膚肉腫。

(六)廣瀨學士論先天性耳輪瘻孔之化膿。

(七)神田學士論眼窩破裂之急性副鼻腔炎。

神田學士演說後。又經岡田博士起立討論。

(八)神田學士述口蓋正中腺所生之出血性腫瘍。

(九)花岡三君述昨年之實扶的里。

(十)岩田學士述日本人生理的槌骨把柄、對於鼓膜之傾斜度。

日本皮膚科學會第九次總會之秩序

明治四十二年二月二十五二十六兩日。連日開第九次總會於醫科大學圖書館。其秩序如左。

本會緊要告白

本報自發行以來辱荷當世士大夫函來索閱片紙風行幾於洛陽紙貴並蒙嘉

午前八時開會

(一)述開會辭　會長　醫學博士　土肥慶藏

同上　評議員　醫學博士　旭憲吉

(二)來賓祝辭　縣知事　寺原長輝

同上　警察長　佐藤平太郎

同上　醫科大學長　醫學博士　大森治豐

同上　醫師會長　同上　態谷玄旦

同上　同上　醫學士　夏本與七郎

(三)庶務報告　幹事　同上　井上成美

(四)會計報告　幹事　同上　伊東徹太

(五)議事　議事畢後更及左列各事。然後閉會。

(甲)宿題報告

(一)黴毒之診斷及療法。

計問題十七。講述者二十一人。

(二)癩病之豫防及療法。

計問題十四。講述者十九人。

(三)攝護腺之疾患及療法。

計問題凡九。講述者九人。

(乙)宿題外演說

計演說之問題二十有四。演說者二十七人。

(丙)患者說明

計問題凡七。說明者六七人。

該會有左之種種佈置及儀式

(一)陳列品　內有蠟細工標本圖譜器械標本等。

送贈醫學書目提要

文明書局近五年內、刊成之新醫學書、已有五十餘種、用[illegible]萬餘金、茲將各醫書[illegible]提要之例、

事事講實驗之傳習手術及各種器具用法及講各種醫學[illegible]
業以後演講務取簡明易曉切於時有志向學者速即來所聽講其學費膳宿費先繳三月如聽講員有不滿意處儘可聽其退學

本所在老閘北京路西首中國醫學會會所內　蔡小香謹啓

（二）參觀全體會員至各處醫科大學及醫學專門學校參觀。

（三）參拜

（四）攝影

（五）園遊會

（六）旅館

（七）交換名刺

觀右述耳鼻咽喉科之例會。及皮膚科學會之總會。並前述內外科醫學會其發達之程度足以畧窺一班。此外如齒科學會、精神病科學會、婦人科學會等。無不如此。其開會之秩序。大抵皆會長述開會辭。來賓祝辭。本會答辭。庶務及會計報告。次乃議事。議事時提議會中應興應革之事。及修改章程等。然後報告宿題。由宿題報告員將從前之種種問題。調查證確。研究精明者。一一詳細報告。繼之以演說。或演說先於宿題。其演說時。各會員無不各就其研究之問題。經驗之病症、及療法。登壇演講。以各人之心得輸諸同志藉以互換智識增長學術。故演說之問題有數十或百餘。演說之人數亦稱是。會中之佈置則有陳列品標本室以供觀覽。旅館招待所以供會員來自遠方者之住宿。至於大會則有結隊旅行。參觀各處醫校及病院以廣聞見。攝影以留紀念。開園遊會宴會等以暢興趣。參拜及交換名刺以聯情誼。其規模之大如此。故無論開大會及例會。開會之時間皆自一日延至三四日。鮮有一時或二時者。故其醫學之進步與國勢之發展並駕齊驅。我國醫學衰微。於今為甚。一二有志之士倡立醫會以存國粹。聯合同志以廣學識。其處心積慮亦云苦矣。乃開會之時毫無秩序。會場之中毫無佈置。滋會之人但為無謂之競爭。而置學問於不顧。宜其為外人所竊笑也。其亦幡然知變計乎。

學說

水治法之研究（承前）

偕達理　洞天

將報費　惠寄以便按期照奉否則自第七期起恕不寄上矣　閱者其諒之

中國醫學會謹白

(二)半身浴。以人坐浴桶。水與腰齊爲度。溫浴、浴水溫二十、至四十度之間。用低溫者甚少。浴水表層易冷。須時加熱水。以保和其溫。然溫半身浴、溫度之高低。雖不一定。要不外爲優等之解熱藥。若病者晝間熱度三十九度五分、至四十度。或更有昇高者。卽可入浴。以解其熱。唯夜間則雖熱度較高。宜進適當之解熱劑。爲是浴法、患者自入浴桶洗滌摩擦。或使浴僕爲之。若行冷、半身浴、須覆以濕冷帕於頭部。不然。血液鬱積頭腦。必致頭痛、眩暈。又病者虛弱。可於浴前服葡萄酒、或白蘭地酒一杯。入浴時間。通常十分至十五分時爲度。常時浴者稀。如欲解熱。須按一定之術式。日行一次或數次。

(三)局處浴。後頭浴、生殖器興奮時行之。以盤狀器物。備設流入孔、及流出孔。緊貼後頭部。灌水浴之。臂肘浴者。將肘部入於盛冷水之盤內。浴十五分至三十分時之久。爲前膊炎症、及手指炎症之用。手浴者。另有特別浴桶。通常可以大面盆。上覆毛巾爲之。溫熱手浴。可使頭部積血。及喘息淸快。促局部化膿減退知覺異常。其他減少慢性腕關節僂麻質斯之疼痛。坐浴、於弛緩性子宮出血。浴五分時。浴水十度至十二度。又生殖器興奮、子宮疝痛、膀胱疝痛、痔疾。以及充血、頭痛、風氣、及苦不眠等症。以三十至三十五度之溫水。坐浴三十分時。痛楚當能緩解。若膀胱括約筋痲痺不全、精液漏、及肛門括約筋痲痺。行溫坐浴。亦大有裨益。　又冷坐浴。於劇子宮出血、及過多遺精者。當禁忌。　坐浴法、以水沒骨盤為度。如行冷坐浴。因頭部易起充血。故當以冷濕布或濕毛巾覆頭以防之。　溫足浴、頭部積血、鼻感冒、喘息、及常習冷足均宜。冷足浴。須摩擦併用。然行不得當。反有害。慎之。

（四）雨浴　浴場設一架。上中下安設流通水管、及噴水機。使噴出之水線若雨。上機噴下之水。可以注滌頭面。下機噴上之水。可以注洗前後陰、及腿足諸部。中機噴水。可以注激前後胸。雨浴適應症。頭部、及胸部、冷水噴注。可治炭酸·酸化炭素·酒精中毒、及初起單純性腦膜炎。他如假死。用冷水噴注項部。格魯布、及實扶的里之末期。起虛脫者。用冷水噴注胸部。救卒倒者。用冷水噴注顏面是也。

水治法介達的應用

撰成書目提要一卷、將各書之內容提要鈎元而詳述之、索閱者若將姓名住址寄來、內附郵票四分、敝社卽將此書寄上、不誤、

（一）洗滌法、爲諸法中最便最簡者、用以鼓舞神經、浴法、以海綿或毛巾蘸水微絞、自頭至足順序洗滌、惟溫度略低、病者每有不快之感、

（二）濕冷摩擦法、與洗滌相似、但略加強力摩擦、若己不能行、可使浴僕爲之、此時病者卽臥於濕布上、反復摩擦、待皮膚發熱發生蒸氣時、以冷水滌清、速將布擦乾水氣、穿衣休息、此法行於小兒、及厭浴之人、最宜、且爲絕妙之解熱藥、興奮神經藥、氣道加答兒、及神經痛之誘導藥、病後恢復期之皮膚強壯藥、

（三）濕布包裹、在小兒爲適當之解熱藥法、先於桌上、或床上、以水浸透、絞乾之濕潤毛布被展開舖平、厚指許、令病者臥其上、再以數層濕毛布被覆之、兩邊超過包裹、令平等與身切貼、最後以安全針固定其兩端、唯頭部足部裸出、約五分或十分時、卽出濕包被、穿乾燥襯衣、臥乾燥被褥中、如惡寒、足部可用溫罨、此法可日行三四次、若高熱、可日行十數次、是爲格魯布性肺炎、肋膜炎、氣管枝炎、腸炎、膿毒症、產蓐熱等適宜之解熱藥、如熱蒸氣、常包裹一二時、則又爲感冒、筋僂麻質斯、慢性關節炎、子癇、全身

水腫等之有效藥也。

(四)罨法。此法有冷罨、溫罨、及藥物罨三種。冷罨法者。用冷水浸濕布巾。包纏患部。或用製就之帶繫之。溫罨法。即用溫水。藥物罨法。即用溫水和以藥末。以布包纏患部。大抵用冷罨法。不外使初起炎症。血行緩慢。減殺組織之緩張。用溫罨法。使血行急速。增進新陳代謝機。用藥物者意同。

(五)冷却裝置。於身體一部。以攝氏十度之冷水、或氷。入冷却器、或氷囊內。以備頭面諸部之用。要不外使血管收縮。積血消散。劇痛緩解。其功甚偉。

吾譯水治法既終。不禁悠然思。憬然悟。喟然歎。曰。嗟乎。東西各國。盛行至有效之水治法。以施諸吾國之病人。往往有不樂從者。譬如患腦充血。有議以氷囊安置病人頭頂者。其家人必大譁。却走以醫者爲妄。余每見大熱大渴之病者。輾轉床褥。聞呼索冷飲。喉裂聲嘶。斯時也。非但家人不敢擅給之。醫者亦輒戒勿與。嗚呼。以猶可爲之病機。直斷送於不可救之境地。良可慨矣。因附贅說於此。以冀吾同胞。勿以有效之良法及

先賢臨病人問所便之金石語視爲毒物幸甚

雜錄

硫黃之功用

顧鳴盛 叔惠

（一）硫黃軟膏 Uguenm sulfuratum

昇華硫黃細末 一分

豚脂 二分

外用。

（二）惠魯氏軟膏 Uguentum Wilknsonii

滑石 一〇、〇

昇華硫黃 一五、〇

荷滴爾（ホテール） 一五、〇

加里石鹼　三〇、〇

豚脂　三〇、〇

外用治濕疹、疥癬、癢疹、及各種皮膚病。

二爲精製硫黃。Sulfur depatum 卽以昇華硫黃。用安母尼亞水洗而精製者也。爲無臭之黃色粉末。內用治慢性便秘、痔疾。外用治疥癬。處方如左。

處方一

精製硫黃　二、〇

酒石英　六、〇

枸櫞油糖　二、〇

右研和、分爲六包、一日分六次服、

處方二

精製硫黃　一五、〇

告白

前報附送之脉學精義、及新撰病理學講義緒言、稍緩一二期、再行續出、茲又附送中外醫通四頁、中西醫方滙通二頁、以後又擬附送診斷學大

加里石鹼　三〇、〇

外用治疥癬

處方三

精製硫黃　一、〇

百露拔爾撒謨　一、〇

刺納林　八、〇

外用治濕疹。

三爲沈降硫黃。Sulfur praeciptatum 又名硫黃乳。Lac Sulfuria 以硫化亞爾加里沈降於酸而成也。爲最細之粉末。其作用強於精製硫黃二倍。內用以一、〇至二、〇。研爲散日服數次。外用爲三%至五%之溶液。以之洗滌皮膚及爲閨閣中用品。製劑如左。

孔美氏玉容水 Kumolfeldt'sches Waschwasser

沈降硫黃　三、○

樟腦　一、○

亞拉毘亞護謨　二、○

石灰水　二○○、○

薔薇水　二○○、○

右藥水。每晚寢前搽擦一次。清晨洗去。臨用時。須先將藥瓶搖動。治痤瘡、雀斑等症。

此外尚有硫化加爾曳謨、硫化加僧謨、硫水化加爾曳謨等製劑。不勝枚舉。

注一、○即一瓦合中權二分六釐强一○、○即十瓦也一○○、○即百瓦也%者爲百倍之記號三%即水九十七分沈降硫黃三分也五%即水九十五分沈降硫黃五分也

醫案

承前

南洋大臣考取最優等內外科醫士袁焯桂生

張星五大令（紹棠桐城人）宰崑山其如君年四十餘於去年夏間陡患血崩經醫治愈乃從此不能熟寐心悸多汗臍左有動氣勃勃甚則上冲頸胸筋掣精神疲憊飲食減少服藥不效至冬月初旬因家兄言焯知醫乃專使來迎左脈細小心脈尤弱此血去過多筋無血養神不守舍而衝任二脈亦虛陰不潛陽之爲病也擬方以龜板鱉甲牡蠣女貞枸杞以養陰潛陽阿膠雞子黃棗仁茯神柏子仁龍齒以補血鎮心而安衝脈西洋參山藥以養精神益脾胃連服五劑心虛稍定衝氣稍平夜寐亦稍熟接服至十五劑而諸恙乃大安飲食亦較香矣嗣以原方加生熟地十倍其分兩熬膏仍以雞子黃生和常服至臘月大令來書謝云自服此藥病已十全七八飲食亦香竝不嫌膩云云

治脬破

呂溪公學教員內科醫生 梅舒亭 詠仙

呂溪鎮有姚姓漁婦年近五旬氣血已弱戊申春間患脬破遺尿一症下體重墜行步

蹣跚。日夜淋瀝不斷。初延他醫診治。大抵多用利濕之劑。兼清肝腎之熱。用法固良。然虛損之體。非補不效。該婦因循不治。一載有奇。肌肉大削。中氣愈餒。腰脇作痛。面色萎黃。病狀益劇。至己酉夏。始來乞治。予細切脉象。推敲虛實。覺左尺無力。右寸關濡細。按之脉經。濡主陰虛。細爲氣弱。氣血不足。不能攝納膀胱。溺竅因之開闔失司。據該婦云。自十九歲於歸後。至四十四歲。中間共產八胎。每產坐草極早。收生婦用手探取。言之未終。而治理得焉。意必胱膀受傷。氣虛未能恢復。兼之連緜產育。衝任大傷。况又操作勞苦。日積月累。一身氣血。安得不交竭乎。即證之脉理病情。亦若合符節。遂以補中益氣湯。合六味丸。參用之。果效。第二次覆診。見其神色轉花。行步稍便。切其脉亦稍有力。漸得門徑。仍宗前法。更易數味。次第進步。而脬乃完固。還原不半月。霍然痊愈。此雖病者之幸。而亦予之得意治也。昔朱丹溪先生治婦人脬破。用峻補之劑。而薛立齋分出肝腎陰虛。用六味丸。肝脾氣虛血熱。用逍遙散等方主之。觀二賢治法。合則善。析則偏。醫家治脬。切勿拘執一面。當憑脉理以支配之。在乎運用得宜。而後收治脬之效果也。

義姙娠生理篇生殖談新脉經診斷學、一夕話等陸續附送特此預告學說中如有紕謬之處祈指教爲幸故特錄之。

名醫碎金錄

承前

袁焯 桂生

病者本不是一劑藥可愈者用藥亦不必重病有必賴一劑藥建功者用藥則不可輕輕則藥不及病而反滋惑　仝上

重病以領出死關引入生路爲事病在關內朝夕可以有變出得此關病雖未愈無死機矣豈以復舊爲愈哉　仝上

大黃生者走後陰熟者但走前陰非生者重而熟者輕也承氣法加芒硝以助之是欲其舉重若輕　仝上

六經之病以證分於讀書時先明何經作何證則於臨證時方知何證爲何經病者不

告以我病在何經也故必先讀書而後臨證乃能明體達用　仝上

六經要分看又要合看總以胸中先有六經之病然後手下乃有六經之治　仝上

短篇小說

名醫 承前

朱濂 仲濂

病者周視醫室仰塵之匾額曰著手成春曰洞見癥結如是者可三五方金花紅綾嶄然尚新而旁欵咸已故之巨紳

左壁鄰架牙籤鱗次櫛比素靈以來諸醫典靡不備然紙邊書角絕無手澤

右壁珠黃羚犀膏丹丸散五色相間綺麗可觀然瓶口塵封絕類久未啓栓

案頭列名紙數十上各壓以紙裹裹中似有面團團者三元四元五元不等皆病家之請封而先生出診醫例不過二元病者嘖嘖稱羡曰良醫良醫名下無虛

更視廊下。呢轎一乘。藍色爲風雨暈蝕。斑痕可數。其上復蒙塵沙。陳舊不堪入目。病者則又詫曰。先生出診。乃不乘轎耶。

陡聞樓板響。繼聞樓梯響。呀然一聲。復聞後門響。少年曰。先生將歸矣。無何。先生果自前門來。

先生者。冠尖如錐。衣服都麗。金表金鍊金絲眼鏡。無不燦然動人。一望而知爲時下之大醫家。

先生之面目。乃與衣冠不相稱。蒼白寡血色。無異少女之患血癆。

先生之眼。最滑利。黑珠四溜。顯見心機之活潑。

先生開口欲言。蟹鉗黃鬚之間。噴出芙蓉滋味。若哼哈二將軍然。頓令病者眩暈欲絕。

先生坐未定。厲聲曰來。少年趨而前進。盜牌香煙一支。擦火柴燃之。退立於後。以俟後命。病者意少年爲先生僕也。而不知爲先生子。

病者腿生疽。先生舉兩指重壓之。病者痛極而呼。乃止。病者腿上。遂留兩個焦黃之煙

跡

先生取藥末少許攤膏藥上貼病者患處索藥金一元病者請少減先生不可請之再四乃讓一角語病者曰勿爲外人道也吾例僅能爲汝一破病者去袖拂案頭案頭紙裹墮於地面團團者拍然作異聲先生大驚視病者未留意心乃安

翌日病者之腰大快贊曰先生藥籠中物靈妙乃如是復往受治先生治之如昨而暗弄神通病者明日覺大憊疑先生誤取他藥也復往如是者數次疽潰滋甚先生索包醫金百元而案頭名紙如故也紙裹如故也數亦未減乃悟其詐面唾之而去然先生用此伎倆生意蒸蒸日上至於今日某艮醫某艮醫之名幾遍人口一幢之屋已易爲三幢蓬頭膩面之子已鮮衣怒馬而爲妓院之大少先生後程殆未有限量也

醫官 天目

近歲留學生分文法農工商醫等科獎給舉人進士以實官分發京內外試用或問於

某新貴曰君所習爲醫所官爲知縣他日將以醫治民事乎民事繁而瑣醫烏足以濟之新貴曰噫子誤矣我民爲病夫我國爲病夫國安得千萬善醫者使吾民脫離病軀乎況醫者意也以意爲之無事不可爲也今之士大夫莫不多愁多慮鬱鬱待斃吾能爲和營通氣之劑以治之上下男女莫不病於吸煙吾能爲補血培元之丸以治之少壯國民不能委身國事而晏安酖毒致染花柳病者亦復不少吾能爲消毒固本之丹以治之至於一切風癱痲木疑難雜症皆所擅長臨民之官猶有愈於吾輩者乎或者曰然吾昔問某君將覓醫自度曰若擇醫室中鬼少者其醫技必良久之得一醫見座前紙一鬼大喜直入請診既而問其懸牌已幾年醫曰今日耳某又大駭曰今日懸牌已殺一人流害將無窮拂衣而去君他日以醫治民時不將爲羣鬼拖曳去耶新貴聞之怫然有怒意

問答

問　鄙人因餒腹疾行。致罹睪丸墜漲之患。稍勞卽發。豈空氣竄入其處歟。且賜我以治療之方法。　徐師韓

答　執事未將起病年數。並發作中之症狀。一一　見示。無從武斷。按左睪丸比右睪丸低垂。微覺牽引。墜重。間起劇痛者。則爲精系靜脈瘤。輕者用提睪帶。避睪丸之壓迫牽引。或反復用冷水洗滌。每日一定時通大便一次。久之或可痊治。若墜漲之睪丸。左右不定。發作中以手向腹部抵壓。卽能收縮。放手仍下墜者。當係中等度之陰囊歇爾尼亞。卽小腸疝。又名陰狐疝。症甚頑固。無治愈之望。舍外科手術。別無他法。其關於空氣者。僅風氣疝痛一種。此因腸中瓦斯滯積而然。然其症狀爲下腹緊脹、壓痛、噯氣、放屁等。無睪丸墜漲者。

問　頑癬可治否。西藥中有著效者乎。　金匱李浩然

答　用硫黃軟膏、或惠魯氏軟膏等。當有效。觀前雜錄門自知。

醫學報第七期　四月初一日發行

美國醫學界之新流派

謝洪賚

謝君洪賚精英文博通各科學而立品尤純粹無疵在蘇州博習書院卒業後任上海中西書院教席者十餘年近世最有名之算學理化等書經謝君譯出者有二十餘種之多因用功過甚患肺癆咯血之症戊申冬赴美國養病至己酉九月病愈回國此篇卽在美國時所作者刊入青年雜誌鄙人與謝君別數年矣每懷叔度惄若輖饑爰誌數語以慰離索。

泰西醫學昉自希臘中古時代罕有進步近三周間乃突臻於完善然生理醫藥各科學實祗牣得大畧未嘗深探精奧研思之士每引以爲歉輒有先世俗而發駭異之議論者迨實驗既久而後羣情始能翕然當其未抵定論之時代指摘者固不可以數計也美人之俗尚不憚眩奇故醫家之新宗派較之他國爲盛略疏見聞所及者若干家以告留意攝生者。

一　水療派　此派專以水治百病（本草述各種水可治諸病則涉於迷信與此逕庭矣）其淵源由來歷年已久傳言奧人某氏者農夫也嘗見山鹿傷足就溪水中浸之既而傷退腫消心輒奇之後某氏之脛爲車輪所損因仿鹿之法治之亦愈既而由

馬上下墜折其肋骨醫來言恐成殘廢不可治某氏因却醫祇用冷水浸布迭貼傷處久之亦愈緣此各水之功用益堅會村中來一牛醫能以符呪接牛足骨斷核其實則賴冷水消腫之功符呪特依託以欺愚氓者某氏之父歆其人得利之厚因輸重幣請以術授其子於是某氏遂爲人治牛棄農不務矣居久之本其心得兼以水療人疾屢奏奇效門庭如市名聞於奧之政府特簡委員檢查之見其成效新彰非欺人之術返報奧廷因錫某氏醫學博士文憑氏以不學鄉氓未經攷試而得此蓋異數焉其後遠近宗之設水療院以待病者德奧二國山水佳處尤多著名之院患痼疾者不殫千里踵門求治云今則美國多仿之者各處大養病院（養病院與醫院不同多設於山川勝地屋宇安適飲食精美多爲久病及體羸者而設非有力者不易居也）無不備有水療專室其法甚繁即浴之一法不下數十種如全體浴半體浴針浴雨浴行浴坐浴足浴土耳其浴等不可枚舉大旨在藉水之冷性與熱性以救正內體之缺少理似平而實奇將來必當廣行可無疑也

二　洗腸派　此派與上節水療法彷彿而根據之理不同其大意謂人食之物經消化之後轉入大腸積滯其中未化之物與化餘之渣俱因蘊釀而腐敗遂生無數細菌

及毒液大腸時時吸收之通入血內為百病之根致老之原今如以水自肛門每日衝入洗之使之一齊瀉出為之無間則病可減而壽可延美國某醫士專門提倡此議製造洗腸之具出售今之講衛生者大都已深韙其說矣傳言有醫生名賀爾者年二十九病肺癆殆甚一旁之肺已去其半其弟亦先以同病死去醫者均嘆為不治賀氏用此洗腸之法每日不間卒得無恙壽且至八十云

三 電療論 此說之理不易通俗說明之然大旨不外人身之健康多有資於太陽之光線其功用頗元妙人造之光惟電可以代之外膚內臟以定期受電光之直照則有起廢振弱之功故有電浴諸法俱以精巧之器具為之曩在美之盾弗耳市見一醫以電照肺經治結核病頗有奇效

四 正骨派 此派剏於美人史低爾君（其人年已高今猶生存）治病與常醫異不多用藥石治人之病率由於骨骼之失其常位如診知而移正之其疾即自愈故專重解剖之學其說初無人信久而頗有效驗漸有求學者史氏設學校以授世肄業者恆千人為今美之各大市多有此派之醫士懸壺問世而正途之醫士輒訾為妄而犄逆之

五　治心派　以心爲百疾之源心正且壯則病可除爲此派所根據之學理美之各處有二種人專持此爲人療疾一曰基督教科學則依傍教會者也一曰新思想家則獨立門戶者也正途之醫師因其多所附會往往誤人亦深惡之

五　天然派　近年以來講治病者漸知藥石之不足恃久用無不爲害故多主離去人爲而切近天然則疾病可減而人壽可延向年治肺結核者多用魚肝油及結麗阿曹篤今則幾全廢去惟恃空氣飲食運動三者爲之主治治其外諸病亦多仿此意如治肺炎熱症(傷寒症之一種)之新法乃令病者安臥戶外吸取清潔空氣甚有奇效此派中人之積極者且謂自此以後金石刀圭殆將盡廢不用云

六　絕食論　昔年美之名醫杜偉氏治人之疾每令人絕粒若干日待飢甚而後進食考其所記醫案有餓至四十餘日者氏又戒人毋食早飯每日二餐至以爲足其持論以爲人身有疾則精神衰微更無餘力用以消化食物故宜絕食庶一身精神可用其全力以療病反之者病不易治嘗見一人祖述其說著書勸人謂購書者依其中之法一月後而體不加健者可向著者索還書値其自信之深如是

七　素食論　古今養生家於人之宜食葷素二面各有崇論宏議迄無定論今在美

國醫士斥肉食爲百病之媒而堅持茹素之論者其勢頗盛尤以葛樂克氏爲之中堅氏幼時父設肆售茶食糖餌肉食恣其果腹至十四歲遂多疾病體寖弱一日讀甘樂漢氏之書備知飲食之宜忌決意改革舊習茹素節食四十餘年今已六十餘歲精力絕人所主戰溪大養病院醫生看護婦及役人共計不下千餘員俱不食魚肉而健康之平均數較他處爲高氏之感動力也食素者以棗栗杏仁胡桃落花生等爲養生之上上品

日本醫學記

丁福保

日本帝國醫科大學、及官立私立之醫學專門學校、皆所以授正規之醫學者、醫學關於人命之學問一切貴乎實驗故因學生之實地練習凡醫學校皆有附屬之病院醫科大學有三一在東京一在京都一在福岡須自中學畢業、經過高等學校、大學豫科第三部、（三年）始得入學修業年限爲四年官立醫學專門學校在千葉、仙臺、金澤、岡山熊本等各地凡中學卒業生卽可入學修業年限、亦爲四年修業年限既滿卽行卒業試驗及第者稱爲醫學士（大學）或醫學得業士可得醫師之開業免許私立醫學專門學校其制雖與官立者相同然修業四年後仍須受醫術開業試驗若不及第、則不得爲醫師。此異於官立之處也。此外又有開業醫師、特欲選某科目而修業者。因大學中之選科。有每年得許若干人入學。又於其病院、圖實地講習之便者亦不少。

病院者。居住病人、爲之療養看護一切之處也。但有欲受一應診察、而入院居住者。兼有爲外來之患者診察者。至於府縣之公立病院。則有應病家之求、而派醫員往診之義務。其種類分爲官立、公立及私立三種。官立則有附屬於醫科大學、及醫學專門學校者。又有附屬於傳染病研究所者。又有陸軍海軍之衛戍病院、永樂病院等。公立則有府縣郡市所立之病院。而衛戍病院、收軍人之有病者。永樂病院。屬於內務省直轄之所。又有避病院、則爲收容傳染病患者之所。私立病院中。有兼內外之全科者。有屬於專門者。專門病院。有皮膚病院、梅毒病院、胃腸病院、眼科病院、耳鼻咽喉科病院、產科婦人科病院、精神病病院等。赤十字社病院、與慈惠病院。雖均爲私立。然赤十字社病院。則以料理戰時之受傷者爲目的。於平時得許軍人及一般人民入院練習。慈惠病院。在東京芝區內。各病院之組織。雖因規模之大小而異。然大抵皆有正副院長各一名。其下則有擔任一部之醫員及助手。少則數名。多則數十名。又有看護婦及附添之人。應患者之所求而事之。官立公立病院之院長。多爲醫學士或醫學博士。院長若爲內科專門。則副院長必主任外科。其設備雖因病院而異。然必備許多病室。及外科手術室、外來患者控室、及診察室、實驗室、藥局、器械室、浴室、運動場等。此在稍完全之病院。當無不備。就中最重要者。爲外科手術室。此室之光線。當透明而格外清潔。故其設備最宜小心。凡可稱完全之病院。其用費必鉅萬云。實驗室爲糞尿、血液、痰等之分析、或顯微鏡檢查之所。器械室、爲藏各種治療器械之所。入浴爲患者最緊要之一療法。故西洋各國之病院。凡溫浴、冷水浴、蒸氣浴、雨浴等各種浴法。均有特別浴室。其規模頗宏。而於日本、則尚未見有如斯之宏規者。運動場及庭園、雖爲患者之散步而設。然日本之病院、計及此者尚少。又在眼科等之病院。則須別具暗室。精神病病院、則有慰藉患者之娛樂室、集會室。至於醫學校之附屬病院。或欲備醫師醫學生之實地練習、及兼養成看護婦之病院。則有講習室、解剖室、與其他之設備。凡病室。有爲一層樓者。有爲二層樓者。因欲防天災或火災時、救出患者之需。故必於近窓備救助袋、與救助網。此乃一定之規則也。凡入院之患者、及附添之人。必當謹從院中之規則。以消患於無形。慎勿稍事粗疏。致釀災害而求救也。患者入病院。大抵須於願書紙上寫患者及保證人之姓名、族籍、住址、職業等。使保證人畫押於其上。然後方許入院。入院時、必付一定之銀圓。入院費有三等、二等、一等之別。此外尚有設特等者。病室及食物。均因等級而異。所費之數。雖隨地方之生活程度而千差萬別。然繁盛都會之病院。通常三等自五角至一圓。二等自一圓至三圓。一等自三圓至五圓。特等自三圓至七圓以上。大抵每一星期或十日一付。此入院費。爲藥費食費及患者一身之費用。若在二等以上。則往往尙須加添一人之食物。故院中之規則。必當豫爲留心也。在私立病院。雖能使一看護婦、獨事一患者。而於官立病院。則不能。但許患者自行別僱看護婦、以事一患者耳。若有奇病。可爲講學之助者。則病院亦許其自行入院。凡入院之患者。日受擔任醫之診察或手術。又定日有院長之回診。及受每日通行規則之看護。且得醫員臨時之處置。故比之於自宅療養。大爲完全也。在傳染病。則尤以速入病院爲要。退院之次第。與入院時同。大抵自費之患者、雖可聽其自便。然往往不許其自由退院。恐病勢反復也。病院之設。西洋自古卽有之。在日本。則松本順於文久元年、受幕府之命而赴長崎。就和蘭人撲佩氏修醫學之際。始請於幕府而有治療所之設。自是以後。佐賀福井、金澤諸藩。遂於大阪漸次設置。至明治維新後。諸府縣乃各立病院。至於今日。無不立病院之府縣矣。又私立病院。亦逐年增加。爲醫學上所需之看護婦。亦隨病院之發達而大加此乃由大學病院與赤十字社病院所養成。近今又有私立之看護婦協會起矣。故現今之看護。凡病院及病家所以求之即至也。

新難經十條

丁福保

余所著之新難經、其前章述人體所以發熱之原理已刋入初等診斷學教科書。茲將殘稿數則。附刋於此以就正焉。

第三十難曰。患傷寒者。左胸何以疼痛。　答曰。因脾臟。腫大。故耳。

第三十一難曰。患傷寒者。其皮膚呈蒼白色。此何以故。　答曰。傷寒當發熱期間。其赤血球。減少。更兼皮膚血管之血流不足。故雖至恢復期。其皮膚。亦呈蒼白色。

第三十二難曰。患傷寒者。在第二週末。或在第三週時。其糞便中含有血液者。何故。答曰。回腸之最下端。有多數之潰瘍。本為窒扶斯菌蝟集之區。至二週之末或第三週。時其潰瘍面之痂皮剝落。則潰瘍內之動脈管。或靜脈管。(古書謂之絡)或毛細脈管(古書謂之孫絡)每有因之而破裂者。故血液即從脉管破裂處溢出

第三十三難曰。糞便中之血有紅色。有黑色。何以故。　答曰。血液自腸中排泄於外。為時未久。則其色鮮紅。若出血緩慢。留滯腸間。則漸變暗色。終成黑色。

第三十四難曰。患傷寒者在病症極重時。每患輕微之咳嗽。呼吸音亦有變化。或發濁音、及響性水泡音等。此何以故。　答曰。患者因常爲仰臥之位置。而呼吸不足。肺下葉之含氣量減少。血液鬱滯。心臟之作用衰弱。故氣管枝發輕微之炎症。則患咳嗽。若炎及肺臟。則呼吸音等均有變化。若炎症劇烈時。往往起炎性水腫。於數時內即能致命。

第三十五難曰。患傷寒者發熱、頭痛、肢痛、眩暈、薦骨痛。以及直視讝語。項背强直。兩眼半啓。或暴躁不安。屢欲遁於室外。或昏憒甚者。每以兩手撮空摸牀。或重聽。或大小便不自知。此何故歟。　答曰。窒扶斯菌所製之毒質。有發熱之作用。入於骨髓則發疼痛。侵及神經系統（即腦氣筋）即發眩暈讝語强直暴躁撮空等種種精神症狀。此皆窒扶斯菌之毒質所致也。

第三十六難曰。傷寒退熱之後。往往反覆者何故。　答曰。傷寒之反覆。非因新傳染而起。皆因第一次所得之免疫性。爲賸餘之細菌破壞而然也。惟反覆者多在輕病之後。因病輕則所得之免疫性亦輕。故易於再發。若善攝生者。不使食傷。不使精神身體之過勞。可不助賸餘之細菌以破壞其免疫性也。

第三十七難曰。患下痢者。有時覺裏急後重。此何以故。　答曰。腸內發炎。延及直腸部。

故也直腸部發炎則多生惡液體故時時排泄而覺裏急後重直腸部者近肛門處也

第三十八難曰患痄腮者有時兼患疝氣此何以故　答曰痄腮即流行性耳下腺炎爲傳染病之一種有病毒從耳下腺經鼠蹊腺（即發橫痃之處）以入於睪丸內故發睪丸炎睪囊所以腫大非疝氣也

第三十九難曰除痄腮外尚有能令睪丸發炎者否　答曰有之或因外傷或因淋疾或因痘瘡或因腸窒扶斯除受傷之外皆有病毒由淋巴腺而入睪丸之故

第四十難曰患水腫之人有先從脚部腫起者有先從頭面腫起者此何以故　答曰因心臟病而來水腫先從脚部腫起（心臟有病則血液之循環障礙故脚部血液內之水分先行滲出而積於組織內）以漸及於他部因腎臟炎及惡液性疾患而來之水腫先從眼瞼顏面腫起以漸及於陰部下肢等

論笑之益

丁福保

塵世一苦海也人生一悲劫也沈浮靡定成敗無常憂嗟之時多歡娛之事少一年之中囅然開口而笑者能有幾日古人曰人自呱呱墮地即挾畢生之憂患而俱來諺有之曰人生不如意事恒十居八九以是而思盛孝章之多憂阮嗣宗之痛哭豈無故哉

雖然決不可憂決不可哭且當以快樂代憂嗟以歡娛代悲哀以嘻笑代號咷人而能是天壤間何事不成何功不就哉

西國有樂天家台莫克嗒其人者天晴亦笑天雨亦笑得志亦笑失志亦笑中國有樂天家汪介人其人者其言曰余平日有喜色無愁苦色有笑聲無嗟嘆聲竊謂屈原之九歌梁鴻之五噫盧照鄰之四愁六恨賈誼之長太息揚雄之畔牢愁殷深源之咄咄怪事皆其方寸偪仄動與世懟惜不與介人同時爲作曠蕩無涯之語以廣之之二人者吾何間然哉雖然世固有蹭蹬抑落而快欝而嗟傷甚至發癲癇而畢世者人何術而能免是無他一笑而已矣

笑也者人生之一服清涼散也烈日當空炎威如炙流金鑠石神憊氣死之時忽服清涼散則憊者奮死者生矣人當千憂百愁蝟集矢叢抑欝侘傺無計擺脫之際引吭一笑愁顏頓開神喪者忽鼓勇百倍膽落者忽距躍三百淪陷於沈欝絕望之淵者忽登彼岸而升天衢笑之魔力固如是哉孤舟淩萬丈之怒濤舟子神茶氣竭相顧駴愕而練達之舟主聲色不動卒迴萬死於一生者無他無限之絕望皆融釋於掀髯一笑中耳孤軍陷重圍中刀折矢盡風雲失色死氣交纏視面惟墨當是時也壁上觀者莫不

股弁膽裂而毅勇沈鷙之老將卒能奮勵將士奏凱歌於絕地者無他談笑於死生之間絕不以絕望之念一攖其方寸地耳蓋笑也者最新鮮最活潑者也唯新鮮活潑斯不爲困難所挫折不挫折斯成功矣

人曷以而憂蓋以審利害計得失過度故耳夫人情世態孰一非假面具者脫認爲廬山眞面何事不足以發人之牢騷陷人於憂鬱故吾人當覷破世上之假面任無量數可哭可泣可悲可恨艱難困苦之事叢集於一身無不以一笑付之常保我身心中固有之新鮮快樂之精神如是而天下事有不可爲者吾不信也

樂天爲成功之母

丁福保

成功之要件在精力充盛任事勤奮此人人所知者然更有當注意者卽心意之作用、與成功大有關係是也西人有恒言曰健康之精神宿於健康之身體余則謂健康之身體本於健康之精神精神憂鬱疾病隨之蓋心意之作用實能左右一身之運命欲成功者其思之夫樂天亦多術矣而要者有三

一努力使容貌快樂

人情莫不喜光輝而惡雲翳快樂者卽撥雲翳而見光輝之要具也吾人生活之須快

樂天爲成功之母　十四

樂。猶機械運轉之須革帶。實業家能養成此快樂之習慣。則經營事業。自有圓轉如志之妙。凡怏怏者一日所成之事。快樂者半日了之而有餘。相彼羣植。始僅萌櫱耳。驕陽所暄。則挺秀敷榮。紛紅駭綠。有如荼如錦之觀矣。景薄虞淵。沈沈黑夜耳。曜靈流輝。則大千世界。盡放光明。有若開不夜之城矣。快樂之於人。猶羣植之驕陽也。黑夜之曜靈也。人欲成事。顧可不快樂乎哉。

凡事胥能感人。而快樂何獨不然。人當傷時感物。憂憤填膺之際。親知不能勸。醇酒不能消。無端而覩小兒之一笑。未有不爲釋然者。蓋快樂之感人。至深實有不能自已耳。且快樂之爲用。如燭火然。燭火未嘗因分光於他物而減損其光。故吾人以已樂而樂人。既有利於人。而已亦一無所損也。則發一二笑樂之語以樂人。亦人生之義務耳。然人能盡此義務以自利利他者。殊不數數覯。何哉。此非世人之吝其笑與樂。實有不能笑與樂之原因存焉。原因凡二。一曰物質之原因。一曰心理之關係。

所謂物質之原因者。土地氣候房屋等之關係是也。之三者一有不良。則卽病人。身體病人。精神且病人。態貌之快樂。昔美國馬塞諸薩州建盲人院。董其事者。以媘費故務減其窗穴。意盲者固不需光也。無何。病者踵相接。竟徧全院。且膚色蒼白無人色。人人同然。當事者尚未悟也。及二人者物化。餘亦奄奄待斃。始翻然悟窗少而日光不曾照之。故遂增闢窗牖焉。於是蒼白之容顏。漸復赤色。萎縮之精神。日益活潑。而全院之病良已。世有無故而不快樂者。蓋亦溯厥原因。而一致意於土地氣候房屋乎。

至於心理之關係。則視物質爲更大。凡容貌舉止間之愉樂。無不原之於心。心而不樂。雖神醫妙藥。不能治。雖錦衣玉饌。聲色狗馬之樂。無不備。不能一開其笑顏。心而樂也。則誠中形外。容貌間自有融融洩洩藹然如春之致。雖欲飾爲愁顏厲容。而不能。故吾人平居。宜力發中心之快樂。久之自習慣而成自然矣。

昔有某國王。鍾愛太子特甚。而太子時戚戚無歡。王憂之。爲市千里之駿馬。營華美之宮室。書、策、琴瑟、玩好、珍寶、名姬冶女。苟黃金可致。王權可得者。靡不具。而太子無歡如故。有技師某進於王曰。臣能致太子樂。敢乞厚賞。王曰。諸。唯卿所欲。遂退而取白紙。繕字其上。顧無色。不可見也。獻於太子曰。請燃之。太子如言。炎炎作紫色。甚麗。太子爲一破顏。諦視之。燃痕寖現字形。曰「每日請和藹接人」。於時一袪故態而歡焉終其身。蓋快樂者。亦一習慣也。心欲樂。樂斯至矣。

又有某婦者。送夫從軍後。悲其夫戰鬥之苦。恒怏怏。一日出外攝影。技師布置畢。入黑幕中。請婦曰。請毋滯汝容。婦諾之。而容之戚戚如故。技師再三請。婦怒曰。余心中苦。貌何能樂也。且外容之苦樂。寗人力所能爲者。汝眞妄人哉。技師曰。否。心欲樂。而外容自樂。請更試之。婦人如其言。而色果喜。婦心大奇之。歸後攬鏡自窺。容之忽苦忽樂。果唯心所使也。婦逢人輒道其事。人亦莫不奇之。觀此。則心意之關係於容貌者。顧不大哉。

二、宜常作大笑

笑也者。健體之良劑也。病者。以之而愈疾。孱者。以之而延年。昔有某婦。遘幽憂之疾。終日鬱鬱。不能自釋。後忽有所悟。決志不論何如。每日須大笑者三。以之自課。久之而身體日强。精神亦百倍舊時。其夫遂亦從而效之。兒輩見父母如斯。亦皆無端而相聚大笑。一門之內。熙熙然如登春臺。殆不知人間有愁恨事。每日其夫自外歸。必以曾大笑未爲問。而每問必笑。答時再笑。問笑後更繼以大笑。自是而後。不唯彼婦夙患之頭痛。灑然若失。一家之人。皆神清體健。忻忻然任事無倦容。蓋笑由肺及膈膜而發。足令內部之諸機關。皆爲完全之運動。血液循環。可因而完全。呼吸可因而調整。胸膈可因而擴大。內部發生之有毒氣體。可因而排出。身體各部之活動。可因而調和。而健全人身之作用。猶機械之運轉也。機械失油。則運轉中梗矣。人之悲哀憂悶不眠。及種種疾病

猶機械失油而運轉不靈也一注以笑油則全體活潑矣

昔富豪汪達比氏曾設一譬云下淚六次若值六百圓則發笑十二次當值二千四百金圓蓋一笑之值二倍於哭也

笑之利益如此故醫士之快樂其已病之效實有數倍於藥石者蓋對於患者之歡然一笑其效果之良藥籠中物决不能逮其十一商人招徠顧客律師招徠訟者及不論何業苟一工笑術人無不欣然就之如水赴壑如鳥歸林是猶對鏡而怒鏡中人亦報以怒對鏡而笑亦必報以笑也

故吾人夙善笑者當益益大笑不幸而寡笑者亦當努力學笑以養成大笑之習慣習之既久其效當可與前述之大笑者相比並要視其能努力與否耳

三、戒苦悶

苦悶之可懼如滴水然一滴之水勢不能穿魯縞滴之不已則岩石可斷偶爾苦悶爲害誠細然累之積之則能弱體而傷生蓋苦悶之力足礙消化害營養傷腦細胞其害之及人雖非如揮劍斷脛演血雨之慘劇然冥冥中實刻刻縮短其生命猶碎首而抉其腦不絕以小槌敲擊之也腦病學者云前世紀中以苦悶死者實多於戰死之兵士

其害誠烈矣哉。

人欲成事必先有百折不回之精神以貫注之不然則未有不敗者也雖然專心於一事思之不已則害腦實甚腦健之人暫時固無妨也久之亦必受害而腦不健者無論矣故欲免苦悶之害決不可自朝至夕專注於一事其焦心苦慮廢寢忘食以思之者苦悶則苦悶矣而於成事則未也古來之發明家事業家其辦事與休息皆有一定之時刻辦事時其精神專注於事業休息時則專心休息若不知有事業者此其所以能成事也不然雖如何健強之腦健強之體當之輒靡耳事業云乎哉

拿破崙之任事也腦中先將各事分別排比甲事思畢則方及於乙思乙事畢則方及於丙如是遞相轉換則思境時時不同此誠避苦悶之要法成功之秘訣哉世人役役於職務之後相率運動於日光澄朗空氣清新之地其於活潑腦髓休養身體良易易耳然無此餘暇者將如何則唯有將所營之事業時時轉換以休息其腦力而已人有天然能轉變思想者亦有思想專壹者余謹以一言奉告世人曰思想善轉變者當益益神其轉變之妙用而不善轉變者尤當視爲急務而日日習練之也

格蘭斯頓曰余於勞動不息之中實發見我平生最大之幸福幸福者何即世人以拋

置事務爲休息余則以轉換事務爲休息是也嗚呼格君之言有味哉有味哉世之業務叢脞無休息之餘暇者其以此爲法也可

去年沈友卿太史嘗與余商榷尋樂之法余無以應也日者偶於故書堆中檢得日人成功錦囊一帙中有論笑及快樂數則言人不可不笑不可不樂之故字字奇警劇心怵目又謂以己樂而樂人爲人生義務余三覆斯言艮用內疚因亟筆譯之以公於世俾世之不善笑不善樂者翻然一變爲極善笑極善樂者則余疚庶得以稍釋且可告無罪於沈君也

解剖學的動物試驗

丁福保述

人命至爲貴重斷不可妄行解剖之試驗於此而圖其次惟有專就動物行其實地試驗之目的而已此所以東西各國盛行動物試驗也

設備　置飼育所一手術塲一解剖室一及兩脚手術臺消毒器手術器具等雇小使一人使監理之

材料　以犬爲主羊雞家兎等亦間用之犬者能產子其價最廉而易得其大者施手術尤宜故最適於用也

解剖學的動物試驗

施於動物之手術。有肋骨切除術。腎臟摘出術。膽囊摘出術。膀胱切開術。除睪術。肛門術。胃腸吻合術。人工胃瘻術。胃一部及全部之摘出術。及脾臟一部之切除試驗。肝臟一部之切除試驗。縫合絲之吸收試驗。癌腫組織之移植試驗。人工所造膀胱結石之試驗等。凡此種種手術。不遑枚舉。今摘其二三例。列之如左。以供參考。

第一例　胃幽門部切除術（十一月二十日午後手術）黑色之牝犬。體重九啓羅瓦。自前夜即停止其食餌。體溫四十度二分。

（消毒）剃去腹部毛髮。以飽含酒精石鹼之殺菌棉紗摩擦拭淨之。器械、藉熱氣及煮沸之法。使之消毒。術者及相助者之手指。皆用酒精石鹼使之消毒。

（痲醉）嗝囉仿謨。（至手術行訖、共費二〇、〇）

（手術）以犬仰臥於手術臺上。而固定之。僅露其上腹部之手術局所。餘者以消毒綿布被覆之。沿白線切開其腹壁。約九仙迷。開腹膜。牽出幽門部。其處之血管。悉加結紮。幽門部之下。塞以綿紗。藉防腸內容物之因腹壓而續出。兼防切斷之際。內容物之漏溢而污腹腔。次則於幽門部之上下。以小指大之護謨管。各施二重之結紮。於各結紮間。切除幽門。其上下之斷端。以連續縫合之法縫着之。猶慮其破綻。更從周圍縫合一次。腹壁先縫合其由腹膜及筋層所成者。腹皮以連續縫合法閉鎖之。（所謂二列縫合）其上塗十倍之沃度仿謨、古魯肯謨。而手術以終。手術之時間爲五十分時。

（後療法）置犬於飼育箱中。以牛乳雞卵、飼養於一週間。遂不見何等之異狀而治愈。

（附記）其後此犬因施胃之全摘出術而斃命。解剖之際。見其幽門之切除部已癒合無迹。又於後療法。雖多用牛乳。而在强壯之犬。往往有憎嫌牛乳而不食者。故施手術以後。與牛乳而不食。遽謂其不能攝食者。誤矣。

第二例　胃之全摘出術。（十二月十日午後手術）

赤白斑牡犬。　從前夜絕食。絕食之前。體重二十七啓羅瓦、術前體溫三九、六。呼吸六十八。

（消毒）如第一例。

（痲醉）先注射一%之莫兒比涅（嗎啡）半筒。次則用哥囉仿謨。（至手術行訖、共費五〇、〇）且於手術間注射二五%之羯布羅阿列布油四筒。

（手術）犬在仰臥之位置而固定之。距左肋骨弓一仙迷處。與之平行而切開其皮。約九仙迷。餘次則開腹膜。以指牽出其胃。置綿紗於其下。從大小彎而來之血管悉加結紮。胃之幽門部與噴門部。以小指大之護謨管結紮二重。（以防切除之際內容物之漏溢）於其兩結紮間切斷之。摘出胃之全部。縫合胃之上下兩斷端。一如第一例之式。然後還納之於腹腔。以縫合其腹壁。亦如第一例。手術所需之時間。爲三時間。

（經過）翌日（卽十一日）午前。體溫三八、五。飼以雞卵一個。卽吐出。午後與牛乳一合。復行吐出。然常靜步而如求食者。

十二日。以牛乳一合。分數回飼之。

十三日。午前與牛乳一合。飲下之。午後遂一滴不飲。元氣大衰。入夜卽死。

死後剖檢之。縫合處並無腹膜炎之兆。而其致死之原因不明。

（附記）胃之摘出術。此外尚有十餘例。或由於虛脫而斃。或由於腹膜炎而斃。或由於後出血而斃。或以死因不明而斃。其術或有先於十二指腸與胃底部。造吻合門。而後摘出其餘之部分者。有兩者同時施行者。有全閉鎖其噴門部而幽門部縫着於腹壁創。由是注入食物者。有雖縫合其噴門部與幽門部。而竟一無得救者。考此手術所以困難之故。因從食管下端卽行切除在腹腔內深接於橫隔膜。則與下斷端縫合時運用器具殊形不便。又此上部之切除過低。(卽施於胃底部者)則與下斷端縫合時其上端甚廣與下斷端不能相平均。或雖能閉鎖其廣端。以平均於下斷端而於此處成爲一袋。必致停滯嚥下之物。以妨碍其癒合。

手術之時間近時可縮爲二時間乃至一時二十分。

第三例　胃及二十指腸之吻合術。(九月十五日)

黑白斑之牝犬。　體重十二啓羅瓦。

(消毒)一如前例。

(痲醉)哥囉仿謨。

(手術)上腹部腹壁。沿白線切開九仙迷。牽出胃及十二指腸。先於十二指腸壁。從縱徑施一小切割。沿其創緣纏絡刺入縫合絲。乃插入謨爾批氏之クノップ之一半。由是括約之。更於胃之底部。以相同之法。固定クノップ之一半。使兩者互相嚙合。腹壁依前諸例所施之法而縫綴之。更以擁護其創之目的。使腹壁皮膚成爲皺襞。被覆於創上而縫合之。然後塗以十%之沃度仿謨、古魯肖謨。

(後療法)置犬於飼育箱中。以牛乳、雞卵飼養一週間。

(經過)手術後第三日。腹壁之縫合絲。悉行斷裂。腸之一部。脫出於創外。故更用前法以縫合之。

九月二十九日。檢查吻合部。則見沿腹壁之瘢痕部。開裂而存一小膿瘻管。與腹腔不相通。而胃腸之吻合部。已全癒合。腸管全行牽出。探視以後。復還納腹腔中而縫合之。此腸管全牽出時。該犬吐胆汁狀之粘液者二次。至三十日而犬死。

十月一日。剖犬屍視之。其吻合部、可通示指。兼能通水。

(附記)犬有自舐其創之性。故據本例而觀。往往有舐斷縫合絲。致創緣之哆開者。於此籌預防之策。惟有於創傷上施以繃帶。或於動物之口。加保護籃以防之。

第四例　人工肛門術。(十月下旬手術)

黑白斑之牝犬。

(消毒)剃去左腸骨窩部之毛髮。以酒精石鹼、與殺菌綿紗、摩擦拭淨之。其他概如前例。

(痲醉)哥囉仿謨。

(手術)於左腸骨窩部從內下方斜向外上方。切開二仙迷。牽出結腸之下部。縫著於創緣而切開腸之顯露於外之部分。其創緣以沃度仿謨古魯胃謨塗之。

(經過)手術後數日間硬便雖從此門漏出而間亦有不出便而自然閉鎖者。

(附記)後之二例。日本三輪教授因擬實施於幽門癌之患者、幷肛門癌之患者。故先熟練其術式、就動物以示諸生者也。

以上四例。但舉其要領其他之手術及變式。一一舉之。不勝其煩。茲故從省吾人行此等之試驗時。尚有急須注意之件。卽犬之體溫平常爲三十九年度內外。哥囉仿謨之痲醉在初最時。當徐徐使之嗅入於胃腸手術後之後療法。犬之周圍不可使有他物(往往空腹之餘有食槖、砂石、木片等、而惹起縫合部之破綻者。)以上諸例之附記。亦爲注意之要點。

人間福利之階級　從日本谷口吉太朗之病理問答譯出　美國威爾林氏

人間福利之階級亦曰求其在我而已人無愚智循其所定之目的之職業勇猛精進。則凡爲士焉農焉商焉工焉者其始也艱其究也福利相因而至今合人之年度別爲

人問福利之階級

數級。世之圖福利者。其隨此進步表、順序而進焉。則得矣。

最初級。自十一二歲至二十三四歲。由父兄或親長授受業料。入學就傅。其次焉者。習商賈工藝之業。此時之勤惰。一生之貧富榮辱係焉。

初級。自二十三歲至二十六歲。不受父兄資料。或仕或工或商。各由職業。以圖其衣食。益勤修其職務。以博信任於朋友。此期又不得娶妻。日夜不怠。以求實驗之益。

二級。自二十六歲至三十歲。學術既精。職業既勤。衣食之餘。少有儲積。以其日儲者。或月儲者。爲餘金。他日得有家室。恃以無恐。學者至此。則平日之勞心瘁形。可以少慰。休沐之期。亦宜閒散遊步。以增長精神。而除病源。

三級。自二十七歲至三十五歲。其貯金之數。或十倍三十倍於昔。至是益博交游。長者之信任。即可娶妻。雖有疾病事故。無所恐怖矣。

四級。自三十二歲至四十歲。於此期、不問其爲士爲工爲官爲商。世人益尊信之。自幼所持之目的。日益堅固。生計之事。無患無恐。世於此時娶妻者多。惟長於事務者。仰人富厚之念益深。耗其腦力益甚。

五級。自四十歲至五十歲。建高大之廈屋。以固其基礎。此域士民。公選之於議院。爭出子女希其完備教育其友人或位卑於已者益慕其德行而屬信之別位五十歲至五十六歲此期議院諸議員益依衆望而推爲會社會長勢力益壯大則以資金與精神貸其治下國民景仰如山斗焉

庸醫

東關吳氏婦偶發寒熱乖姅變(不月也)醫曰暑也爲治其暑不能愈易醫視之曰濕也曰風寒也爲治濕治風寒又不愈纏綿四五月四肢漸腫腹漸大夜不成寐則曰榮衞不和虛矣極力補之腫不退凡城中讀靈樞素問者悉延之悉袖手無策乃請專治鼓症者來曰此鼓也久爲庸醫所誤攻之瀉之如故踰旬腹痛復問前醫曰痧耳至晚生子乃知前此有子孫瑞以攻補亂投母與子俱不能生

說夢

丁福保

吾人睡眠中因身體內外部之刺戟而惹起之半意識的現象其名爲夢夢境迷離恍惚不能自由見之且多不合於事物於醒覺時大惹注意者爲多而醒覺時未易思出之事物亦往往能現於夢中如久不記憶之外國語夢中乃脫口而出極難解釋之算術問題夢中乃爲正當之解答蓋此於醒覺時潛於識域以下不易現出至睡眠中始

浮於識域以上故也亦有反於此者醒覺時簡單明瞭之事一入夢中轉覺非常困難如欲疾走以避危險發聲以招親識常覺大苦是也夢之性質隨其原因而不同大抵於呼吸不自由時則夢奇妖惡魔消化不良時則夢暴食馳驟呼吸快適之時則夢飛於空中身體一部受寒之時則夢浴於水中夢爲東西各國自古以來信爲靈妙不可思議之事周公分職嘗設占夢之官以占六夢之吉凶六夢者何卽正夢靈夢思夢寢夢喜夢懼夢是也日本古時亦有所謂占夢者今尙行於民間以卜吉兇之豫兆夫夢之原因旣由身體內外之刺戟與向嘗經驗之事而成則其無關於吉兇也明矣何以占爲然此事亦不可以一概抹煞如吾人身體於醒覺時不能察知之細微異狀及尙未發出之病氣往往有先現爲夢者但如此之夢均爲凶夢非吉夢耳

戒鴉片新法

錄英國醫報

上海麥嘉賚醫生 Dr. N. MacLeod 近用劑之重含溴質以戒鴉片其功效甚神其所用或鋏溴或鏀溴 Sod. Bromidum 而鏀溴尤佳所服之劑甚重能令其人願睡而不願醒如是定不思食鴉片矣且種種戒煙弊病亦無從而起按其最近所治者有二人一服十日一服十四日其癮卽斷是亦戒鴉片方法之別開生面者

新纂兒科學緒言

噫、險矣哉吾國孩提之生命也一繫於蒙師之口再繫於兒醫之手自孩提至於成童苟倖免於兒醫之手或不免於蒙師之口苟倖免於蒙師之口或不免於兒醫之手出此入彼能獲倖免者幾希矣鳥呼彼娃何辜而罹此二者之迭爲塗毒耶

姬思去此二害者久矣奈手無寸柯不得以逞中心怒鬱憤無可伸不覺拍案厲聲疾罵之曰醫師之手利於鋒刃蒙師之口毒於疫癘

鋒刃錯錯遇之立死求生於銛利之手者焉得不索其命而戕其生疫癘漫漫傳毒無已求福於瘟鬼之口者焉得不毒其性而害其羣

今也蒙師之口有勸學之責者行將甄別而取締之矣吾姑不具論吾今且論夫醫師之手

夫醫師之手毒手也吾國今之業岐黃者大抵讀書不成去而爲醫三條脈案兩味湯頭紕繆敷衍出而問世以他人生命博我衣食醫師醫師心何忍哉手何毒哉

新纂兒科學緒言

尤可恨者生涯較佳自詡國手巔其聲價非金不走夫醫所以濟人也而以爲詐金計手所以扶危也而以爲殺人計賊哉此手吾恨不一一得而寸磔之以爲快嘗憶某鄉有某醫者自命兒科國手也病家求之非啗以重金不行某甲之兒罹凶疾遣人往召數四靳不肯往兒病亟某甲允以十六金爲壽始於落日冥濛時勉往診視猶僋僋然自詡曰兒郎病已沉篤然服予藥可不死投藥後夜半兒卽氣絕家人悲忿思有以報之申旦復遣人賚十六金以往某醫見金色喜向曰汝家兒郎固無恙耶使者曰然已能少進稀飩請先生再一臨視病瘥後主人當不靳重酧也某醫夜往見門庭蕭索闃寂無聲入室則鉤聲動而羅幃下矣侍者出兒手於幃外請診某醫方一按指魂魄漾失面若死灰家人遽請曰兒郎承公診治疾已大瘥案頭楮穎具備曷賜方爲某醫廻顧見健僕十數均綰鎖挈鎚疾目環立知必不免乃疾趨案前提筆大書曰見方付鷹洋二百元某某手據家人從旁叱曰斯兒病在膏肓豈此輕劑所能療耶先生毋乃太不自愛乎某醫懼卽續書曰加鷹洋一百元家人復威嚇請益某醫長跽哀求請再增一百元以贖罪據成後家人鞭笞兩下始縱其鼠竄而去噫若某醫者可謂

小受挫創矣。斯醫斯遇。誠醫界之怪現象。亦庸醫之活報應也。

余非好爲過甚之言者。余蓋有所悲哀而言此。溯自己亥之秋。家君挈眷南旋。其時姬猶舞勺。家中細弱都十三人。未及十年。死亡殆盡。今存於世者。唯姬子然一身而已。就中死於庸醫之手者。殆過其半。言念及此。能不悲乎。今春荆妻又死。弱子隨殤。嗚呼吾不忍卒言之矣。雖然死者長已矣。生者猶可爲。姬今爲補牢計。願從良師研究醫理。以自衞此身。或能倖免於三指之下。焉秋間由越來滬。問學於丁公福保。丁公者。江南之大醫家。兼算學家文學家也。論其人。則慷爽廉隅。論其文。則洸博絕麗。蓋醫而隱者也。近歲以來。著作益富。姬往謁時。先生方譯述兒科一書。將脫稿矣。出所纂稿以示姬。先論小兒之生理解剖。與成人不同之處。其治法所以異於成人也。次論母乳之組成及普通檢查法、授乳之規則、產母不得授乳於小兒之條件、關於乳母之選擇及攝生之規則。次用獸乳養小兒之際所當注意之規則。次代獸乳應用之普通乳兒營養劑。此卽仲景所謂上工治未病也。次論初生兒頭血腫。次初生兒假死。次初生兒牙關緊急及破傷風。次初生兒敗血症。次初生兒乳腺炎。次初生兒黃疸。次急性脂肪變性。次臍疾患。次乳齒發生時所起之疾患。次小兒口腔疾患。次咽頭後膿瘍。次食道疾患。次乳兒之消化不良症。次成長之小兒之胃炎。次小兒虎列拉。次急慢性腸炎。次腸管寄生物。次喉頭疾患。次氣管枝炎。次肺炎。次結核性腦膜炎。次慢性腦水腫。次小兒脊髓痲痺。次小兒急癇。次小兒舞踏病。次腎臟炎。次陰門陰膣炎。次佝僂病。次腺病。次梅毒。次間歇熱。次天然痘。次種痘。次痲疹。次猩紅熱。次實扶的里及血清療法。併發病及續發病。次流行性風疹。次流行性胸脊髓膜炎。次流行性感冒。次百日咳。小兒病略盡於此矣。書凡十四章。精詳美備。治療之法。簡而易。防衛之法。晰而賅。可爲保赤之梯航。可爲永年之秘笈。吾臆此編出版後。彼冥冥枉死城中之嘔哯鬼。當爲之一減也。全編告成先生定其名曰。新纂兒科學。命姬爲之序。姬也不才。何敢言文。拉雜疊砌。勉以應命。爲斯編之緒言也可。爲姬悲憤嫉俗之言也亦可。有子弟者。幸注意於斯編。爲兒醫者。幸毋憾於斯序。

宣統元年歲次己酉長至日山陰後學許姬謹序

丁氏醫學叢書

診斷學大成

無錫丁福保仲祜譯述

診斷學要旨

醫之目的。在於愈病。然欲愈人疾病。則必不可不施以對病之療法。故吾人須先明其果爲何病而斷定之。蓋下藥而不對症。則必不能奏效。設有人於此。患麻剌利亞（卽瘧疾）而治之以膓窒扶斯（卽傷寒）之療法。則萬無奏效之望。是坐不知其爲麻剌利亞之過也。然吾人雖識幾百種之治法。而苟不知其所患爲何病。庸有濟乎。此診斷學所以爲臨床醫學之基礎與柱石也。而診斷學之要旨亦實存於此。

然欲診定其疾病之果爲何病。則不可不知左列之三項。

第一項　疾病之既往之原因的關係。疾病之起始及其狀態。並發病後訖於受診查

之經過。及臨診查時所訴之疾苦。醫生不可不知。（疾病經歷之日數曰經過）

第二項　當該疾病所現出之病的症狀。不可不探診。

第三項　須知各疾病固有之病的變狀。更以之與第一項第二項所查得之成績。互相參考。

總括以上三項。始得達診斷之目的。然欲達第一項之目的。則必行所謂既往症診查。至第二項。則當依現症診查。第三項。則當依應用診斷學。以故論診斷學。以分爲左列之三篇。爲最適當。

第一篇既往症診查。　第二篇現症診查。　第三篇應用診斷學。

第一篇　既往症診查　Aufnahme der Anamnese

第一章　既往症總論

既往症者。爲診查疾病時。一日不可缺者也。如某某種之疾病。卽可依其既往症而下診斷者。試舉其一二之例如下。設有人焉。向稱健康。俄然戰慄。體溫昇騰。其熱之持續。每次皆有一定時間。熱後卽大發汗。疾卽因此而消散。而患者之自覺症。（卽病人自覺之症狀）全復健康。至其翌日。或又翌日。再戰慄發熱。仍由發汗以復其健康。如其得此種情形之既往症。不診查患者。亦得下麻剌利亞（卽瘧疾）之推斷矣。此外如肺炎。亦可依既往症以推定之。設有人於此以俄然之戰慄。開疾病之端緒。體溫昇騰。咳嗽頻發。訴胸痛。咯出鏽色痰。而其體溫。呈稽留性熱型。（體溫昇騰、稽留於高處、其朝夕間之昇降極微、其昇降如階段狀、謂之稽留性熱型、）至七日或九日之間。始來分利的（體溫速退、而復於平溫、謂之分利性、）下降。而諸症乃大爲輕快。得如此之既往症狀。卽不診其患者。亦可推斷其爲格魯布性肺炎也。

然而查得其既往症。亦有甚非易易者。如某病患者。訴諸多疾苦。唯弄其喋喋之冗辯。

而竟不能得其要領。如此斯的里（卽女人之煩惋善怒、古名臟躁、）患者是也。又有隱匿其病情。沈默不言者。如一切花柳病。婦人之徽毒。均然。凡診此等病時。醫師必須富於醫學的智識。患者之所訴。或信之。或捨之。或探尋之。以總括其一定之症候。此精於斯學之醫師。所以巧于得患者之旣往症也。

分旣往症爲二種。與本病有間接之關係者。曰間接事項。與本病有直接之關係者。曰直接事項。

（一）間接事項　Indirekte Angelegenheiten

分間接事項爲三。

（一）患者家族之健康狀態　卽於治患者之際。須問其祖父母父母及同胞。健全與否。若其已死。當詢其致死之原因何在。

蓋家族之健康狀態。與患者有密切之關係者。謂之遺傳 Erblichkeit Heredität 當問診之時。宜注意下列之二項。

（甲）因遺傳可得之疾病。果有與否。例如徽毒、血友病、（卽有徽傷而出血不止、終身與血爲友、古名易衄症、）肥胖病、（古名急肥、脂肪過多也、）脈管硬化症、一二之畸形等是也。

(乙)因遺傳可得之罹病素因例如結核、(肺癆病)癌腫、(舊譯作毒瘤、如胃癌譯作胃生毒瘤、肝臟癌腫、譯作肝生毒瘤等、)痛風、官能的神經疾患、(癲癇、比斯的里、神經衰弱症、外傷性神經疾患、舞踏病、或種種之筋肉疾患等、)精神病等是也。

(二)日常生活狀態　分為五項如左。

(甲)住居 Wohnung 於疾病有親密之關係。宅地之燥濕。風土之寒熱。皆足以促疾病之出現。例如於暖濕沼澤之地。多痲剌利亞。酷寒風烈之地。多呼吸器疾患等是也。

(乙)被服 Kleidung 於疾病亦非無影響。厚薄濕潤。均為喚起疾患之媒。如關節僂痲質斯(舊譯作風濕骨痛)及筋肉僂痲質斯。(舊譯作筋肉風溼痛、古名肉痺、又名肌痺、)即由被服冷濕而發現是也。

(丙)食餌 Nahrung 居常所食之物。有消化易而營養富者。有消化難而營養乏者。關係於疾病發現之難易。固不待言。即嗜好品(酒精、烟草、茶等)之有無。於疾病亦大有關係。

(丁)職業 Beruf 大有關於疾病之發生者。如某種疾病。其原因全係於職業。所謂職業的疾患 Berufskrankheit 是也。例如常料理有毒性金屬者。往往易起中毒症狀。石工、磨石工。其於呼吸器疾患。及肺患等疾。最爲易犯。如獸毛獸皮等商。易患脾脫疽。他如居常坐食。過勞腦髓者。易患神經疾患。有外傷之虞者。因墜落衝突等。而患諸多之內外科疾病者頗多。

(戊)其餘之生活狀態 Sonstige Lebensweise 既婚及未婚。家計之貧富哀樂之有無。其關於疾病等之發生者殊大。

(己)患者從來之健康狀態 即其從來有無疾病是也。而如急性熱性疾患。尤宜注意。例如痲疹(醫通曰、痲卽疹也、疹軫也、出軫軫然生如疹子痲、又有時疹、赤疹、痧子等名)痘瘡、腸窒扶斯、猩紅熱(古名癮疹、風疹、丹疹等)再歸熱等(古謂之差後勞復)一次經歷之。其後不再患。此以獲得所謂疾病之免疫性 Immunität 故也。然流行性感冒、(舊譯作傷風時症、古名天行中風、)丹毒、肺炎、急性關節僂痲質斯等。一旦患之。不惟不能得免疫性。更反由此而釀成罹病素因 Disrosition 他如徽毒、淋疾、結核、實扶的里（舊譯作時疫白喉、古名鎖喉風、又有爛喉痧、馬脾風等名、）等、有使其後遺留他疾之處者。恒爲疾病之原因。故凡屬上文所記之疾病。務須詳細尋問之。

（三）直接事項 Lirekte Angelenheiten

分直接事項爲四。

（一）現症之直接原因的事項　其最適當之例。莫如傳染病。夫傳染病之發也。必有一定之感染事項。例如腸窒扶斯。當問其感染之時日及地處。宜用問診。在神經的疾患。如神經衰弱症。比斯的里等疾。宜詢其於發病之前。有無憂苦焦慮之事。

（二）現症之起始及狀態初徵　宜就現症發生之時日。及發生之狀態而詢問之。例如肺炎及其餘急性傳染病。（流行性感冒、猩紅熱、痲疹、痘瘡、窒扶斯、丹毒、虎列剌、（卽霍亂）百斯篤、（卽黑死病、又名鼠疫、俗名核子瘟））乃俄然而起。癌腫、慢性肺結核。則徐徐而發是也。其他宜問診其發病當時之症候。例如肺炎。則惡寒戰慄發熱。兼有胸痛。咳嗽咯痰等症候。在猩紅熱。則先惡寒戰慄。繼之以咽頭疼痛。腸窒扶斯。恒呈惡寒、發熱、頭痛、食思缺亡、重篤之全身症狀。在肋膜炎。則以胸側之穿刺性疼痛及乾咳。爲其初徵。在食道癌腫。則嚥下困難。食道部疼痛。又如麻痺狂者則記憶力減退。並同時起精神障害焉。

(三)診查時以前之經過及醫療　如某種疾病。必以一定之症候而起始。故臨診之際。宜詢其經過之情形及曾否兼有他之症候。例如肺炎則有鏽色痰之咯出、稽留性熱候。腸窒扶斯則有薔薇疹之發現。神識障害之增進等是也。又病人曾受醫療與否及醫療後之結果如何。宜使患者自行陳述。

(四)現時之主訴　當診查時須記患者所訴之疾苦。

第二章　既往症各論

第一節　全身皮膚及皮下脂肪組織疾患之既往症

本節當注意之事項如左。

(一)營養障害(卽羸瘦及體力減退等)之如何。卽如急性及慢性衰憊性疾患中之虎列剌、赤痢、結核、癌腫、黴毒、萎縮腎、全身熱性病。皆足爲營養之障害。

(二)全身自覺障害之有無　例如由全身倦怠。就蓐之狀況。及就蓐之長短。始知全身之狀態。至如急性熱性病。患者恒以就蓐爲通例。

(三)自覺的熱候 此症候由下文甲乙丙丁四項而成。其詳、述於現症各條之下。

(甲)惡寒 Frost 或以強度之戰慄而現。或以全身惡寒之感覺而現。戰慄現於肺炎、痲刺利亞、丹毒、流行性感冒、膿血症、猩紅熱、百斯篤、發疹窒扶斯、痘瘡諸疾。惡寒之感覺。則發於腸窒扶斯、肋膜炎諸疾。

(乙)灼熱 Hitze 此爲惡寒後所發之熱性症候。體溫自此昇騰。惟熱性病種類各各不同。故其持續之久暫。亦不一致。

(丙)發汗 Schweissausbruch 凡熱之來也。如怒潮之驟湧。其後每能發汗。故發汗卽爲熱候消散之徵候。然因其消散之如何。卽可以測其熱性病之奚若。

(丁)口渴 Durst 熱性疾患。多覺口渴。故由口渴。可卜熱候之持續。然於無熱性之疾患。亦有感口渴者。不可不知。例如糖尿病、單純性尿崩症、萎縮腎、及多數之胃腸疾患。皆有此種之感覺。

第二節 呼吸器疾患之既往症

肺臟及肋膜之疾患。其既往症中最當注意者。卽結核之遺傳。小兒時之瘰癧。往日血痰之有無結核性骨質及關節疾患石工銅工排字工等之職業是也。

就患者之主訴宜注意以下諸項即在鼻疾患爲鼻液之分泌增加鼻呼吸之障害衂血及噴嚏之有無在喉頭疾患爲聲音之嘶嗄或無聲症及喉頭部之辛刺搔痒感覺並有無疼痛疾病其他呼吸器疾患之既往症自覺症狀最緊要者則咳嗽咯痰疼痛呼吸困難等是也。

(一)咳嗽 Hu ten 爲呼吸器疾患重要之症候(一)由鼻、喉頭、氣管、氣管支疾患而來(二)肋膜疾患亦能引起咳嗽(三)因咽頭食道胃肝臟脾臟等之疾患而發咳嗽者亦時有之然疾患僅在於肺胞者則斷無咳嗽。

咳嗽之狀態亦診斷所最緊要者分之爲左列之數種。

(甲)咳嗽之狀態及頻踈　短小之咳嗽相繼而發者謂之小咳 Hüstem 由初期肺癆及比斯的里而來又咳嗽有生於發作性者須俟咳嗽之刺戟消失乃可靜止是皆於肺空洞及氣管擴張所見緣朝時之分泌物潴溜多量遂發爲劇甚之咳嗽至分泌物盡行咯出而其咳乃止更有多數之咳嗽相踵頻發由於鷄鳴性深吸息而終且有嘔吐與咳嗽俱發者此於疫咳常見之。

(乙)咳嗽之音色 粗裂之犬吠性咳嗽 bellender Husten 係由喉頭格魯布而來。無聲咳嗽 aphonischer Husten 卽爲聲帶痲痺之特徵。

(丙)咯痰于咳嗽之關係 由咯痰而分咳嗽爲乾性濕性二種。乾性咳嗽 trockener Husten Tussis sicca 此種咳嗽發於全不咯痰或痰甚少咯出困難之時。故多現於急性喉頭加答兒、氣管加答兒、及氣管支加答兒之初期、乾性氣管支加答兒、肋膜炎等症。而於肺尖加答兒時間亦有之。

濕性咳嗽 feuchter Husten Tussis humida 此種咳嗽。發於分泌物達於一定量之時。於尋常之肺臟疾患。及其他濕性氣管支炎見之。

(二)咯痰 Auswnurt sptum 此亦診斷上之最要者因謦咳 Räuspern 而咯出者。則由咽頭及鼻腔加答兒而生。因咳嗽而咯出者。則由喉頭氣管及氣管支等疾患。並肺臟空洞而來者也。至咯痰之診查。則詳于後章現症診查之部。

(三)胸痛 Brustschmerz 此亦爲緊要之自覺的症狀。乃由胸筋、肋骨、肋間神經及肋膜疾患而來。其在肋膜炎及肋膜肺炎。恒于胸側發穿刺性之疼痛肺臟雖非喚起疼痛者。然多併發肋膜疾患。故亦往往發起胸痛。

(四)呼吸困難 Kurzatmigkeit Dyspnoe 有自覺的他覺的之別。自覺的呼吸困難。由於患者之自行感覺。他覺的呼吸困難可由醫師理學的診查而證明之。然凡呼吸困難。每在運動時或安靜時而來。故當問診之際。宜注意其發生之狀態。至呼吸困難。則詳於現症診查之條下。

第三節　血行器疾患之既往症

此章當注意之事項如左。

(一)患者往時之生活狀態於血行器疾患有密接之關係者。例如身神之過勞。飲食之奢侈。皆足以亢進壓血。疲勞心臟之機能。故恒爲心臟疾患。脈管硬化症之主因。若酒精之飲用及過度之喫烟。又往往發爲心臟衰弱之症。

(二)既往經過之疾病中如急性關節僂痲質斯、丹毒、猩紅熱、痲拉利亞、俱有喚起心臟內膜炎或心筋炎等之患。他如黴毒亦屢爲心筋炎之原因。又昔日所有之心臟及腎臟疾患之症候。往往再發心臟疾患或使之增劇。例如反廻性心內膜炎、萎縮腎是也。

(三)患者主訴之中。最當牢記者。爲心悸亢進、心窩苦悶、及心臟部之疼痛、呼吸困難、

中西醫方會通

南洋大臣考取最優等內科醫士無錫丁福保編纂

第一章 呼吸器病

衄血 Epistaxis 鼻孔出血

病解 衄血者。當身體毫無疾病之時。偶然而起。或須於頭痛頭重耳鳴等之前徵而發者亦有之。

其他於婦人月經閉止、痲疹、痘瘡等之熱性傳染病經過中而發生。當月經閉止之時、或頭部充血之際而出血。決無他之障礙。反得治頭痛、爲月經之代償作用也。然過血友病.（些少之出血而久不克止。遂陷於危險之病）貧血者、重病之恢復期、老人等之衄血。以速行治療法爲佳。

攝生法 遇有衄血之時。則靜臥而高其頭部。前額及顳顬部以水或冰囊冷却之。以紙或綿塞其鼻孔。若冷却陰部克奏奇效。頭部充血之少壯者。以整飭便通禁飽食過飲。於山麓田野散步爲宜。

處方

外國方

●過格魯兒鐵液 一錢

水 八十錢

右藥水蘸於柔軟之紙布。或綿球。塡塞於鼻內。

●明礬　一錢
右溶於水二合中洗滌鼻孔。
●芒硝　五分至一錢五分
右爲一包每一時至二時溶於水中而服之。
枯礬　一錢
阿仙藥　五分
右用水少許煉和以綿或紙爲桿狀。粘藥於其尖端而塞入鼻孔。
的列並底油
右蘸於紙片或綿球塞入鼻內。

中國方

●茜梅丸（上池秘錄）治衄血無時
茜草根　艾葉　各一兩
烏梅肉　五錢
右煉蜜爲丸。

●髮灰散（上池秘錄）治鼻衄不止
髮灰　亂髮
右爲末吹鼻中立愈。

●陶氏生地芩連湯（醫療藥方規矩）治鼻衄或衄流一切去血失神
犀角　生地黃
黃芩　連翹
梔子　芎藭
芍藥　柴胡
桔梗　甘草

●生地黃湯（醫療藥方規矩）治衄血
生地黃　茅根
栢葉　各三錢　川芎
山梔子　黃芩
桔梗　蒲黃
阿膠　牡丹皮
白芍藥　各一錢　甘草　三分

●枯礬入醋少許浸於綿花或揉軟之紙塞入鼻中。（救急撮要）
●五倍子末吹入鼻孔有效。（衛生易簡方）
●山梔子或荊芥煎服。（廣惠濟急方）
●衄血搾茗荷之根取其汁溶於醋中呑服。（農家至寶記）

鼻加答兒 Coryzo 鼻感冒

病解 此症專指其中之急性者而言。大抵因感觸寒氣、或用沃度（碘）劑等而發。鼻中乾燥。催起閉塞之感。覺微痛。屢起噴嚏。有時於最初時。發惡寒、微熱、頭痛。鼻汁先呈水狀而透明。其後變爲粘稠濃厚之液。經五六日至十餘日。則諸症消退。然苟療養未克完全。則轉爲慢性症而起腦疾患者不少。（加答兒、極輕之炎症、有液體流出之義、）

攝生法 鼻邪爲輕微之症候。世人大抵輕視之。極爲不可。俗語不云乎。感冒爲萬病之基。故病初卽寢於被中。用葛湯或發汗之藥。令其十分發汗。或令仰臥。於前額以冰或水冷却之亦可。二三日停止飲料。於經驗上極有效。鼻涕宜拭除之。

處方

外國方

●加密列花 四錢

接骨木花 二錢

右搖盪。分作兩份。每日取一份。分數次乘熱服之。

●接骨木花 四錢

硼砂 一錢

搖盪。分作兩份。每日取一份。分數次乘熱服之。

●薄荷腦 一錢

澱粉 五分

右調和。取許少嗅入。

●格魯兒鐵丁幾 二分

右每一二時。用十滴至二十滴。

●民埵列里精 三錢

甘硝石精 五錢

右調和。一日分三次服。

中國方

●不換金正氣散（醫療手引草）

治四季感冒。

蒼朮 厚朴

陳皮 半夏

藿香 甘草 各等分

右煎服。

●和解湯（醫療手引草）治虛人感冒初發。

人参　一錢　桂枝　一錢
芍藥　七分　半夏　五分
茯苓　七分　乾姜　五分
白朮　七分
右姜棗水煎。

●香蘇散（萬病方組）治頭痛發熱。春月宜用之。
香附子　三錢　紫蘇　二錢
陳皮　三錢　甘草　五分
右四味。入生姜葱白煎。

●升陽發表湯（萬病方組）治冬月正傷寒頭痛。發熱。身痛。
麻黃　杏仁
桂枝　甘草
川芎　白芷
羌活　防風
升麻
右九味。入姜棗煎。

●葛根葱白湯（醫療藥方規矩）治頭痛發熱夏月宜用之。
川芎　葛根
芍藥　知母各一錢半
葱　四莖　生姜　二片

●人參敗毒散（醫療藥方規矩）治時疫感冒初病寒發熱頭痛。
人参　茯苓
羌活　獨活
前胡　柴胡
芎藭　枳殼
桔梗　甘草
生姜　各等分

●芎蘇散（張氏醫通纂要）感冒惡寒發熱。骨節疼痛。無汗或嘔逆。人迎脉緊盛。
紫蘇　柴胡　各二錢
川芎　葛根
枳殼　桔梗
陳皮　半夏
茯苓　各一錢　甘草　七分
生姜　三片　大棗　一枚
右水煎熱服。

●神効沃雪湯（張氏醫通纂要）傷寒感冒四時初發總司。
蒼朮　乾姜　炮
甘草炙各六兩　厚朴　姜
芍藥　葛根　各四兩
右水煎。

●神授太乙散（醫療藥方規矩）

中外醫通

南洋考取最優等內科醫士　無錫丁福保仲祜譯述

第一章　傳染病

沿門闔境。人人俱病。如徭役之役者。曰役病。（疫病）其字義與希臘語之Epidemie符合。直譯之則曰國民病。即德語之 Volkskrankheit 也。而此疫病之起。古人謂四時不正之氣。即爲虛邪賊風。入人身體內。有從鼻口及毛竅等而入之說。自疫病之意義考之。不外今日之所謂傳染病也。不但虛邪賊風之入體內已也。觸接於病者。即傳染其病毒。此種事實。古代醫家。久已知之。如痘瘡自後漢始。楊梅瘡自近世之廣東始。又有古無而今有之病。難以更僕數。凡時行溫疫之類。此時之邪氣傷人。不問男女老少。概受病毒而傳染。其勢咳骨蒸之病。曰傳屍病。其屍內之病毒。傳注於人之血脈。更傳染於傍人。至滅門云云。古時之所謂虛邪賊風。其學說尚未發明。至近世醫學日益進步。乃知病之所以能傳染者。在於病毒。病毒者。即所以致病之微生物也。一作細菌。或作黴菌。細菌之入血。其發病各隨其部位而異。茲列之如左。

一（甲）病候現於皮膚者。　痘瘡、假痘、水痘、痲疹、輕症痲疹、猩紅熱、粟粒疹、發疹窒扶斯、

(乙)專侵腸管者。赤痢、虎列剌、腸窒扶斯、
(丙)著於呼吸器者。咽喉實扶的里亞、疫咳、流行性感冒、
(丁)侵神經系者 腦脊髓膜炎。脚氣。
(戊)侵水脉系者。百斯篤、
(己)無一定之占地者。瘧、再歸熱、發黃熱、
(庚)自腐敗毒來者。膿毒熱、產褥熱、敗血病、腐敗性丹毒、
(辛)自病獸之毒而來者。馬病、脾脫疽、狂犬病、
(壬)爲特異毒由不潔之交接而感受者。梅毒、淋病、下疳

一、百斯篤

Pest.（羅）即ペスト、一名黑死病、又名鼠疫、又名核疫、又作核子瘟、又名惡核、

凡原因病狀合併症等均詳於內科全書內科學綱要醫學補習科講義茲不贅以下各病均同此例、

（攝生）病室宜清潔衣服用具及分泌物宜消毒與患者宜隔離餘見虎列剌條下

百斯篤在西洋自古有之自西歷一千八百九十四年即光緒二十年始發現於香港。後即釀成疫癘。流行於世界。是年名爲新核子瘟再生之日至二十四年核子瘟寄寓亞洲。年內復傳至非洲。逾年遍傳歐美各洲市埠。有若干國。其政府深知疫症之形勢與防禦之方略。某處一有疫症發露立即施以壓力。免人民之慘罹死亡。然在香港自光緒十五年以來。印度孟買自十二年以來。疫勢纏綿依舊。彼處政府出其全力抵禦。迄今未絕根株。光緒二十二年。疫病始起於印度。後即傳及各埠。三十三年。罹疫死者。有一兆二十萬人之數。自二十年盛傳於東亞各埠。如厦門、廣東、膠州、福建、福州、海南海島、湖南、香港、開平、廣州灣、澳門、蒙古、牛莊、北海、平州、廣東全省、汕頭、唐山、雞籠、東滿、新疆、法蘭西印度、安南、西貢、日本兵庫、神戶、大阪、長崎、四國、東京、靜岡、橫濱、臺灣、新加坡、婁力濱海島之沙冷海島、與樂楷海島。雖在二十年時。僅有一國發生

疫症。近則遍染五十一國。爲傳染病之最劇者也。

一千九百零四年。英政府特委醫官數人。專研究核疫之由生。與夫傳染之所以然。旁及於核疫種種之事實。一千九百零七年歲末。委員等編爲報告。呈諸政府。查核疫死人之由。乃因有一種微菌入於血液之內。化生極速。血受其毒。遂致人於死。至微菌之所從來。則又由於染疫之鼠。凡地方有疫症發現。必有鼠之死於疫者爲之先導。從未有由人而起者。查鼠子之身有小虱附之而生。惟無疫之時。其虱尙少。若當疫氣盛行之際。虱數頓增。平均計之。每鼠約有虱三十。至於染疫之鼠。其虱尤多。較諸無病之鼠。約多三倍。鼠既染疫。血液中含有微細毒菌。鼠虱全以吸食鼠血爲生活。故病鼠身上之虱。一時皆染其毒。每虱腹中。滿貯微菌之血。疫鼠既死。鼠虱棄之。紛紛跳襲他鼠之身。其鼠受其嚙。即亦染疫。如無他鼠在前。鼠虱飢極。轉而襲人。人受其嚙。遂亦傳染。查鼠虱嚙人之法。每於吸血之後。即由腹中吐其毒汁。塗於所吸之處。毒汁內含有疫鼠之微菌。由此而入於人身血肉。有如種痘者。先刮破其人之皮而後塗以痘漿者然。是故鼠疫之傳於人類者。鼠虱實其媒介也。惟鼠虱之生活。本惟鼠血是賴。非受飢三日之後。不願寄食於人身。蓋人血實不宜於鼠虱之養生料也。據言鼠虱吸鼠血者。壽命可得四十一日。不得已而吸人血者。壽命僅二十七日而已。鼠虱育卵。每擇乾燥陰暗之處。故陰暗之室。鼠虱多於光朗之房三倍。沙塵糠粃之間。尤爲鼠子巢穴之地。每次育卵五顆。化生之道。略如蠶蟲。卵生七日而成蟲。再經七日而成繭。又七日。有物穿繭而出。是爲鼠虱。虱初出即能吸血。不食五日則死。鼠子生時。鼠虱僅伏其身上。未嘗稍離。及鼠子死。其體初冷。即棄之去。毒菌能生存鼠虱腹內者十四日。過此以往。不復有傳染之力。如天氣酷熱。寒暑表至八十五度。其毒祇能存七日耳。又寒暑表至八十五度。則鼠虱育卵無多。即有鼠虱。發生亦少。故疫症盛行之際。鼠虱必蕃。及寒暑表漸高。而疫症亦漸減。至寒暑表過八十五度。如香港七八月之間。而此症爲之滅絕。即其證矣。是以謂人與鼠染疫多寡之數。適與鼠虱多寡之數同其消長。鼠虱多者疫症多。鼠虱少者疫症少。

若夫鼠之生活。亦可得其詳焉。鼠分二種。一爲渠鼠。一爲屋鼠。渠鼠善竄穴。又能猱升。屋鼠善猱升。亦能於敝垣木板間洞而爲穴。惟以求食於屋內之故。因作巢穴於屋內。其隱伏處大抵在屋內平常見聞不及之地。如天花板之上。樓梯底板之間。又如棄物堆內。箱籠櫃桶。柴草堆積等處。皆是也。又鼠子愛粒食。故藏身於穀倉米棧廚房食櫃等地尤多。

委員等曾以種種牲畜之虱。徧爲試驗。能傳染疫核者。惟鼠虱一種。卽人身各類之虱。亦無傳染此症之性。又曾以鼠豕猴三物。細加試驗。知核疫之傳染。不由天氣。不由食品。如嘗諸鼠虱不能到之地。則無病之鼠。雖與疫鼠同處。亦得安然無事。又以核疫微菌雜於食料之內。牲畜食之無害。甚至以疫鼠之糞溺飼畜。亦無傳染之症。又查得人染核疫症之發現。當在受毒第五日。發現後三日半乃死。共計八日半。前言鼠死後。虱無從得食。忍飢三日。而後嘬人。人之染疫。卽由鼠虱之所嘬。以此三日。合前八日半計之。是爲十一日半。故人染疫至死之日。必其所居之地。十一日半之前。有染疫之鼠死其中也。

人雖染疫。不能由人傳人。有時似亦有之者。則由人之身上。或衣服箱籠之中。藏有受毒之虱。輾轉攜帶。使與地之人。亦受其虱嘬傳毒之禍耳。染疫之家。每常不過一人。此非人不能傳人之證乎。間亦有一屋之內。數人同疫於死者。然病發至死。必彼此畧有同時。蓋受毒之道。同出於一死鼠故也。

夫既知核疫由鼠而生。藉鼠虱而傳染於人。則不可不求滅鼠之道。以絕此大患。其道如下。

家居者宜令室內通闢。窗戶大開。使空氣日光。得流暢其內。又宜洗潔室內之牆壁地板。毋令室內有不能施行盥濯之處。細罅小洞。塞以灰土。地面塡以英坭。使鼠子無從竄穴。不常用之衣物。時加振拭。箱籠木器。柴房草堆。以至舊木桌之抽屜。亦宜頻加翻閱。而後鼠子乃無藏匿之所。不特可以驅鼠。且令事物乾潔。去其塵垢穢物。鼠虱既無卵育之地。虱蟲又無處作繭。又鼠子性最靈警。善能偵知食物所在。故凡有食物。宜妥愼修藏於鼠不能到之處。又宜兼用捕鼠之法。或以雀膠塗板上以黏之。或以鐵籠鐵夾以陷之。亦有用毒藥置食物中以殺之者。惟用此法者。最宜審慎。勿使小童家畜誤食之。

最妙莫如畜貓。貓能捕鼠固矣。而鼠又每畏其威。因而遠颺。且畜貓又非難事。一家畜一貓。一家免鼠疫之中人。家家畜貓。鼠疫可從茲盡絕。不亦善乎。

若治鼠虱之法。亦宜講求。凡捕得鼠子。宜送醫生考驗。果鼠已染疫。則捕鼠之屋。必有核疫中人之患。宜將家內什物牆壁地面。用鹼開水或洋油。痛洗滌之。則鼠虱可以盡死。如屋內有死鼠。宜先殺盡其身之虱。故捕鼠之法。以雀膠鐵籠爲妙。蓋生擒鼠子。則鼠虱不去。既免遺地方之害。醫生亦可以考驗其虱也。

家有染疫之人。宜將其人之什物衣服等。加意洗濯。以免毒虱再囓同居之人。探視染疫之人。不宜裸身赤足。庶幾毒虱無從求食。回家後。宜急易新衣。置脫下之衣於水內。或燃火其下。力振其衣於火上。則毒虱必死。庶免轉襲他人。

殺虱之法。尚有一簡捷之道。鼠虱既五日不食。則飢死。如將有鼠虱之衣物。嚴鎖衣箱之內。五日後啟之。則鼠虱亦必盡死。

總而言之。鼠子不到之地。即核疫不生之地。凡欲免此核疫大禍者。果能注意於滅鼠之法。則思過半矣。(錄香港核疫報告)

◎惡核良方(標蛇同治。此方名曰解毒活血湯。出王勳臣醫林改錯書內。原方枳殼鼠疫彙編改厚朴)

桃仁(八錢去皮研)　紅花(五錢後下)
連翹(三錢)　赤芍(三錢)
生地(五錢)　柴胡(二錢)
葛根(二錢)　當歸(錢半)
厚朴(一錢後下)　甘草(二錢)

原方共十味。清水煎服。再加蘇木一兩。熟石羔粉一兩更好。

服藥法列左(按症服藥。俾人易曉。但病勢沉重。其藥味之重數。非改用至四五倍大劑速進。不能救急。當觀病狀如何。見景生情可也。切記切記。)

核小色白。不發熱。爲輕症。立即急治。不可延緩。原方單劑。早八點鐘服一次。晚六點鐘服一次。共服二劑。核雖細而紅。頭微痛。身微熱。爲稍重症。原方單劑。早八點鐘服一次。晚四點鐘服一次。夜三鼓服一次。

共服藥三劑。○核大紅腫。大熱大渴。頭痛身痛。爲重症。用雙劑合煎。早八點鐘服一次。晚四點鐘服一次。夜三鼓服一次。共服藥六劑。○核大紅腫。舌黑起刺。循衣摸床。狂言亂語。手足擺舞。無脈可按。身體冰冷。手足抽搐。不省人事。由感毒太盛所致。傷人至速。爲至重之症。用雙劑合煎。早八點鐘服一次。午十二點鐘服一次。晚四點鐘服一次。夜二鼓服一次。四鼓服一次。共服藥十劑。○照法服藥。方能見功。但服藥後。如熱轉增。舌由白而黃。或水瀉。病勢似加甚。此時病與藥相敵。熱漸出。如兵鬪大股賊。兵壓賊急。賊必出敵。急追兵劑。兵勝賊退矣。常情當此。必不肯進大劑。或改用溫補。是以致敗。然亦有病根深固。已中要害。如賊先據城。棋輸後著。此則無如何矣。故一。見。症。必。急。急。服。藥。愼。勿。自。悞。 服至身退。大熱。結核漸消。則服回單劑。每日二服。夜一服。必俟結核一的消盡。方可止藥。因核未消盡。即熱毒未淸故也。如斯時止藥。熱毒翻發。悔之晚矣。

加減法列左

苦苔白或黃。或渴或未渴。或嘔逆。均宜加煅石羔一二三兩。或全加白虎湯。煅石羔一兩五錢、竹葉五錢、知母四錢、

熱甚。或手足冷。或有核。或無核。均加犀角羚羊西藏紅花各二三錢。痛痺抽搐。重加羚羊五錢、石羔二兩、煅西藏紅花五錢沖服。

水瀉譫語。加大黃一二兩。臟結。加承氣湯。生大黃一兩後下、枳實四錢、朴硝六錢沖服。

昏憒及見血。均加犀角、羚羊、西藏紅花各四錢。竹葉心、麥冬、各五錢。

小便不通。加車前、木通、各二錢。羚羊、犀角、各錢半。

、癍加大靑五錢。疔疱。加紫花地丁五錢、生白菊花根葉一兩、或路邊菊二兩、疹癍加淡竹五錢、知母四錢。

痰瘀滯喉痛。加牛蒡五錢、瓜蔞仁四錢。

孕婦減輕。桃仁、紅花。各用二錢。加黃芩一、兩桑寄生二兩爲底。按各症照前加。老弱幼小。視病之輕重。不必較身之强弱。年之老少。病重藥輕。車薪杯水。較量遲疑。後悔無及。

熱漸退。減輕柴葛。下漸少。減輕大黃。或除去不用。舌溼潤不渴。減輕石膏。

身既退熱。病漸愈。頭額有微熱。宜服增液

湯以和血。元參麥冬各五錢。生地一兩（或用干地）日夜服。餘熱若未淸。仍須加羚羊、黄芩、石羔。乃能收功。有一點熱未退。不可食粥飯。犯之必翻病。俟熱退淸。一二日全愈。乃可進薄粥。漸漸加飯。不必填補。稍用補。又必翻病。愼之愼之。

胎前產後頗費手。胎前。惟重加黄芩八錢。桑寄生二兩以護胎。急用桃仁紅花以逐血管之瘀。使熱勿傷胎。自不墜胎也。其或墜胎者。皆由中病已深。正因藥力無及。不足以解其熱。故墮耳。非藥之咎也。

產後約滿月。亦照常人治法。惟新產極難措手。蓋由受病在未產之前。加以蠶酒辛溫。驟發於新產之後。予未經治驗。不敢處方。可否見症治症。尚冀一綫之生路。敢質諸高明。若用溫補立斃矣。

善後法

愈後六七日。不大便。用六成湯。（因精液未充故耳。與前之熱毒秘結不同）

當歸（錢半） 大生地（五錢）
白芍（一錢） 天冬（一錢）
麥冬（一錢） 元參（五錢）

二服大便自易。

愈後手足微有浮腫。用補血湯。（氣復而血未復。氣無所依附也。與氣滯而鬱之氣腫異。與水泛而溢之水腫亦異。二三日血復自消矣。）

生芪（八錢） 當歸（四錢）

原方芪（一兩） 歸（二錢）

改用似較相配

敷核藥方

大浮萍。（俗名蒲蕎。生在池沼中。必要大者方合。若細的不可用也。）白菊花葉。（必要白菊之葉爲佳。）如意花葉。（去梗要葉、芳村花地等鄉花園之內便有。）以上三味。要鮮的方合。各用八兩。入黄糖少許。共搗爛。再加正冰片五分。和勻厚敷於惡核上。點零鐘。換藥一次。立卽淸涼止痛。 或用利刀挑破核皮。

以蜞一條入於小竹竿內。將蜞之口。向正核口處。吸盡毒血。一條吸飽。再換別條。總要吸盡乃止。再用生鴉片煙五錢、正熊膽二錢。入清水兩餘。用磁盅載住。隔水燉化後。入大梅片三五分。頻搽。亦能止痛解毒也。

二、腸窒扶斯　Typhus abdominalis(羅)、傷寒、天行熱症、時疫久延熱症、(漢)

吾國自唐以上之醫、書謂之傷寒者、包括中風、傷寒、濕溫、熱病而言。爲熱病之總稱。故今日之腸窒扶斯。卽爲傷寒書內之一種。素問所謂熱病者傷寒之類也。小品方曰、傷寒者。雅士之辭。謂之天行瘟疫者乃田舍間之名耳。又張仲景傷寒論中之所謂溫病。後世吳又可卽謂之瘟疫。確爲有傳染性之熱性病。與今日之腸窒扶斯、爲同一之症。又傷寒論中有陰證傷寒。確有傳染性。此外如時氣、時行、時疫、疫癘、內傷外感、勞役感冒、傷寒瘟疫等。同爲急性傳染性之熱病。此等病症。如視爲腸窒扶斯則誤矣。

(攝生)　命安臥靜養。食物最當注意。決不可食固形之食物。酒類用純良者之少量。至本症之快復期。患者雖欲思食。然不可多與之。否則有再發之憂。尤宜注意。

●承氣養榮湯(溫疫)

治裡熱未盡。血燥者。

即小承氣合四物湯去川芎。加知母。

●蔞貝養榮湯(溫疫)

治痰涎湧甚。胸膈不清者。

知母　天花粉

貝母　瓜蔞實

橘皮　白芍

當歸　紫蘇子

右姜水煎服。

●六神湯(出萬安方)

治傷寒。

鼈甲　柴胡

人參　知母

黃連(各一兩)　烏梅(半兩)

右姜五片。水煎。

●導赤各半湯(六書)

傷寒心昏不語。

梔子　黃芩

麥冬　滑石

人參　犀角

知母　茯苓

黃連　甘草

右姜棗燈草水煎。

新撰病理學講義

丁氏醫學叢書

南洋大臣考取最優等內科醫士　無錫丁福保仲祜譯述

緒言上（病理學歷史及本書內容）

病理學 Pathologie 者。在科學上。爲研究疾病之學。Wissenschaftliche Lehre von den Krankheiten 乃疾病之自然史 Die Naturgeschichte der Krankheiten 也。考病理學發達之次第。共分三期。曰症候探索之時代。曰病理解剖討檢之時代。曰研究病原與病變關係之時代。其沿革可得而言焉。

太古蒙昧之世。狉狉獉獉。以茹毛飲血之野蠻人民。對於自然界之現象。皆以爲鬼神之力。故雷鳴則焚香祈禱。大旱則築壇求雨。地震則以爲鼇尾垂地。日月蝕則信爲降殃下民彗星見則爲戰爭之兆害蟲生則送之於遠方以求免害凡此種種皆不能以理科思想發明其所以然咸以爲鬼神或惡魔之所爲人有疾病則謂爲鬼神之刑罰或信有惡魔之憑依必祈禱之以求治愈此等迷信之風俗檢閱希臘埃及印度中國及日本之古代史大率如此甚至以淺薄之思想描摹其病神舉一切之病症悉信賴於神力之下如希臘之亞保魯 Apollo 秋比魯尼亞之米六大苦 Bel-Merodach 印度吒味宗之盧特那 Rudra 等。皆爲疾病救療之神古代人民皆崇拜之以求福佑。

當時僧侶往往兼掌醫務謂種種疾病因外界有一種邪惡性質之實體侵襲吾人之體內而後發生病魔病邪之迷信牢不可破是謂實體的考案 Ontologische Auffassung 吾國在古時亦巫醫並稱以一人兼爲之說文曰。巫彭初作醫世本曰巫咸爲帝堯之醫孔子曰。人而無恒不可以作巫醫可爲吾說之佐證焉

超萬衆而破除宗教之迷信本學理而說明疾病之本性者則醫聖歇撲氏 Hippocrates 其人也氏於基督紀元前四百六十年生於希臘之一孤島精於醫術慨僧官之昏瞀乃以醫與僧分離之以大開醫學之端緒故後世尊之曰醫聖其詮釋疾病也

僉嬴氏 Empedocles 希臘哲學家之萬有四元論謂人身必要之成分厥惟原液原液有四一曰血液二曰粘液三曰黑膽液四曰黃膽液若四原液調和平均則能維持健康之生活否則必釀成疾病是爲液體病理學 Humoralpathologie 之起源攷歟撲氏以四原液爲吾人必要之成分者蓋得自平素之經驗血液來自創傷粘液出於口鼻黃膽液常與吐物混雜而出皆易知其所在惟黑膽液則不知爲何殆其理想的產物也今人瀏覽往史紬繹前言噫不笑其識見之謬但當時希臘定制解剖人體懸爲厲禁故人體之內景構造罔能洞悉不得已而以哲學上之臆說强用之於病理此誠學者最困苦之事也言之不經夫何足怪

歇撲氏而起者爲高氏 Galen 高氏羅馬之名醫也生於基督紀元後百三十一年意謂疾病之原因在於四原液之血液成分變調而然至千八百三十二年有安氏 Andral 者亦主血液病理學之論以血液之變調爲諸病之本源千八百零四年後維也納病理學大家洛氏 Rokitansky 出仍宗前說與安氏相伯仲謂疾病之原因基於血液之變調 Dyskrasie 身體局部之疾病由於周流全體之原發性血液變化於是而區別其種類如血液之纖維素過多時則生炎症性疾患又依其滲出物之狀

態如何而爲結核爲格魯布爲化膿性炎血液之纖維素減少而蛋白加多時則爲窒扶斯爲急性結核爲破傷風爲癌腫著爲論說於千八百四十六年刊行是爲病理解剖學之權輿獨是血液之變調實續發於造血臟器之病變而非生於原發的是洛氏之說亦不過一種之謬見耳十九世紀之末葉步瑙氏 Brieger 伯富氏 Buchner 北里氏等證明血液有殺菌性免疫力故血液病理學在當時雖幾有復燃之勢而終不外細胞病理學之範圍自玆以降血液病理學之說遂日就湮滅矣

吾國古時之病理學謂疾病有自外而生者有自內而生者外邪者指四時五行之氣而言卽所謂風也風入於皮膚之間既不能內通又不得外泄則成疾病風入於經脉而行於五藏六府也各從其藏府而生病故曰風爲百病之長風雖能致五藏六府之盈虛血脉營衛之通塞以成各種之疾病然所以能成疾病者往往有寒熱痰濕及飲食爲其誘因也又有因人之虛實男女老少地理風俗之不同所生之疾病亦異焉自內而生者雖未受外邪而亦爲病如傷於七情困於貧賤悴其形神是也又有以五運六氣說病理者謂五運六氣乃天地陰陽運行升降之常道也五運流行有太過不及之異六氣升降有逆從勝伏之差凡疾病之發生皆於此有關係焉故治病者必

詳其歲令別其陰陽明其盛衰而後可以治之其學說備載於內經傷寒千金方等書不復贅述

福保案吾國古書所述之病理其思想之高在同時往往突過西人然自近世紀以來西人則日闢新理我國則墨守舊說醫界之腐敗良由於此而覘國運者舉一反三於此有深憂焉

李唐時印度之佛教輸入吾國者最夥其言病理學則分六種第一為四大不調第二為飲食不調第三為座禪不調第四為業病第五為魔鬼第六為鬼病六種之中鬼魔二病以神咒治之非法威之力不能治座禪一病以座禪治之業病以懺悔罪障之力治之四大不調飲食不調二病由醫生治之四大者一窶嚕二蹩跛三畢哆四婆多也初則地大增令身沉重二則水大積涕唾乖常三則火大盛頭胸壯熱四則風大動氣息擊衝四大各約一百病共有四百四病云此印度佛家之病理學說也

當歇撲氏液體病理學鼎盛之交而有勢均力敵靡然風行於海外者則亞氏 Asklepiades 之固體病理學 Solidarpathologie 是也氏生於紀元前百二十四年為羅馬之大醫家唱論固體病理學而不注重於人身之液體成分其言曰人身之原素為原

子 Atom 原子之形態與各原子間之罅隙正規而無異狀則原子之運動如常而體亦健康若反是而起變化則生疾病十八世紀中葉英醫委氏 William 克氏 Cullen 以為吾人之生活原本於神經乃就亞氏之固體病理而變易之名之曰神經病理學 Neuropathologie 略謂神經中有一種之依的兒(以脫)其運動如常則健康不然則生疾病故神經為健康與疾病之根柢云今之學者羞稱道之十七世紀間又有專就理化學說明人體之生活及疾病之本性者此種學派有稱為野脫落夫腓其愷爾 Iatrophysiker 者如寶氏 Borelli 培氏 Bellini 羅氏 Baglivi 等唱道之有稱為野脫落夫赫明愷爾 Iartochemiker 者如計氏 Sylvius 慧氏 Willis 等唱道之

從來醫家若歇摸氏高氏等每以為吾人之身體內實有一種靈氣存乎其間此靈氣譯曰普內買 Pneuma 凡人身體之所以活動即普內買之作用所致及十六世紀間巴氏(自千四百九十一年至千五百四十一年)特名此靈氣曰 Archaeus 猶言生活精神也及十八世紀間斯氏 Stahl 創神秘之說曰生活之源泉為不死之靈魂之作用靈魂苟有障碍則發生疾病甚至謂人體之解剖生理醫者可不必學習是謂之精氣說 Animismus

厥後保氏、Bordeu（自千七百二十二年至千七百七十年）排氏 Barthes（自千七百三十四年至千八百零六年）等。謂吾人身體之中有一種生活力 Lebenskraft 人之生活此力實左右之此力若有變化則發生疾病是謂之生力說 Vitlismus. 此數說者但憑一已之臆斷以驚世駭俗而於物質及勢力之關係概置之不問則何異於形而上哲學的迷想惝怳而難憑者耶十六世紀初葉有巴氏 Paracelsus 者謂疾病爲有一種邪性之異物德意志博物大家希氏、Schönlein 亦謂疾病爲寄生人體之異物創一種之實體的考案其區別疾病之門類一如植物家之分爲某綱某屬某種今日襲用之茸腫、Polyp 癌腫 Krebs 等專門名詞猶沿當時之舊稱也考茸腫者因一種菌形之物質侵入體內以寄生於其間而後發生是病癌種者如乳癌潰瘍等其周圍之靜脈管擴張宛似蟹之形狀遂以該病爲蟹形之實體寄居身體之一部分而生其弟子托氏。Traube 秉執師訓謂疾病卽寄生體乃發爲文章一新壁壘自今日觀之其學說之疵謬適足爲識者所嗤笑耳慨自細菌學發明以來疾病之因寄生物而起者雖能一一證明而寄生物爲疾病之原因非爲疾病之本體如結核病雖爲結核菌侵入而起之疾病然結核菌僅爲結核病之原因而非爲結核病之本體如是湛深之學理彼惡知之要之希氏之疾病寄生論於細菌學之發明不爲無功特其學說毫無根柢故今人無躡之者也其後有阿氏 Adankwiz 出仍以癌腫細胞爲寄生物逞其臆見甘爲希氏之續及亨氏 Hansemann 起而力闢之於是其說遂絕

歷觀前代諸家之學說上下之相隔數千年東西之相距數萬里或彼此不相問聞或後先暗合而如出一轍或黨同而伐異或非素而是丹聚訟紛紜莫衷一是至千八百五十八年病理學大家威氏 Virckoze 倡論細胞病理學 Cellularpathotogie 以疾病之本性歸納於細胞之變化於是始得其眞詮恍然於疾病之定義名言至理炳若日星醫界前途明明赫赫而前此俶詭之辭亦如浮雲之散於太空

按病理學大家威氏者德國人生於一千八百二十一年年二十六爲大學校宣講員以好談國政爲校中人所不喜倭士堡 Wutzburg 聘爲掌教數年復回栢林爲疾病研究所總理設立醫學報遂以醫學著名於歐洲其發明醫理以餉遺後學者不止一端又通攷古學及人類學如古時湖上之居室穴居之人民及特羅雅（古小亞細亞地名）墳墓埃及王陵中掘出之腦骨氏皆研究有得其於政治學則主急激自由主義曾啓士急進黨推爲領袖嘗爲各善堂醫院籌改良之法人皆德之

先是生物學大家烋氏 Schleiden 於千八百三十八年發見植物成自細胞之單體遂創細胞之有機體構造單位之說會收氏 Schwann 又發見動物體亦成自細胞而有細胞生成之論二氏之言固不無謬誤然其發見細胞實足以動醫學界與生物學界之觀聽而爲前世紀萬有學界之晨鐘且後此威氏之細胞病理學亦惟二氏是賴其功爲不小矣茲就威氏之細胞病理學約略言之

人類之身體成於細胞細胞者爲單位之生體與細胞間質 Intercellarsubstanz 互相結合而爲組織組織相集而爲臟器臟器更相集而爲身體是故細胞者實身體之基礎根原也夫細胞各有獨立之生活機能曰營養機 Nutrition 曰繁殖機 Formation 曰動作機 Function 營養機者所以攝取營養物而同化於體內更排除老廢成分於體外之機能也繁殖機者細胞兩兩分裂而增加其數之機能也動作機者各細胞所固有特異動作之機能也（如肝細胞之製造膽汁筋細胞之收縮運動腎細胞之排除小便神經細胞之司知覺運動等）各細胞通力合作以營身體之生活機能是則細胞不第爲身體之元素且爲生活之要件矣若外界之刺戟來侵襲時細胞（細胞有獨立的意義爲生活物自然之性）卽與之反抗而變化其形體構造此形體構造變化之細胞機能較諸形體構造正規

之細胞機能（即健康生活機能）或減退或亢盛是即異常的生活現象也此異常的生活現象謂之症狀 Symptom 此疾病之本態即細胞之變化也此細胞之變化謂之病理的變化 Pathologische Veränderung

古者民智未啓亦能由平常所經驗而知單簡之疾病原因暴飲暴食胃腸病之原因也氣候不調感冒之原因也此即今日所謂病理的原因論 Pathologische Aetiologie 之起點歟自科學思想日益發達病因之闡明者漸多即如顯微鏡發明以來幺微機生體屢續發見於是各傳染病之原因瞭如指掌而醫學之進步亦月異而歲不同夫而後知拍氏 Pasteur 古弗氏 Koch 等之功為不朽矣

若夫觀察體外之症狀前人已開其端緒如脈搏、呼吸、糞便之變化與其他異常之現象皆其所最注意者中醫則注重脈搏之性質而恃以判斷病症此今日所謂臨牀的病理學 Klinische Pathologie 又曰病理的症候學 Pathologische Symptomatologie 之起點歟世運日進科學益新相與探求身體之實質的變化以察症狀所由來更解剖生前有症狀之屍體以窺病變之如何此即病理解剖學 Pathologische Anatomie 之起點歟自是而後補前人之缺陷啟後學之徑塗診斷治療之法革故鼎新而研究

疾病亦得收至大之效果焉

西國古時未有解剖人體者當希臘隆盛之時恩氏、Empedokles 畢氏、Pythagoras 狄氏 Demokritos 等哲學家與當時自然科學者始行解剖動物未幾阿黎氏 Aristoteles 亦解剖動物而開動物學比較解剖學亞歷山大黎亞、(亞歷山大黎亞爲埃及之要港、亞歷山大帝所建設也、時學者咸萃集於此、故有此學派) 學派之海氏、Herophilus 愛氏 Erasistratus 諸偉人始有人體解剖之舉而高氏 Galen 則僅解剖猿體以懸揣人體之內景降至千五百十餘年間庵氏、Andereas 鳥氏 Vesalius 等出始解剖人體察其構造斥高氏猿體解剖學之謬誤於是解剖學思想漸普及於醫界而疾病之研究亦公認病體解剖爲必要焉意大利學者莫氏 Morgagni (自千六百八十二年至千七百七十一年) 撰病理解剖一書於千七百六十一年刊行是書既出一傳於法再傳於奧三傳於德十八世紀末葉尤極一時之盛時則有若法之崙氏、Lännec 柯氏 Corvisat 以是書爲診斷學之助有若奧之洛氏以是書而出其強毅之精力由其豐富之經驗力求斯學之發達有若司氏 Skoda 以是書爲病理解剖之實驗而發明聽診法有若德之威氏亦以其淵深之學識精密之試驗而研究莫氏之書以集斯學之大成莫氏之門弟子列氏 Recklinghausen 肯氏 Cohnheim 沃氏 Orth 等鑽研之功益深至今病理解剖學之盛蒸蒸日上之勢云

當病理解剖學之初興也僅以肉眼檢索臟器之變化其後漸知微細之變化非肉眼所能及乃用顯微鏡以代之遂有病理組織學 Pathologische Histologie 之一分科與健體組織學相對峙蓋組織學肇於前世紀初葉之闢氏 Bichat 育氏 Johannes 苗氏 Müller 繼之至其門弟子威氏力究病的組織於是細胞病理得大發明於世人體發生病變致生活機轉變化故組織之化學的構造成分亦從而變化此自然之理也其研究此種學科者曰病理化學 Pathologische Chemie

抑吾更有進者臨牀的病理學僅研究發現於外之異常的生活現象耳而身體內部之病變狀態尚有不能明晰之憾又病理解剖學及病理組織學亦不過就屍體及生活體所割下之病的組織臟器之變化而研究之亦未爲完全也蓋以疾病者爲細胞對抗於侵襲之外因所生之生活機轉也彼於屍體之臟器所見之變化爲細胞之反應機轉已廢止之變化而生活時之病的機轉究不能審其眞相今欲彌縫其缺憾研究完全之疾病則當就生活體直接觀察病的機轉之狀態此動物試驗所以爲必要

人體寄生蟲病編序

玄鶴白鷺黃鵠鵁鶄鶬鴰鳵鶂鶤鷖鴻雁之族朝發河海夕宿江漢者西都賦名之曰禽梟羊麢狼猰㺄貙象烏塗之族犀兕之黨勾爪鋸牙自成鋒穎者吳都賦名之曰獸潛虬纖鱗靈蔡巨鼈瓊蚌水母之族騰驤方澤浮沈水裔者名之曰鱗介皆近世動物學家所研精而覃思者也禽也獸也鱗介也固爲博物學中之要科然吾謂更有切於此者蓋棲息於長林豐草重淵尺水間者雖已至詳且悉而於寄生吾人身體之跂行喙息蠉飛蠕動之蟲反茫然未知其情狀未免輕重之失倫後先之倒置矣不其傎歟吾嘗謂博物學家宜先究人體寄生蟲而後及於人體外之動物者乃爲此也關尹子曰人

人體寄生蟲病編序　二

之一身內包蟯（音饒說文曰腹中短蟲也）蛕（音回說文曰腹中長蟲也）外蒸蟣蝨史記倉公傳曰衆醫不知以爲大蟲索隱云即蚘蟲也慧林一切經音義曰蛕蟲又作蛔同內經曰短蟲多則夢聚衆長蟲多則夢相擊毀傷金匱曰腹中痛其脉當沉若弦反洪大故有蚘蟲浮粟經曰乾痛有時當爲蟲（褚氏遺書引）凡此皆古人之言寄生蟲也蚘厥出傷寒論蟲癥出肘後方蟲瘕出靈樞厥病篇瘕疾出山海經（郭璞注云瘕蟲病也）疳蚘出聖惠方（又見本草盧薈主治）蟲癇出本草蕪荑附方蟲積出赤水玄珠蛔蟲瘤出外科正宗石蚘久蚘出南史蛕心痛出外臺秘要蟲證出李濂醫史吳源傳凡此皆寄生蟲之病名見於古書者也嗚呼自軒岐仲景以後降及子史百家雖有偶言寄生蟲者皆略而不詳數千年來絕無一人專撰一書而

詳論之豈非醫林之一憾事乎余以歲乙未讀書於江陰南菁書院瀏覽圖書集成醫部每夜篝燈自課凡有關於人體之寄生蟲者皆備錄於冊擬網羅新舊學說勒爲一編後以業醫鮮暇未克竣事今偶一理之惘然如隔世回思曩時奄忽已十五載矣少壯果當努力光陰邁往悔其何追吁可悲也今歲夏五奉　端督帥盛宮保檄赴日本考察醫學得彼邦醫士小西俊三君所著人體寄生蟲病編其第一章、爲腸管內之寄生蟲內分圓蟲類、及扁蟲類如蛔蟲、蟯蟲、條蟲、是也第二第三第四章爲肺臟、肝臟、腎臟之寄生蟲如肺臟二口蟲、肝臟二口蟲、及腎蟲等是也第五章爲糞便之檢查法第六章爲生活於血液中之寄生蟲第七章爲來襲於外皮之寄生蟲第八章、爲生活於

人體寄生蟲病編序

結締織內之寄生蟲皆搜輯東西諸家之學說細大不遺加以實驗故精而不隘博而不濫縷分部析具有條理能使世之治蟲病者左右而逢其源亟譯出之以償夙心吾知是書一出東方朔神異經消穀蟲之說華佗中藏經九蟲之說巢元方病源候論三尸三蟲九蟲八萬尸蟲之說荒誕無稽遺誤後學者且千餘年至此可不攻而自破矣

宣統元年己酉十月無錫丁福保仲祜識